Marcel Doll

50 Workouts Schlingentraining

Die effektivsten Übungsreihen für Kraft, Koordination und Beweglichkeit

riva

Bibliografische Information der Deutschen Nationalbibliothek:
Die Deutsche Nationalbibliothek verzeichnet diese Publikation in der Deutschen Nationalbibliografie. Detaillierte bibliografische Daten sind im Internet über https://dnb.de abrufbar.

Für Fragen und Anregungen:
info@m-vg.de

Wichtige Hinweise
Dieses Buch ist für Lernzwecke gedacht. Es stellt keinen Ersatz für eine individuelle medizinische Beratung dar und sollte auch nicht als solcher benutzt werden. Wenn Sie medizinischen Rat einholen wollen, konsultieren Sie bitte einen qualifizierten Arzt. Der Verlag und der Autor haften für keine nachteiligen Auswirkungen, die in einem direkten oder indirekten Zusammenhang mit den Informationen stehen, die in diesem Buch enthalten sind.

Ausschließlich zum Zweck der besseren Lesbarkeit wurde auf eine genderspezifische Schreibweise sowie eine Mehrfachbezeichnung verzichtet. Alle personenbezogenen Bezeichnungen sind somit geschlechtsneutral zu verstehen.

Originalausgabe
2. Auflage 2026

Türkenstraße 89
80799 München
Tel.: 089 651285-0

Redaktion: Susanne Schneider
Umschlaggestaltung: Manuela Amode
Layout: Meike Herzog, www.alpsee-design.de
Satz: Daniel Förster, Belgern
Bildnachweis: Illustrationen auf dem Umschlag und im Innenteil: evoletics – ein Produkt der science on field GmbH
Druck: Florjancic Tisk d.o.o., Slowenien
Printed in the EU

ISBN Print 978-3-7423-1610-3
ISBN E-Book (PDF) 978-3-7453-1299-7
ISBN E-Book (EPUB, Mobi) 978-3-7453-1300-0

PRODUZIERT MIT VERANTWORTUNG

Inhalt

Schlingentraining – funktionell, effektiv und vielseitig

1

Warum mit den Schlingen trainieren?

Mit dem Schlingentraining hast du dich für eine sehr effektive und abwechslungsreiche Trainingsmethode entschieden, bei der der Spaß nie ausbleibt. Wie kaum ein anderes Trainingstool stehen die Schlingen für ein funktionelles Training – ein Training also, bei dem mehrere Muskeln und Muskelgruppen gleichzeitig trainiert werden. Es wird als funktionell bezeichnet, da der Körper in seiner eigentlichen Funktion trainiert wird, die Trainingsergebnisse sind somit alltagsrelevant und sportartübergreifend. Im Gegensatz dazu steht das traditionelle Krafttraining an Geräten, bei dem oft nur isoliert einzelne Muskeln trainiert werden. Zusammenfassend kann man sagen, dass bei dieser Trainingsform funktionelle Bewegungsmuster anstatt einzelner Muskeln trainiert werden.

Training immer und überall

Mittlerweile sind die Schlingen nicht mehr aus den Fitnessstudios wegzudenken. Das Training an den Seilen findet jedoch nicht nur in den Studios statt, sondern ist perfekt für das Training zu Hause oder Outdoor geeignet. Da es sich beim Schlingentraining um ein Training mit dem eigenen Körpergewicht handelt, benötigst du für ein effizientes Training lediglich einen Schlingentrainer und eventuell noch eine Matte. Ob dein Training dann zu Hause bei dir im Wohnzimmer, in der Garage, unter freiem Himmel oder auf Reisen im Hotelzimmer stattfindet, ist dir überlassen. Der Schlingentrainer lässt sich in jeden kleinen Rucksack packen, sodass du dein portables Fitnessstudio immer und überall einsetzen kannst.

Vom medizinischen Training bis zum Leistungssport

Nicht nur auf den Einsatzort bezogen bietet dir das Schlingentraining ein breites Spektrum. Ganz gleich, welches Leistungsniveau – mit dem Training an den Seilen findet jeder seine passende Übung. Der Ursprung des Schlingentrainings liegt in der Therapie. In der Physiotherapie wird es zur Behandlung von sämtlichen Erkrankungen eingesetzt, die den Bewegungsapparat betreffen, beispielsweise bei Rücken-, Schulter-, Knie- oder Hüftbeschwerden. Das Training an den Seilen wirkt jedoch nicht nur auf die Muskulatur, sondern auch sensomotorisch, also in der Verbindung von wahrgenommenen Reizen (sensorisch) und der darauffolgenden umgesetzten Bewegungsreaktion (motorisch). Der Patient kräftigt mit dem Schlingentraining somit nicht nur seine Muskulatur, sondern er lernt auch, diese richtig anzusteuern.

Durch die große Übungsvielfalt und die Möglichkeiten, die Trainingsintensität anzupassen, wird das Schlingentraining jedem Leistungslevel gerecht. So ist das Training an den Seilen auch im Athletiktraining vieler Profisportler ein fester Bestandteil.

Ein Training in drei Dimensionen

Die Schlingen erlauben uns im Training eine große Bewegungsfreiheit. Im Gegensatz zu einem herkömmlichen Krafttraining an Geräten muss beim Schlingentraining der Körper deutlich mehr Stabilisationsarbeit leisten. Im Alltag und Sport bewegen wir uns frei im dreidimensionalen Raum. Um diesen Anforderungen gerecht zu werden, sollten wir auch auf diese Weise trainieren. Nur so können wir tatsächlich von einem funktionellen Training sprechen, das uns für den Alltag fit macht.

Tiefenstabilisierung durch Instabilität

Unspezifische Rückenschmerzen sind ein weitverbreitetes Problem. Um diesem Schmerz zu begegnen, ist es unerlässlich, die tief liegende und gelenksnahe Rückenmuskulatur zu kräftigen. Diese kleinen Muskeln erreichen wir am besten mit einem instabilen Training. Naturgemäß ist das Training in den Seilen instabil. Die tiefenstabilisierende Muskulatur – nicht nur im Bereich der Wirbelsäule – muss auf diese Trainingsbedingungen reagieren und für Stabilität sorgen. Mit dem Training an den Seilen sorgst du für eine stabile Körpermitte – ein wichtiger Faktor für schmerzfreie Bewegung.

Das Zusammenspiel von Muskeln und Nerven

Jede Bewegung beginnt im Gehirn. Eine funktionelle und ökonomische Bewegung basiert auf einer funktionierenden Kommunikation zwischen Gehirn und Muskulatur. Nur eine Ansteuerung zur richtigen Zeit und mit der passenden Intensität führt zu einer perfekt koordinierten Bewegung. Das Schlingentraining ist eine der besten Möglichkeiten, dieses Zusammenspiel zwischen Nervensystem und Muskulatur zu optimieren. Durch die freien Bewegungen im Raum verbessert sich deine Koordination, deine Fähigkeit, das Gleichgewicht zu halten, und deine Körperwahrnehmung. Mit dem Schlingentraining trainierst du somit nicht nur deine Hardware – Muskulatur, Sehnen, Bänder –, sondern auch deine Software, das Gehirn.

Der Schlingentrainer im Detail

Das Angebot auf dem Markt ist groß, Schlingentrainer gibt es in den unterschiedlichsten Ausführungen von diversen Herstellern. Jedes System hat seine Vor- und Nachteile, unabhängig vom Anbieter bleibt das Grundprinzip jedoch das Gleiche. Die Übungen, die du in diesem Buch findest, können mit jedem handelsüblichen Schlingentrainer ausgeführt werden. Für die Übungen spielt es somit keine Rolle, ob du ein System aus dem Discounter, eine Eigenmarke eines Sportartikelherstellers oder einen Schlingentrainer einer namhaften Marke einsetzt.

Der Aufbau eines Schlingentrainers ist erstaunlich einfach. Im Grunde besteht er aus zwei Seilen oder Bändern, die an der Decke befestigt sind. Je nach Hersteller werden die Seile an einem oder zwei Aufhängepunkten angebracht. Am Ende eines jeden Seiles befindet sich ein Handgriff, eine Fußschlaufe oder eine Kombination aus beidem. Die Handgriffe werden hauptsächlich für Druck- und Zugbewegungen im Stehen eingesetzt. Ein Liegestütz im Stehen oder Rudern sind hierfür typische Vertreter. Die Fußschlaufen werden für gewöhnlich bei Übungen in Bauch-, Seit- oder Rückenlage eingesetzt. Als Beispiel kann hier der Unterarm- oder Seitstütz genannt werden, bei denen sich während der Ausführung die Füße in den Schlaufen befinden.

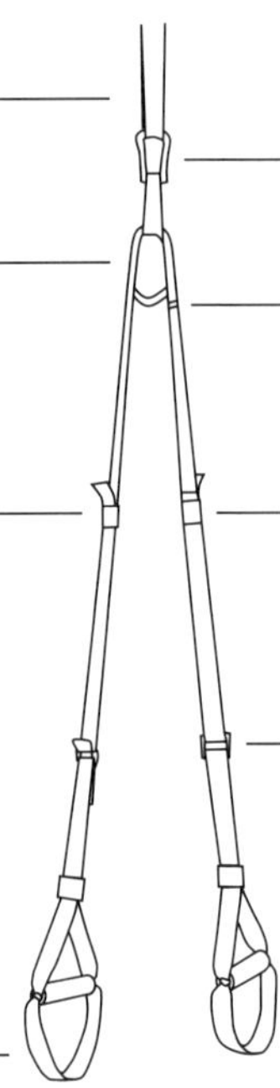

Wo du den Schlingentrainer anbringen kannst

Nicht jeder ist Mitglied in einem Fitnessstudio und hat dort die Möglichkeit, die zur Verfügung gestellten Schlingentrainer zu nutzen. Viele von euch werden sich selbst einen eigenen Schlingentrainer zulegen oder haben diesen bereits zu Hause. Deshalb noch ein paar Hinweise zur Aufhängung:

- Wenn du zu Hause mit den Schlingen trainieren möchtest, ist es am besten, wenn du dir einen stabilen Haken (je nach System auch zwei) in die Decke bohrst. Die Deckenhöhe sollte je nach Schlingentrainingssystem zwischen 2,10 Meter und 2,75 Meter betragen.
- Für die Anbringung direkt an einer Tür gibt es für die meisten Systeme einen speziellen Türhaken. Wenn du jedoch die Möglichkeit hast, die Schlingen an der Decke zu befestigen, ist diese Lösung einem Türhaken vorzuziehen, da du im freien Raum mehr Bewegungsspielraum hast als direkt an einer Tür. Die Türhaken eignen sich jedoch perfekt, um auch auf Reisen nicht auf das Schlingentraining verzichten zu müssen.
- Wenn du im Freien trainieren möchtest, suche dir einen stabilen Ast als Aufhängepunkt. Am besten sind fest installierte Gerüste mit Querbalken oder -stangen, wie du sie an Stationen von Trimm-dich-Pfaden findest. Manchmal eignen sich sogar Spielgeräte auf Spielplätzen. Lies dir aber in jedem Fall die Bedienungsanleitung genau durch, egal, welches Produkt du erwirbst.

Die Handhabung des Schlingentrainers

Bevor es mit dem eigentlichen Training losgeht, solltest du dich mit deinem Schlingentrainer vertraut machen. So kannst du dich während des Trainings voll und ganz auf dieses konzentrieren. Auch der Wechsel zwischen den aufeinander folgenden Übungen gelingt dir dann leicht. Jede Übung erfordert eine passende Länge der Schlingen. Alle Schlingentrainer lassen sich daher in der Länge verstellen.

Die unterschiedlichen Schlingentrainingssysteme unterscheiden sich etwas in ihrer Handhabung. Ein weitverbreitetes System ist der TRX Suspension Trainer. Am Beispiel dieses Schlingentrainers möchte ich dir eine sichere und schnelle Handhabung aufzeigen. Diese Schritte können jedoch auf ähnliche Weise mit jedem handelsüblichen System umgesetzt werden. Wirf dazu einen Blick in die dazugehörige Anleitung deines Schlingentrainingssystems.

Das Kürzen, Verlängern und der Einhandgriff

Am besten ist es, wenn du vor deiner Trainingseinheit die unterschiedlichen Einstellungen, speziell auch den Einhandgriff, ein paarmal übst, damit du während des Trainings keine Zeit verlierst und nicht unnötig pausieren musst.

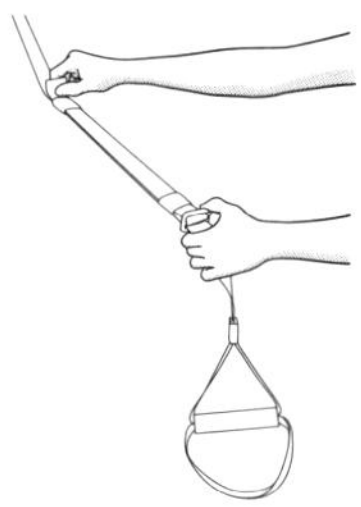

Kürzen

Löse mit dem Daumen der einen Hand die Gurtklemme. Ziehe diese gleichzeitig nach unten und mit der anderen Hand die Anpassungsschlaufe nach oben. Auf diese Weise vergrößerst du den Abstand der Griffe zum Boden.

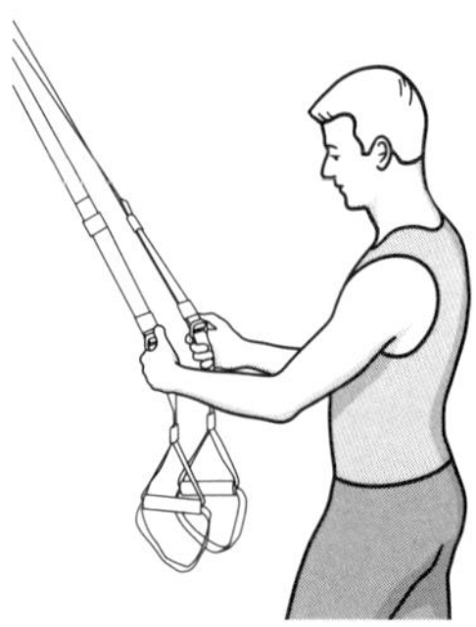

Verlängern

Löse mit den Daumen die Gurtklemme und ziehe diese vom Aufhängepunkt weg. Auf diese Weise verkleinerst du den Abstand der Griffe zum Boden.

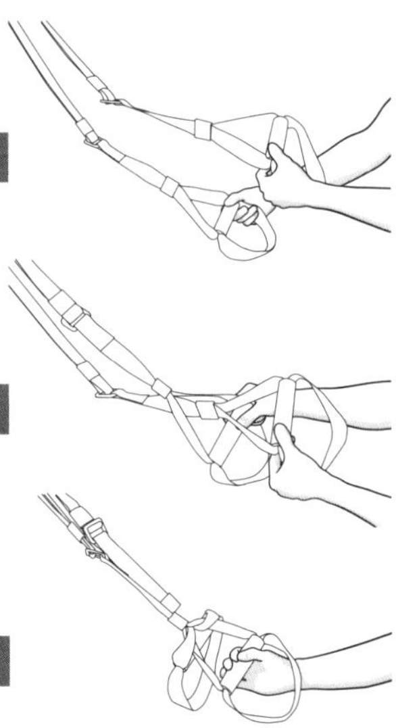

1

2

3

Übungen mit einem Griff

1. Halte die Griffe direkt übereinander.
2. Führe den unteren Griff durch die dreieckige Schlaufe des oberen Griff. Halte nun den von unten durchgeführten Griff oben und den anderen unten, wieder direkt übereinander, so wie in Schritt 1.
3. Wiederhole den vorherigen Schritt, indem du den unteren Griff nochmals durch die dreieckige Schlaufe des oberen Griffs führst. Ziehe den soeben von unten nach oben durchgeführten Griff fest. Nutze immer den Griff, den du als Letztes durchgezogen hast, also den mit dem längeren Band, denn der Kürzere könnte während der Übungsausführung wieder durchrutschen.

Einstieg in die Rücken- und Bauchlage

Wie die unterschiedlichen Höheneinstellungen kannst du auch den Einstieg in die Bauch- und Rückenlage vor deinem Training ein paarmal üben. Du wirst sehen, dass dir schon nach kurzer Zeit sämtliche Variationen zur Handhabung des Schlingentrainers in Fleisch und Blut übergehen werden.

Einstieg in die Rückenlage

Bei dieser Position befindet sich der Schlingentrainer auf Höhe der Waden.

1. Setze dich so vor die Schlingen, dass du links und rechts neben den angewinkelt aufgestellten Beinen jeweils mit Zeige- und Mittelfinger beider Hände die Fußschlaufen greifen kannst.
2. Wenn du dich jetzt auf den Rücken legst, nimm die Beine angewinkelt nach oben und setz beide Fersen in die Fußschlaufen.
3. Lasse die Fußschlaufen los und streck die Beine. Vergewissere dich, dass sich beide Fersen auf gleicher Höhe befinden.

1
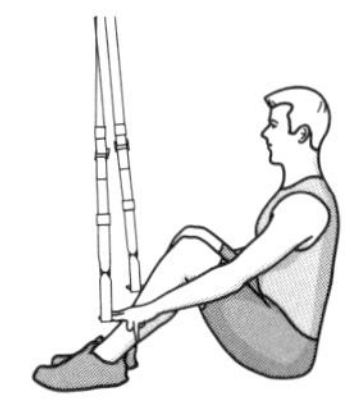

2
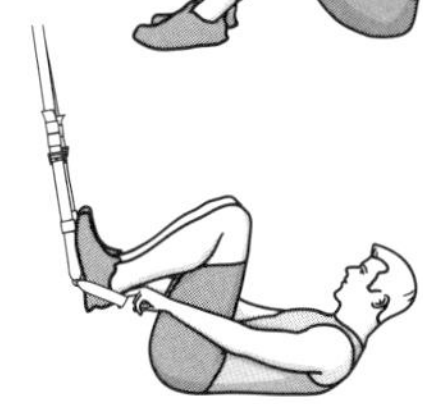

3
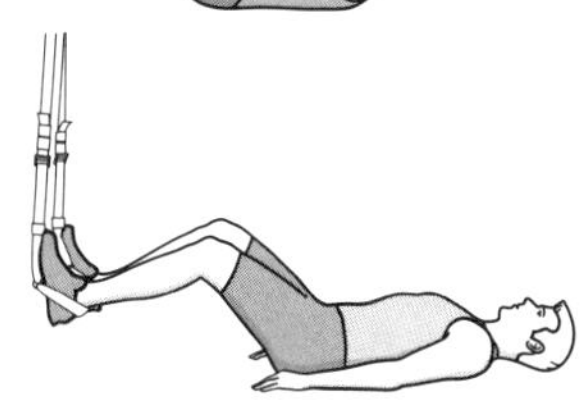

Einstieg in die Bauchlage

Wie beim Einstieg in die Rückenlage befindet sich auch hier der Schlingentrainer auf Höhe der Waden.

1. Setze dich wieder frontal vor die Schlingen, wie beim Einstieg in die Rückenlage. Diesmal greifst du mit der rechten Hand den Griff zu deiner rechten Seite. Setz dann bei der linken Schlinge den rechten Fuß auf die Fußschlaufe. Mit der freien Hand kannst du dich am Boden abstützen.
2. Jetzt führst du den linken Fuß unter dem rechten Bein durch und legst diesen in die rechte Fußschlaufe, dann lässt du die Schlaufe mit der Hand los.
3. Drehe dich nach rechts in die Bauchlage und streck dann die Beine. Aus dieser Position beginnen auch Übungen in der Seitlage.

1
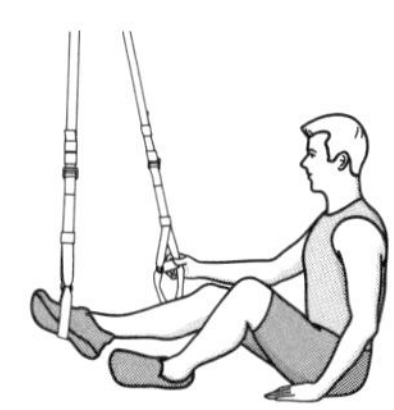

2
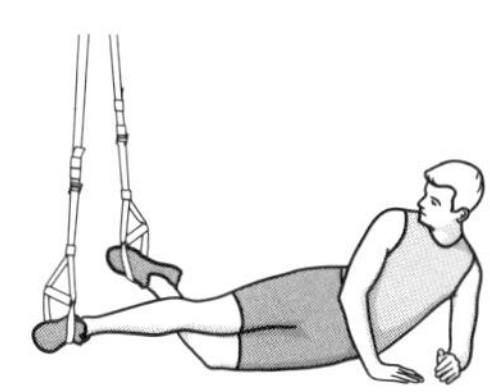

3
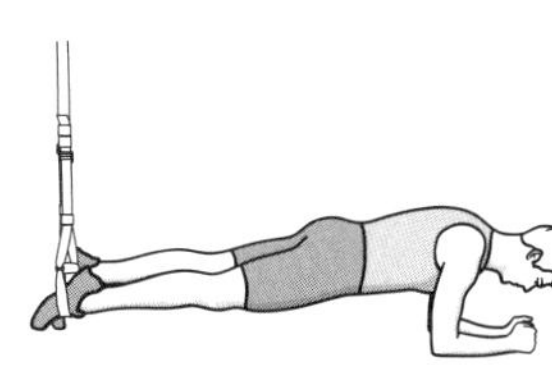

Wie die Workouts aufgebaut sind

Ganz gleich, welches Trainingsziel du verfolgst – mit diesem Buch hast du dich entschieden, dieses Ziel mit einem Plan zu verfolgen. Und das ist auch gut so, denn jedes effektive (Schlingen-)Training benötigt eine Struktur.

Alles auf einen Blick

Damit du deinen Fokus auf das eigentliche Training setzen kannst, sind die 50 Workouts übersichtlich und leicht verständlich aufgebaut, sodass du alle für das Training notwendige Informationen auf einen Blick erhältst. Möchtest du es doch einmal genauer wissen, dann findest du im dritten Kapitel zu jeder Übung eine genaue Beschreibung.

Für jeden den passenden Trainingsplan

Es spielt keine Rolle, ob du gerade erst den Entschluss gefasst hast, mit dem Schlingentraining zu beginnen, oder du bereits regelmäßig an den Seilen trainierst. Jedem Workout ist ein Schwierigkeitsgrad zugeordnet:

1 – Workout für Einsteiger
2 – Workout für Fortgeschrittene
3 – Workout für ambitionierte Sportler und Profis

Auch wenn du auf der Suche nach einem ergänzenden Training für die Sportart bist, die du intensiver ausübst, bin ich mir sicher, dass du hier deinen passenden Plan findest. Neben vielen Ganzkörpertrainingsplänen der unterschiedlichsten Schwierigkeitsstufen warten auf dich sportartspezifische Workouts, die dich in deiner Lieblingssportart – sei es beispielsweise das Laufen, Fußball oder Golf – auf das nächste Level bringen.

Die Übungsreihen zielen nicht nur auf eine Kräftigung ab, sondern werden auch deine koordinativen Fähigkeiten verbessern und dein Herz-Kreislauf-System fordern. Die Schlingen sind jedoch auch hervorragend zum Dehnen geeignet, so schließt ein Teil der Workouts mit speziellen Stretching-Übungen an den Schlingen ab. Darüber hinaus findest du auch Übungsreihen, die sich rein dem Thema Beweglichkeit widmen.

Einstellung der Schlingen

Für eine korrekte Ausführung muss je nach Übung die Länge der Schlingen angepasst werden (siehe Seite 10). Die zur jeweiligen Übung zugehörige Einstellung der Schlingen kannst du den Tabellen zu jedem Workout entnehmen. Dabei wird zwischen vier Längeneinstellungen unterschieden. Die Angabe bezieht sich immer auf die senkrecht hängende Position des Schlingentrainers.

- **Lang:** Die Handgriffe/Fußschlaufen befinden sich 10 bis 15 Zentimeter über dem Boden.
- **Wade:** Die Handgriffe/Fußschlaufen befinden sich auf Höhe der Mitte der Waden.
- **Mitte:** Die Handgriffe/Fußschlaufen befinden sich auf Höhe der Hüfte.
- **Kurz:** Die Handgriffe/Fußschlaufen befinden sich auf Höhe der Mitte des Brustkorbs.

Handgriffe oder Fußschlaufen

Die meisten stehenden Übungen werden mit den Handgriffen ausgeführt, die meisten Übungen auf der Matte mit den Fußschlaufen. Da es aber auch hier Ausnahmen gibt, ist aus den Workout-Tabellen auf einen Blick ersichtlich, ob du bei der entsprechenden Übung die Handgriffe oder die Fußschlaufen nutzt.

Sätze, Wiederholungen, Belastungszeit und Pause

Neben der Auswahl der Übungen ist die Intensität deines Trainings von vier Faktoren abhängig. Ganz nebenbei geben diese dem Workout auch seine Struktur. All diese Parameter kannst du jedem Workout entnehmen. Lass uns zunächst mit der Wiederholungszahl und der Belastungszeit beginnen. Bei allen Übungen, bei denen es Sinn macht, die Wiederholungen zu zählen, ist beim Trainingsplan eine Wiederholungszahl angegeben. Die Liegestütze oder die Kniebeuge sind hierfür ein typisches Beispiel. Werden Körperseiten oder -teile, beispielsweise Arme und Beine, separat voneinander trainiert, gilt die angegebene Wiederholungszahl nur für eine Seite. Du führst beispielsweise den Ausfallschritt zunächst 15-mal mit dem rechten Fuß vorn aus und wiederholst ihn mit der gleichen Wiederholungszahl mit dem linken Fuß vorn.

Bei manchen Übungen – vor allem bei statischen Haltepositionen wie dem Unterarm- oder Seitstütz – ist es sinnvoller, sich statt an der Wiederholungszahl an der Belastungszeit zu orientieren. Diese ist bei den einzelnen Workouts zu den entsprechenden Übungen in der Tabelle in Sekunden angegeben. Auch bei der Belastungszeit gilt, wenn die Übung auf zwei Seiten ausgeführt wird, die Angabe je Körperseite.

Des Weiteren findest du in der Tabelle bei den Workouts nach jeder Übung beziehungsweise nach der Ausführung für eine Körperseite die Angabe einer Pausenzeit. Führst du beispielsweise eine Kniebeuge mit der angegebenen Wiederholungszahl aus, legst du anschließend die angegebene Pause ein und gehst dann zur nächsten Übung, etwa den Liegestütz, über. Nutze die Pause auch, um den Schlingentrainer für die nächste Übung anzupassen – sei es das Einstellen der richtigen Schlingenlänge oder das Vorbereiten des Einhandgriffes.

Was die Übungsabfolge betrifft, gibt es verschiedene Möglichkeiten, Übungen aneinanderzureihen. Als Trainingsmethode habe ich mich für das Zirkelprinzip entschieden. In diesem Fall führst du jede Übung in der angegebenen Wiederholungszahl und Reihenfolge zunächst in einem Durchgang aus. Wenn du bei der letzten Übung angekommen bist, hast du einen (Trainings-)Satz absolviert. Dann beginnst du wieder mit der ersten Übung des Workouts. Auch die Anzahl der Sätze ist bei jedem Workout angegeben.

Die Zeit immer im Blick

Damit du dich ganz auf dein Training konzentrieren kannst, empfehle ich dir, für die Übungen deines Schlingentrainings, zu denen eine Belastungszeit angegeben ist, einen Timer einzusetzen, entweder eine Smartphone-App, den Timer auf deiner Smartwatch oder einen separaten Timer für das Handgelenk. Auf diese Weise hast du die Belastungs- und Pausenzeit immer im Blick.

Wie du die Intensität anpassen kannst

Die in der Übungstabelle angegebenen Belastungsparameter sind auf den Schwierigkeitsgrad der einzelnen Workouts abgestimmt. So sind beispielsweise die Pausen eines Einsteiger-Trainingsplans im Vergleich zu einem Profi-Workout etwas länger gewählt. Die Angaben sind jedoch nicht in Stein gemeißelt. Die Qualität der Übungsausführung ist immer wichtiger als die Wiederholungszahl oder die angegebene Zeitspanne. Sollte es dir schwerfallen, eine Übung mit der angegebenen Belastungszeit beziehungsweise Wiederholungszahl auszuführen, kannst du diese gegebenenfalls für dich anpassen. Solltest du mal wenig Zeit für ein Training haben, kannst du auch die Anzahl der Sätze nach unten korrigieren. Hast du hingegen mehr Zeit, kannst du dein Workout natürlich auch mit einem weiteren Satz verlängern. Die Belastungszeit, die Wiederholungszahl, die Pausenzeit und die Satzzahl geben dir somit Spielraum, die Intensität deines Trainings anzupassen. Darüber hinaus besteht mit der Änderung des Körperwinkels im Raum eine schlingentrainingsspezifische Möglichkeit, die Trainingsintensität bei vielen Übungen stufenlos anzupassen.

Intensitätssteuerung durch Änderung des Körperwinkels

Du kannst deinen Körperwinkel im Raum zum Boden jederzeit während des Trainings ändern. Durch diese Anpassungsweise können die Übungen schwieriger oder leichter gestaltet werden, sodass für jedes Trainingsniveau ein ausreichend hoher Trainingsreiz gegeben ist. Du änderst den Körperwinkel, indem du mit den Füßen etwas weiter weg vom Aufhängepunkt gehst und somit aufrechter bist. Diese Position (A) macht eine Übung leichter. Je näher du am neutralen Punkt des Schlingentrainers stehst, desto flacher ist der Winkel des Körpers (B) zum Boden und desto höher ist die Trainingsintensität. Der Grund liegt auf der Hand: Durch die größere Schräglage muss viel mehr Körperspannung aufgebaut werden, um den Körper in einer Linie zu halten.

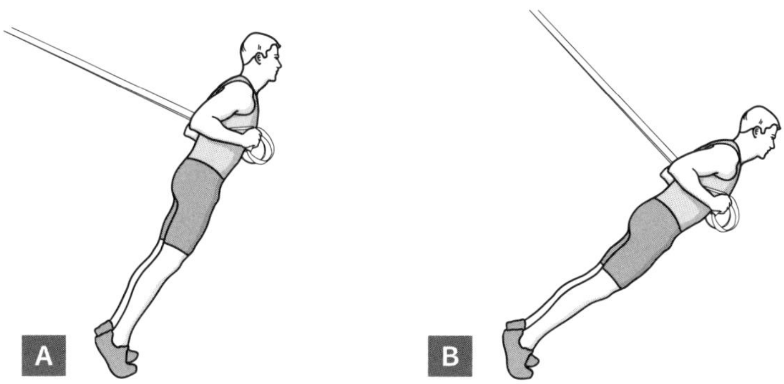

Warm-up

Da es sich beim Schlingentraining um eine effektive und zugleich intensive Trainingsform handelt, ist es unerlässlich, sich auf die bevorstehende Belastung vorzubereiten. Wärme dich daher vor dem Training an den Seilen gut auf. Beim Training zu Hause oder outdoor kannst du dafür klassische Mobilisationsübungen nutzen. Stelle sicher, dass du dabei alle großen Muskelgruppen und die wichtigsten Gelenke durchbewegst. Arm-, Schulter- und Hüftkreisen, aber auch Laufen auf der Stelle sind einfache, sinnvolle Bewegungen, die du in dein Warm-up integrieren kannst. Ausdauergeräte wie Crosstrainer, Ergometer oder Rudergerät können im Fitnessstudio oder vielleicht sogar zu Hause ebenfalls eine gute Möglichkeit sein, um den Körper auf die nötige Betriebstemperatur zu bringen.

Cool-down

Nach einem schweißtreibenden Workout bietet es sich an, die Regeneration mit ein paar Stretches an den Schlingen einzuleiten. Nutze das Verweilen in der Dehnposition, damit sich Puls und Atmung wieder allmählich normalisieren. Einige Workouts beinhalten bereits Dehnübungen mit den Schlingen. Fühl dich aber frei, auch die anderen Workouts mit Stretching ausklingen zu lassen.

Die Workouts

2

1 Ganzkörpertraining für Einsteiger 1

Trainingsdauer: 15 Minuten

1 2 3

	Übungen	Einstellung	Wiederholungen/ Belastungszeit	Pause in Sek.	Sätze	Inten-sität	Seite
1	Kniebeuge	Mitte, Handgriffe	15 Wdh.	30	2	1	135
2	Rudern	Mitte, Handgriffe	15 Wdh.	30	2	1	120
3	Butterfly Reverse in T-Position	Mitte, Handgriffe	15 Wdh.	30	2	1	122
4	Liegestütz im Stand	Lang, Handgriffe	15 Wdh.	30	2	1	124
5	Unterarmstütz in der Schlinge	Wade, Fußschlaufen	30 Sek.	30	2	1	128
6	Bergsteiger in der Schlinge in Rückenlage	Wade, Fußschlaufen	30 Sek.	30	2	1	138

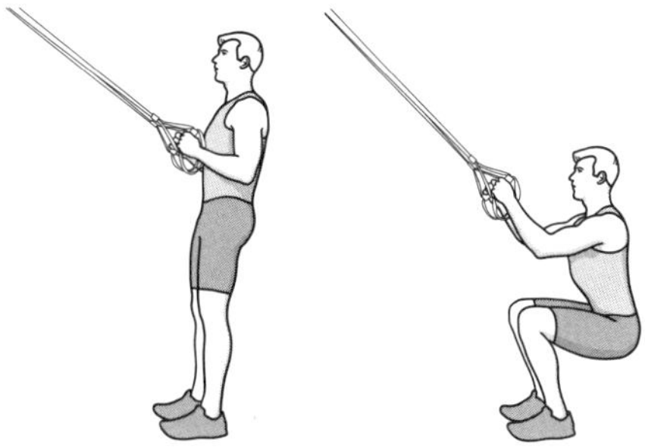

1 Kniebeuge

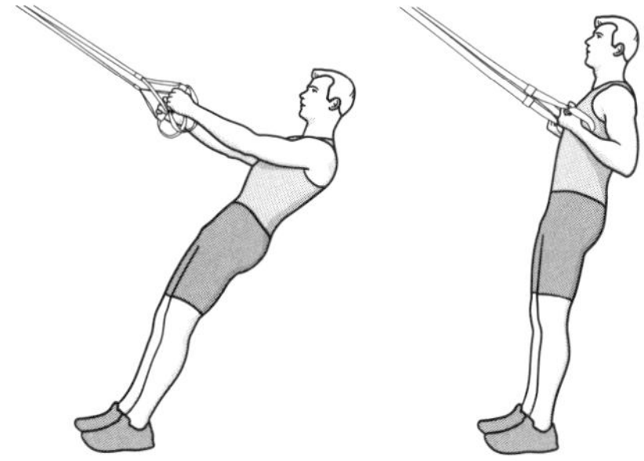

2 Rudern

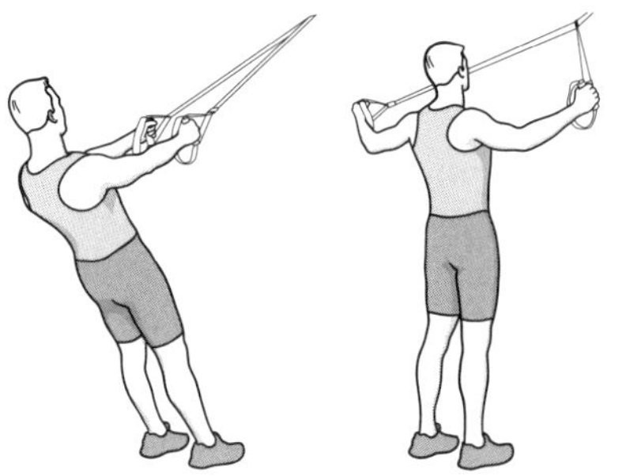

3 Butterfly Reverse in T-Position

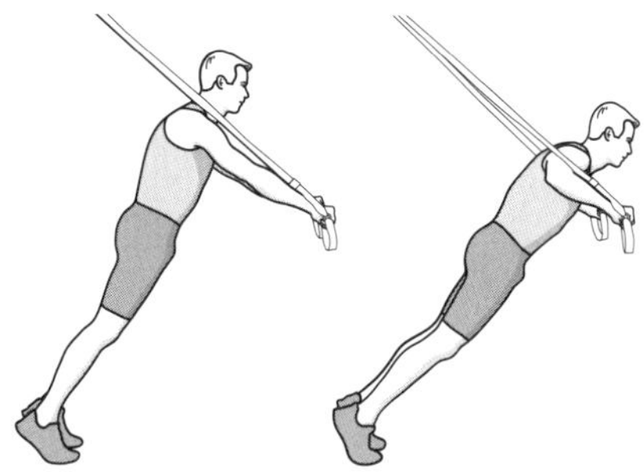

4 Liegestütz im Stand

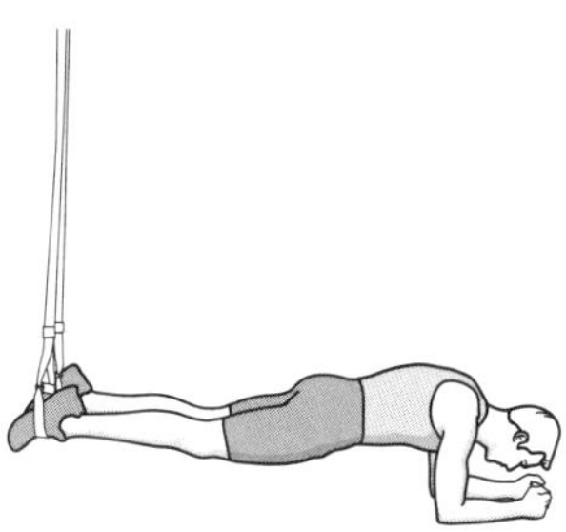

5 Unterarmstütz in der Schlinge

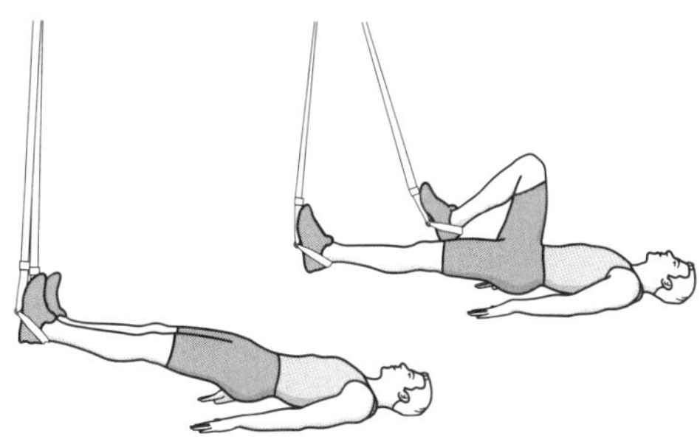

6 Bergsteiger in der Schlinge in Rückenlage

2 Ganzkörpertraining für Einsteiger 2

1 2 3

Trainingsdauer: 25 Minuten

	Übungen	Einstellung	Wiederholungen/ Belastungszeit	Pause in Sek.	Sätze	Intensität	Seite
1	Ausfallschritt	Mitte, Handgriffe	15 Wdh.	30	2	1	136
2	Rudern	Mitte, Handgriffe	15 Wdh.	30	2	1	120
3	Butterfly Reverse in T-Position	Mitte, Handgriffe	15 Wdh.	30	2	1	122
4	Kniebeuge	Mitte, Handgriffe	15 Wdh.	30	2	1	135
5	Liegestütz im Stand	Lang, Handgriffe	15 Wdh.	30	2	1	124
6	Unterarmstütz in der Schlinge	Wade, Fußschlaufen	30 Sek.	30	2	1	128
7	Seitstütz in der Schlinge mit gestrecktem Arm	Wade, Fußschlaufen	30 Sek.	30	2	2	130
8	Beinbeuger in der Schlinge mit angehobenem Becken	Wade, Fußschlaufen	30 Sek.	30	2	1	138
9	Bizeps-Curl	Mitte, Handgriffe	15 Wdh.	30	2	1	126
10	Trizepspresse im Knien	Lang, Handgriffe	15 Wdh.	30	2	1	127

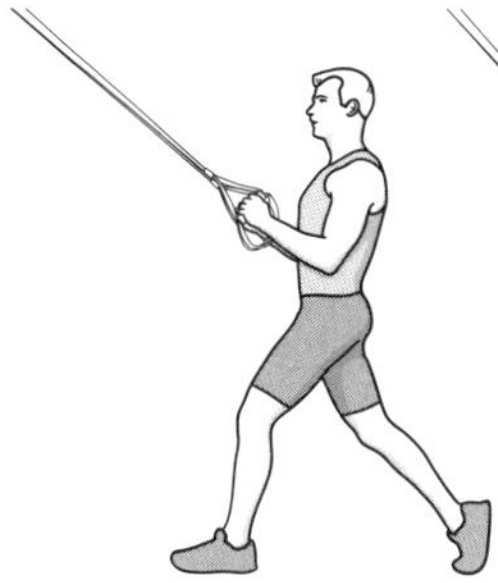

1 Ausfallschritt

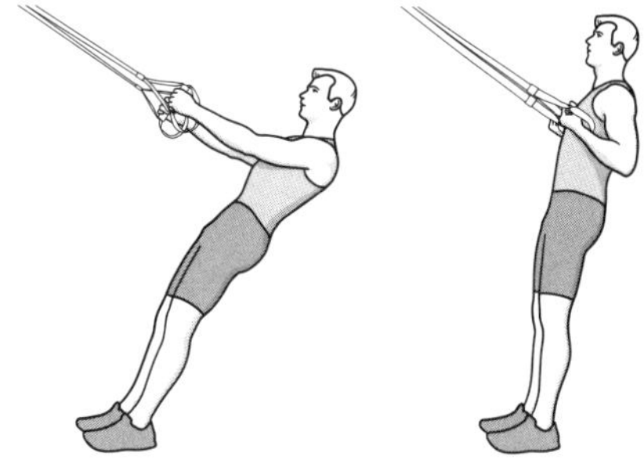

2 Rudern

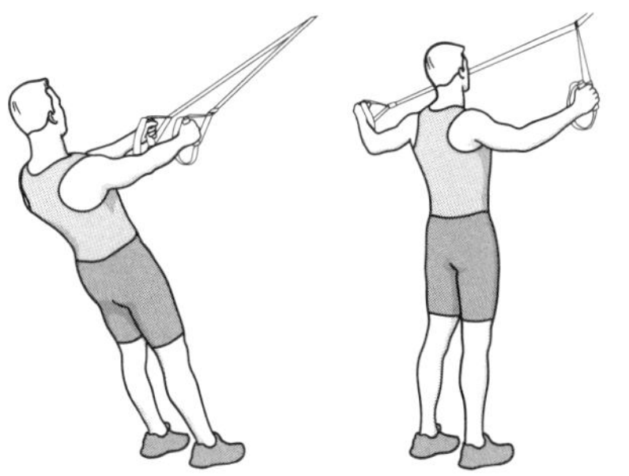

3 Butterfly Reverse in T-Position

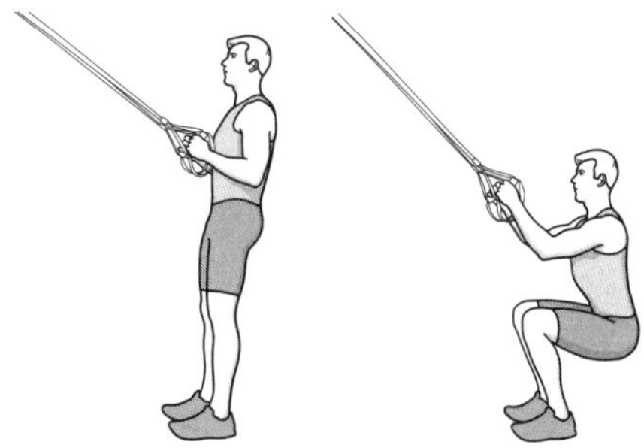

4 Kniebeuge

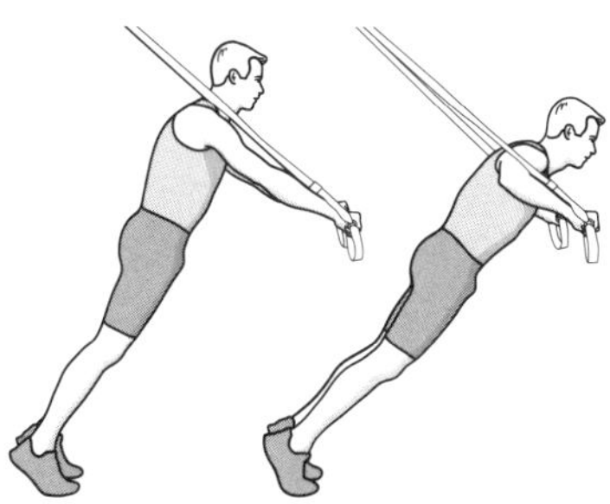

5 Liegestütz im Stand

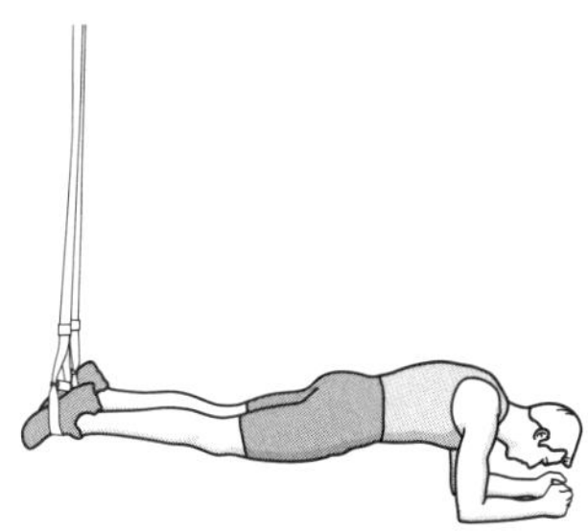

6 Unterarmstütz in der Schlinge

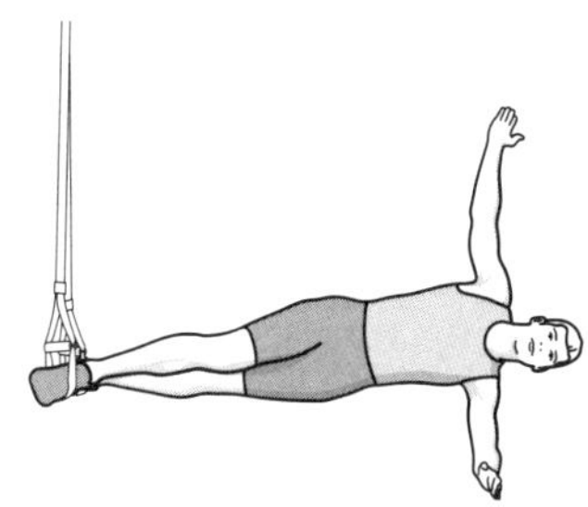

7 Seitstütz in der Schlinge mit gestrecktem Arm

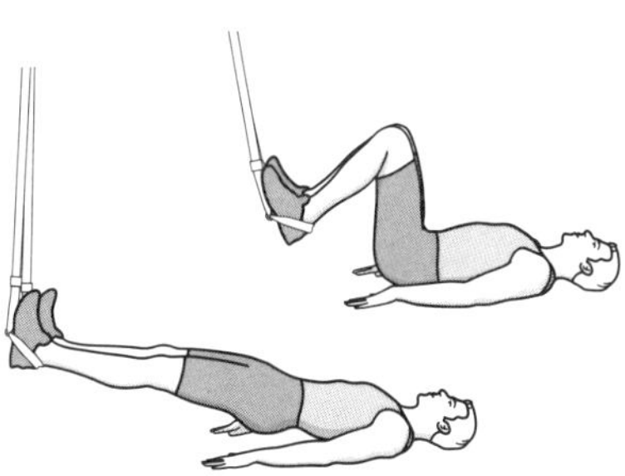

8 Beinbeuger in der Schlinge mit angehobenem Becken

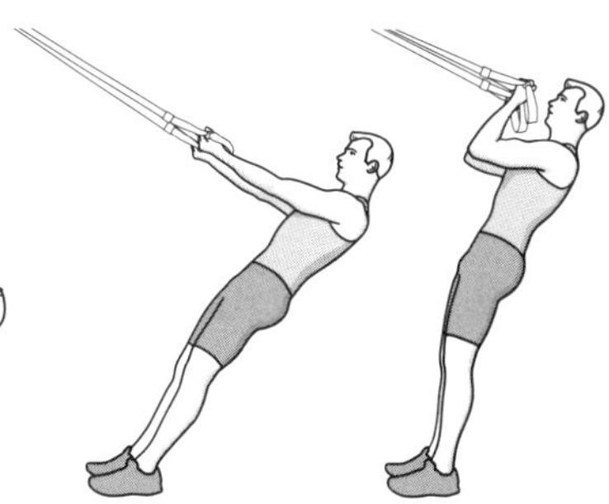

9 Bizeps-Curl

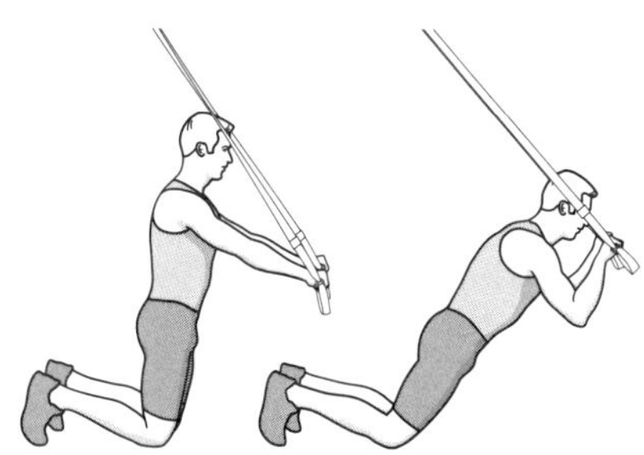

10 Trizepspresse im Knien

3 Ganzkörpertraining für Einsteiger 3

1 2 3

Trainingsdauer: 15 Minuten

	Übungen	Einstellung	Wiederholungen/ Belastungszeit	Pause in Sek.	Sätze	Inten- sität	Seite
1	Rudern im 90-Grad-Winkel	Mitte, Handgriffe	15 Wdh.	30	2	1	120
2	Brustpresse	Lang, Handgriffe	15 Wdh.	30	2	1	124
3	Einbeiniger Ausfallschritt	Mitte, Handgriffe	15 Wdh.	30	2	1	136
4	Bergsteiger in der Schlinge in Rückenlage	Wade, Fußschlaufen	30 Sek.	30	2	1	138
5	Bergsteiger in Rückenlage	Wade, Handgriffe	30 Sek.	30	2	1	133
6	Seitstütz in der Schlinge mit gestrecktem Arm	Wade, Fußschlaufen	30 Sek.	30	2	2	130

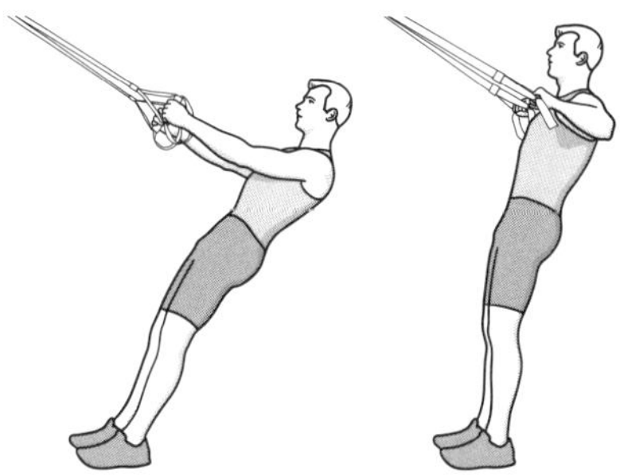

1 Rudern im 90-Grad-Winkel

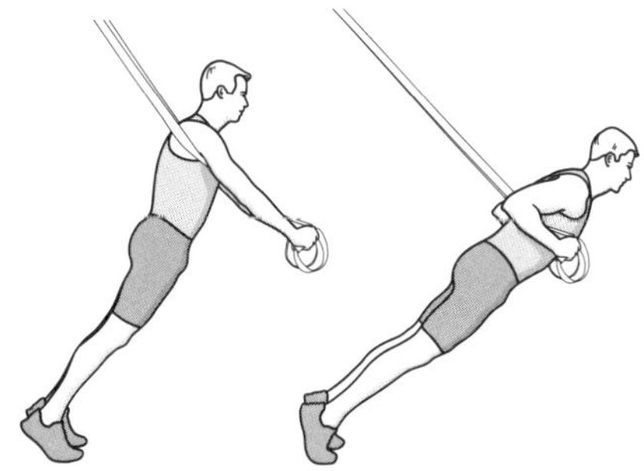

2 Brustpresse

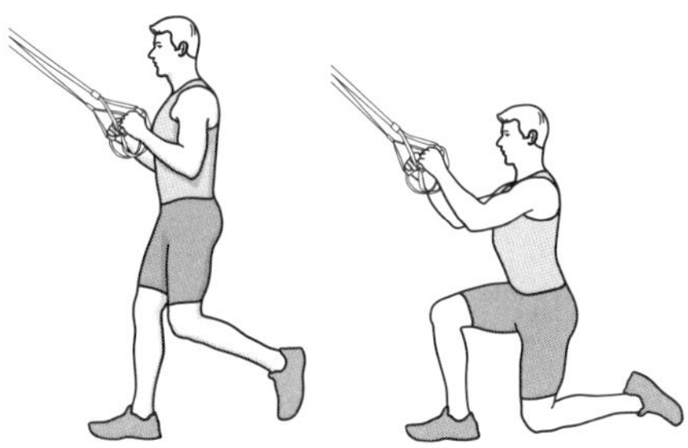

3 Einbeiniger Ausfallschritt

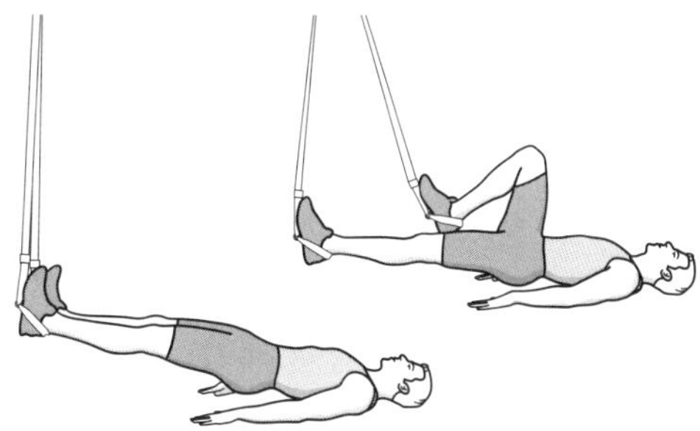

4 Bergsteiger in der Schlinge in Rückenlage

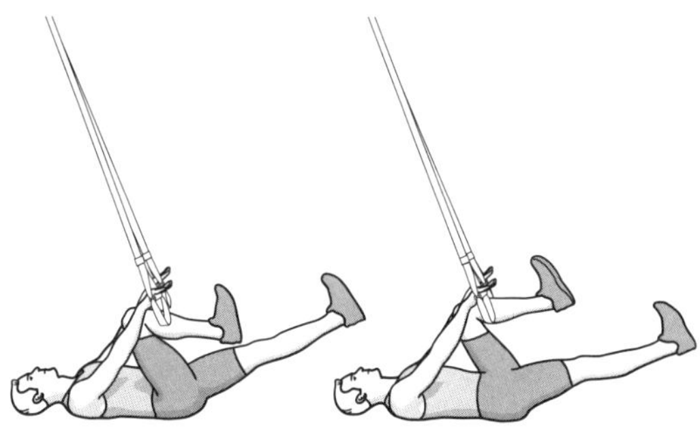

5 Bergsteiger in Rückenlage

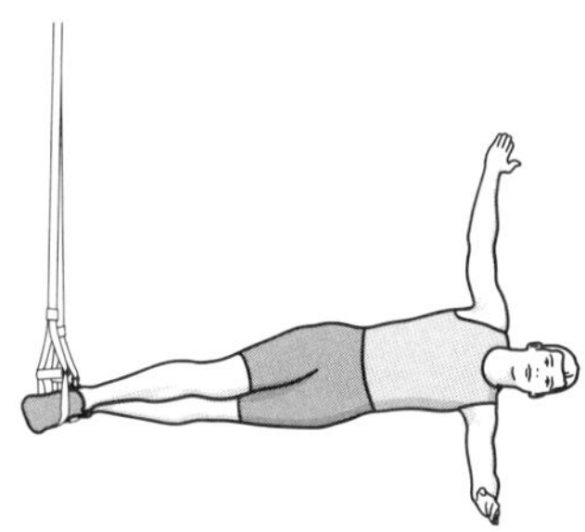

6 Seitstütz in der Schlinge mit gestrecktem Arm

4 Ganzkörpertraining für Einsteiger 4

1 2 3

Trainingsdauer: 25 Minuten

	Übungen	Einstellung	Wiederholungen/ Belastungszeit	Pause in Sek.	Sätze	Inten-sität	Seite
1	Brücke in der Schlinge	Wade, Fußschlaufen	30 Sek.	30	2	1	137
2	Sit-up in der Schlinge mit gestreckten Armen	Wade, Fußschlaufen	12 Wdh.	30	2	1	132
3	Bergsteiger in der Schlinge in Rückenlage	Wade, Fußschlaufen	30 Sek.	30	2	1	139
4	Bergsteiger in Rückenlage	Wade, Handgriffe	30 Sek.	30	2	1	133
5	Rudern	Mitte, Handgriffe	12 Wdh.	30	2	1	120
6	Kniebeuge	Mitte, Handgriffe	12 Wdh.	30	2	1	135
7	Butterfly Reverse in Y-Position	Mitte, Handgriffe	12 Wdh.	30	2	1	122
8	Strecken im Stand	Lang, Handgriffe	12 Wdh.	30	2	1	133
9	Einseitige Rumpfrotation im Stand	Mitte, Handgriffe	12 Wdh.	30	2	1	134
10	Ausfallschritt	Mitte, Handgriffe	12 Wdh.	30	2	1	136

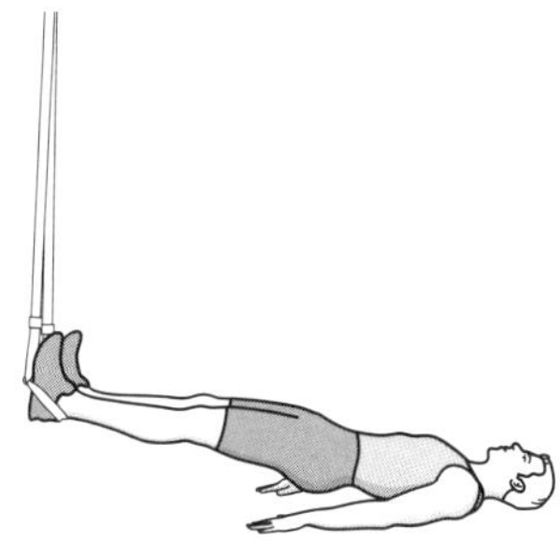

1 Brücke in der Schlinge

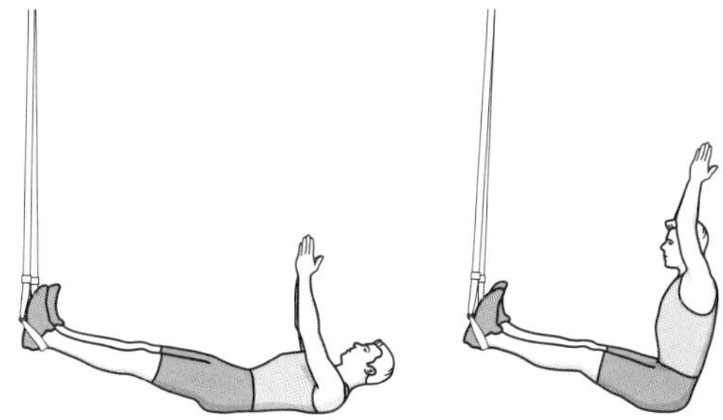

2 Sit-up in der Schlinge mit gestreckten Armen

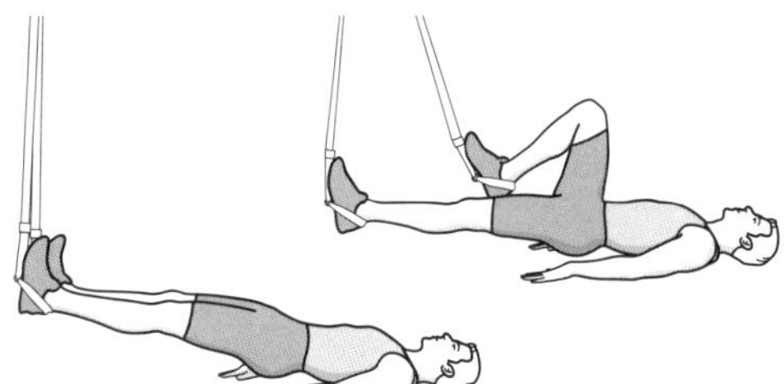

3 Bergsteiger in der Schlinge in Rückenlage

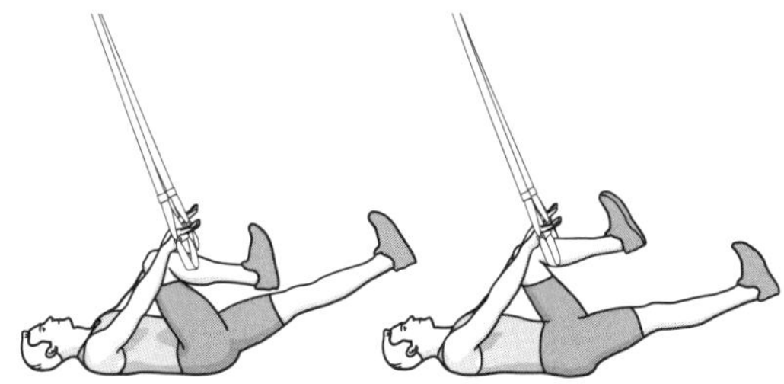

4 Bergsteiger in Rückenlage

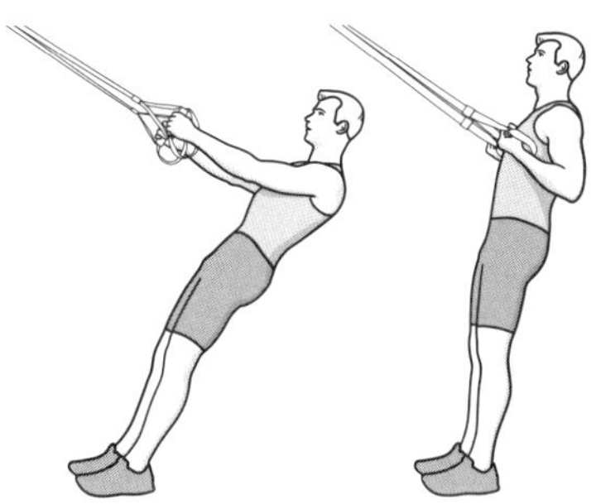

5 Rudern

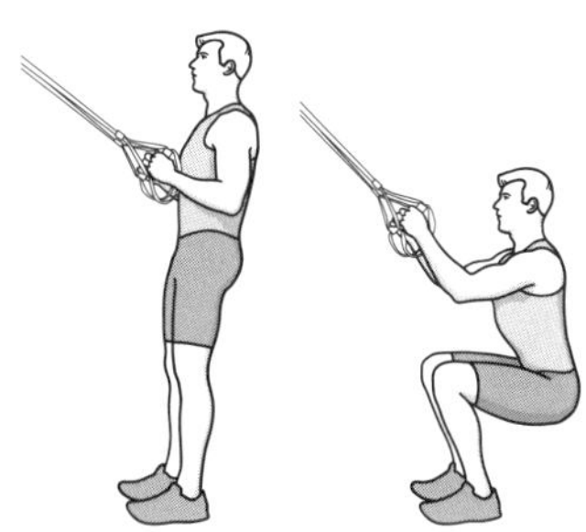

6 Kniebeuge

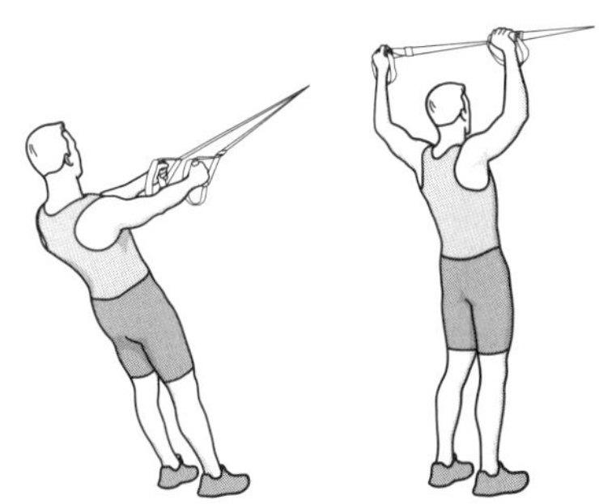

7 Butterfly Reverse in Y-Position

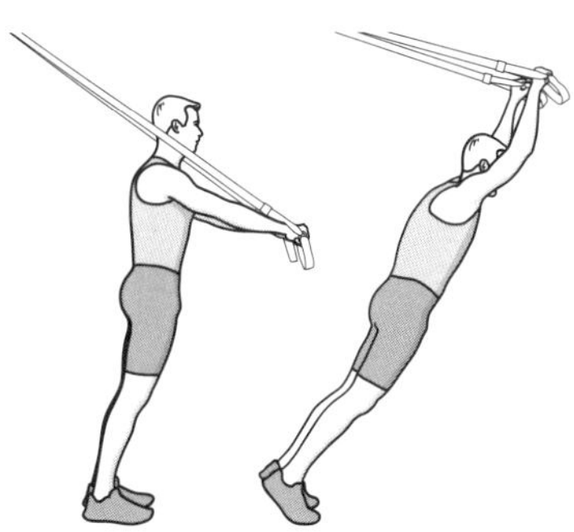

8 Strecken im Stand

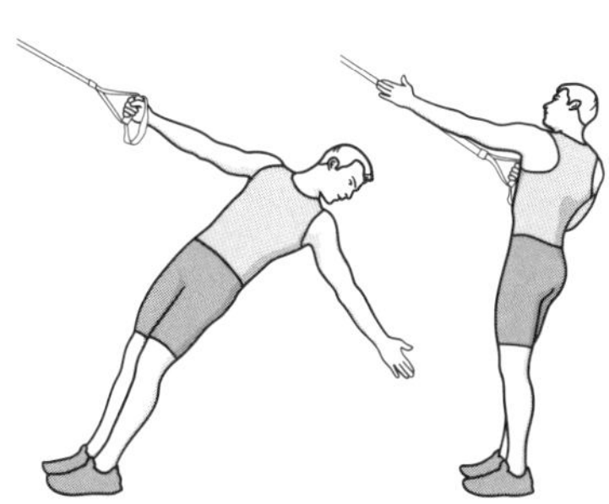

9 Einseitige Rumpfrotation im Stand

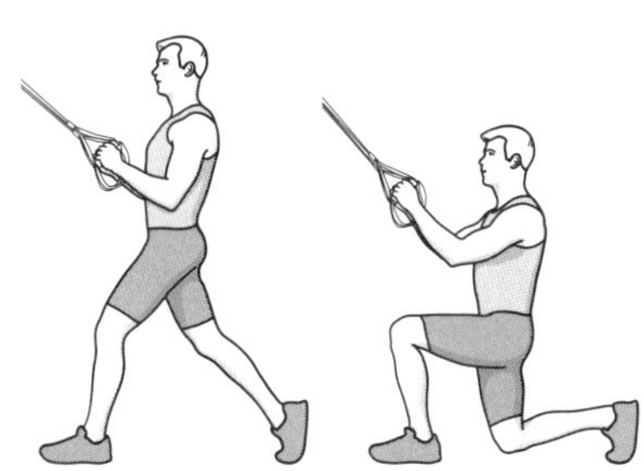

10 Ausfallschritt

5 Ganzkörpertraining für Einsteiger 5

❶ ② ③

Trainingsdauer: 25 Minuten

	Übungen	Einstellung	Wiederholungen/ Belastungszeit	Pause in Sek.	Sätze	Inten- sität	Seite
1	Einbeiniger Ausfallschritt	Mitte, Handgriffe	12 Wdh.	30	2	1	136
2	Rudern im 90-Grad-Winkel	Mitte, Handgriffe	12 Wdh.	30	2	1	120
3	Butterfly Reverse in X-Position	Mitte, Handgriffe	12 Wdh.	30	2	1	123
4	Liegestütz im Stand	Lang, Handgriffe	12 Wdh.	30	2	1	124
5	Unterarmstütz in der Schlinge	Wade, Fußschlaufen	30 Sek.	30	2	1	128
6	Seitstütz in der Schlinge mit gestrecktem Arm	Wade, Fußschlaufen	30 Sek.	30	2	2	130
7	Beinbeuger in der Schlinge mit angehobenem Becken	Wade, Fußschlaufen	30 Sek.	30	2	2	138
	Nach dem Workout: Dehnen						
8	Aufgespannter Ausfallschritt	Mitte, Handgriffe	30–60 Sek.	0	1	1	143
9	Tisch im versetzten Stand	Kurz, Handgriffe	30–60 Sek.	0	1	1	139
10	Einbeinige tiefe Hocke	Mitte, Handgriffe	30–60 Sek.	0	1	2	143

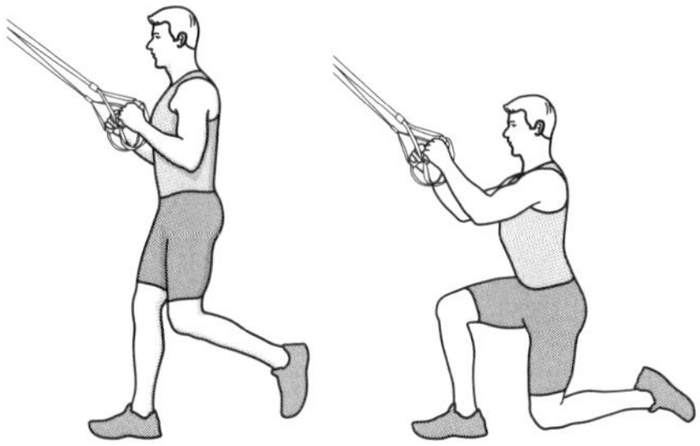

1 Einbeiniger Ausfallschritt

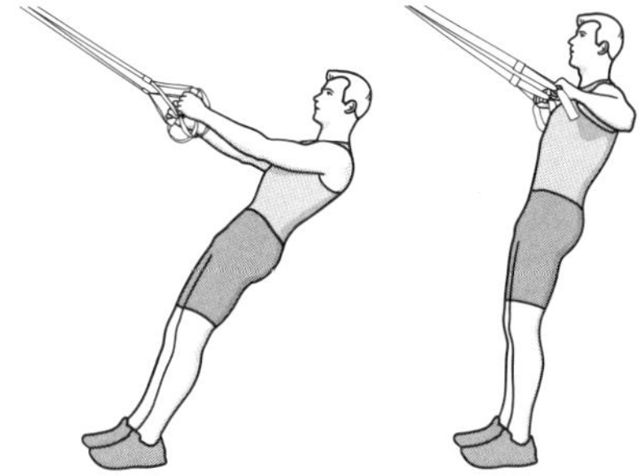

2 Rudern im 90-Grad-Winkel

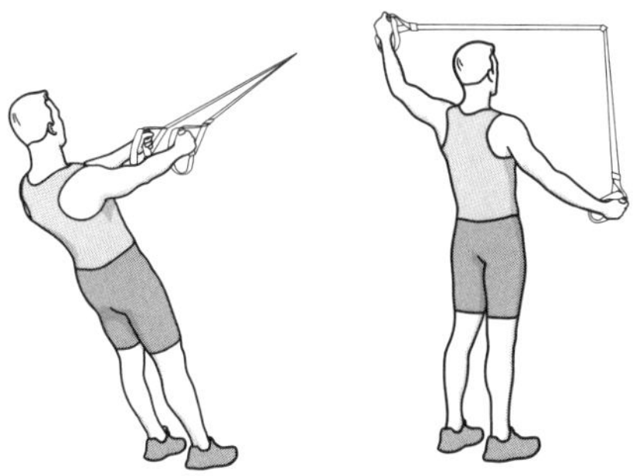

3 Butterfly Reverse in X-Position

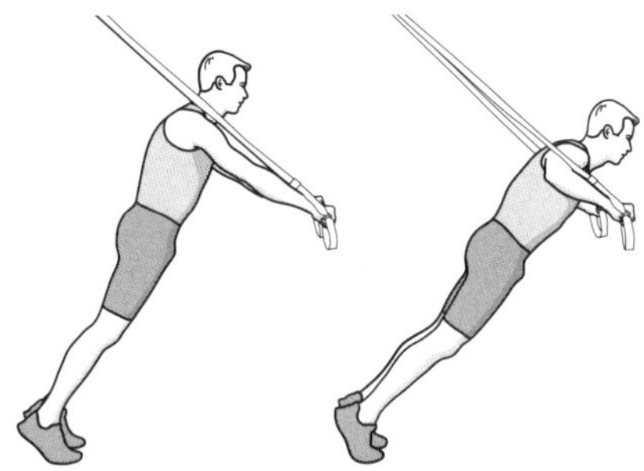

4 Liegestütz im Stand

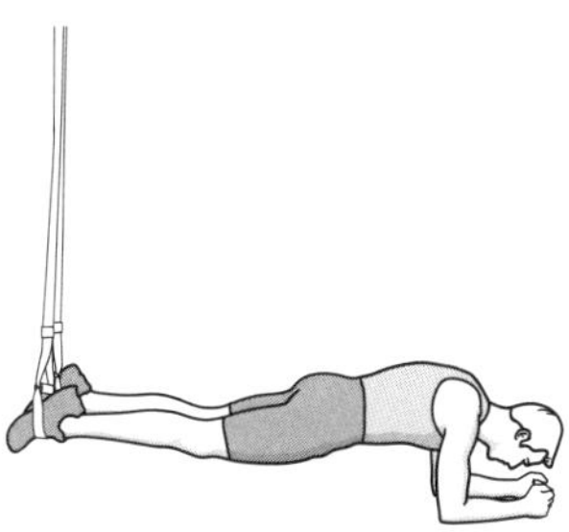

5 Unterarmstütz in der Schlinge

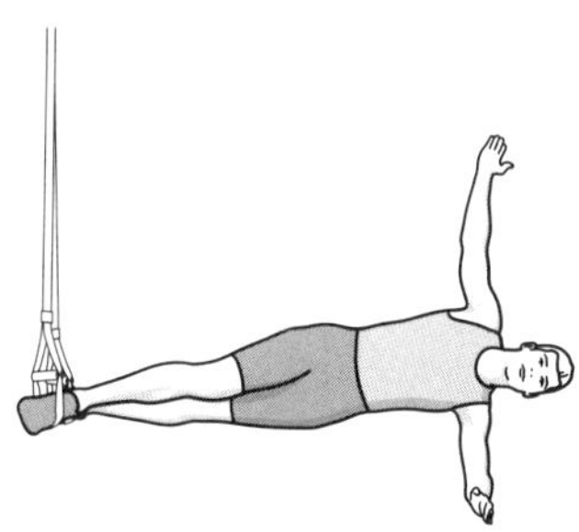

6 Seitstütz in der Schlinge mit gestrecktem Arm

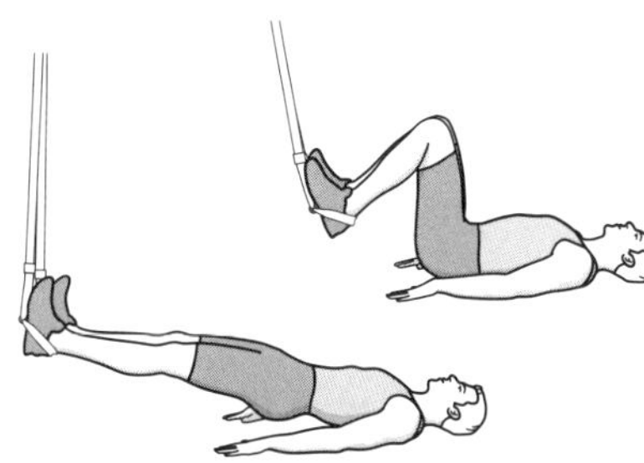

7 Beinbeuger in der Schlinge mit angehobenem Becken

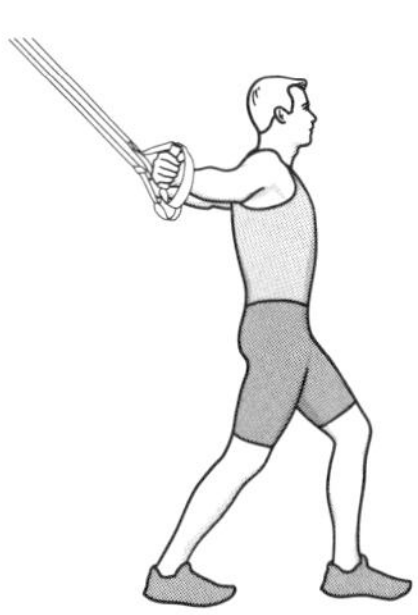

8 Aufgespannter Ausfallschritt

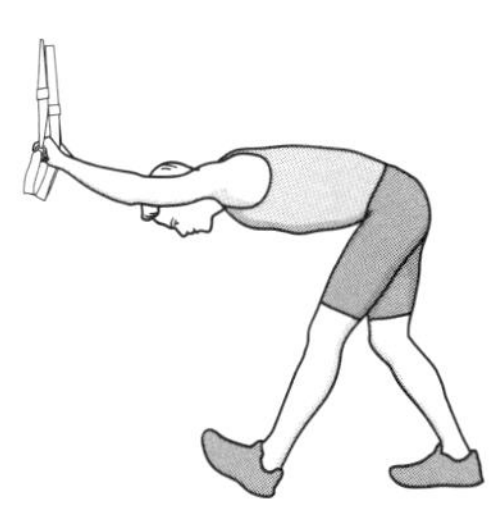

9 Tisch im versetzten Stand

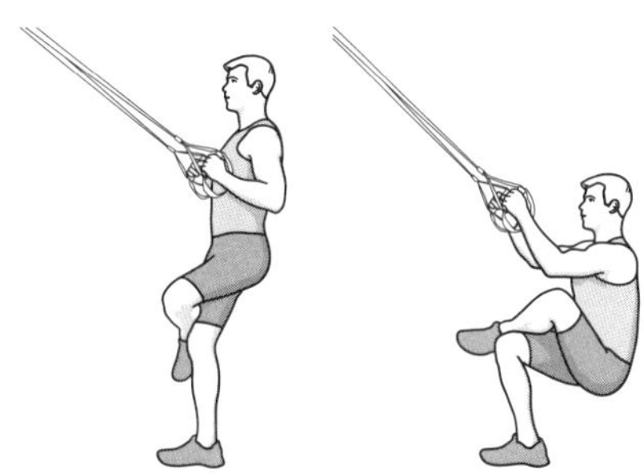

10 Einbeinige tiefe Hocke

6 Ganzkörpertraining für Einsteiger 6

Trainingsdauer: 20 Minuten

1 2 3

	Übungen	Einstellung	Wiederholungen/ Belastungszeit	Pause in Sek.	Sätze	Inten-sität	Seite
1	Strecken im Stand	Lang, Handgriffe	15 Wdh.	30	2	1	133
2	Brustpresse	Lang, Handgriffe	15 Wdh.	30	2	1	124
3	Rudern	Mitte, Handgriffe	15 Wdh.	30	2	1	120
4	Butterfly Reverse in W-Position	Mitte, Handgriffe	15 Wdh.	30	2	1	122
5	Ausfallschritt	Mitte, Handgriffe	15 Wdh.	30	2	1	136
6	Lateral Lunge	Mitte, Handgriffe	15 Wdh.	30	2	2	137
7	Bergsteiger in der Schlinge in Rückenlage	Wade, Fußschlaufen	30 Sek.	30	2	1	138
8	Unterarmstütz in der Schlinge	Wade, Fußschlaufen	30 Sek.	30	2	1	128

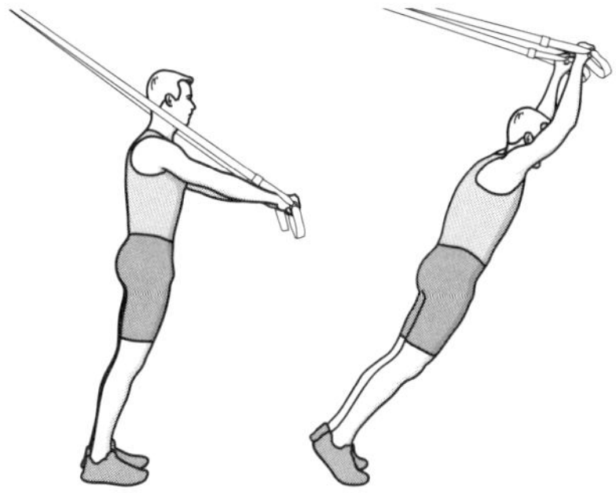

1 Strecken im Stand

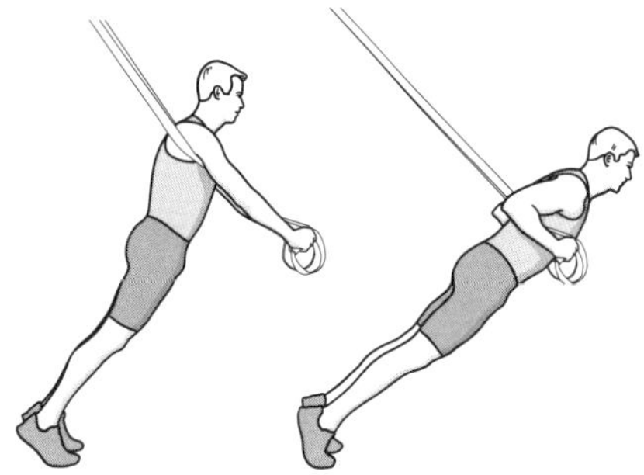

2 Brustpresse

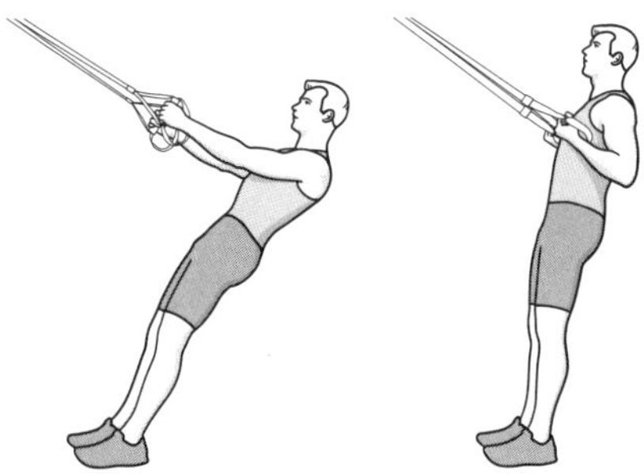

3 Rudern

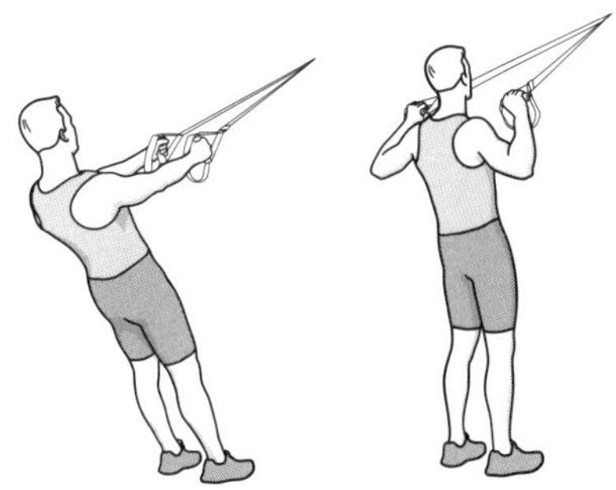

4 Butterfly Reverse in W-Position

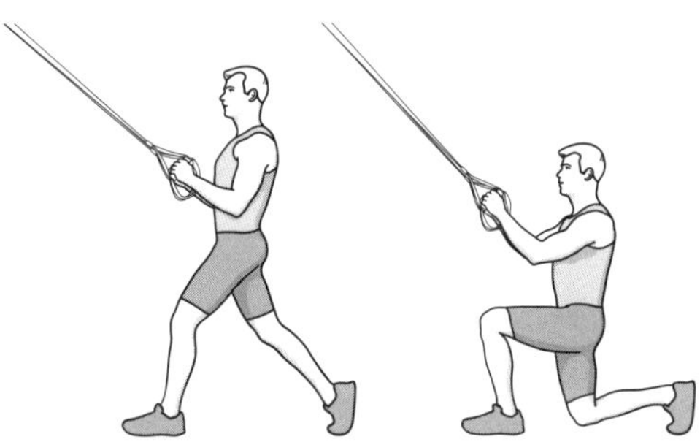

5 Ausfallschritt

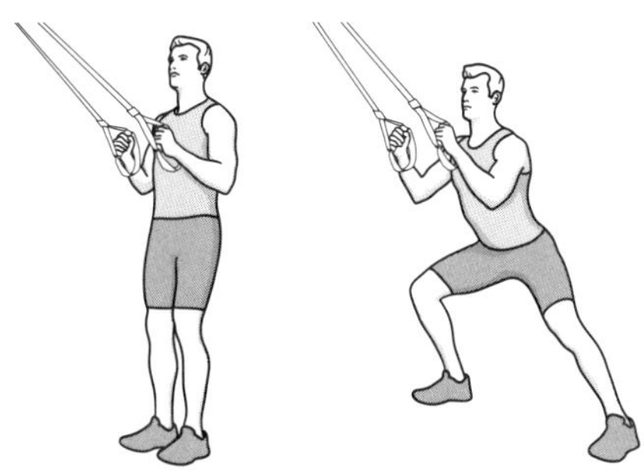

6 Lateral Lunge

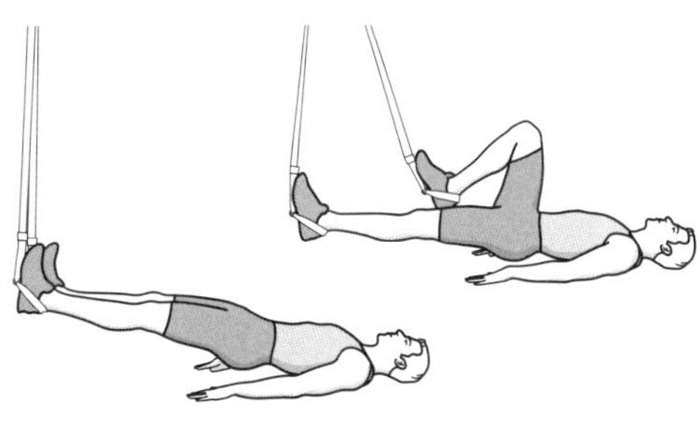

7 Bergsteiger in der Schlinge in Rückenlage

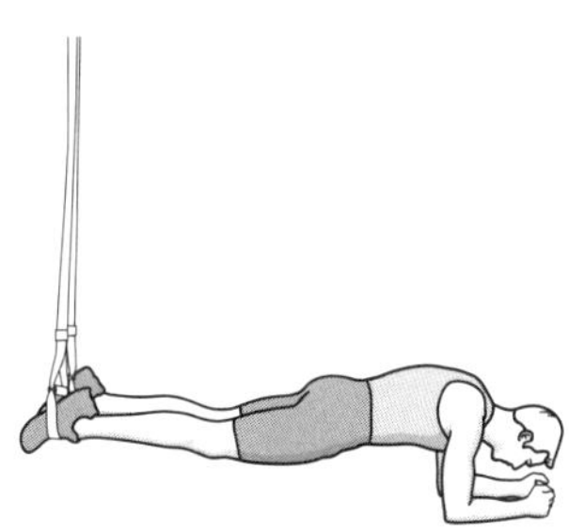

8 Unterarmstütz in der Schlinge

7 Ganzkörpertraining für Einsteiger 7

❶ ② ③

Trainingsdauer: 20 Minuten

	Übungen	Einstellung	Wiederholungen/ Belastungszeit	Pause in Sek.	Sätze	Intensität	Seite
1	Ziehen über Kreuz	Mitte, Handgriffe	15 Wdh.	30	2	1	125
2	Butterfly Reverse in T-Position	Mitte, Handgriffe	15 Wdh.	30	2	1	122
3	Rudern im 90-Grad-Winkel	Mitte, Handgriffe	15 Wdh.	30	2	1	120
4	Kniebeuge	Mitte, Handgriffe	15 Wdh.	30	2	1	135
5	Strecken im Stand	Lang, Handgriffe	15 Wdh.	30	2	1	133
6	Bizeps-Curl	Mitte, Handgriffe	15 Wdh.	30	2	1	126
7	Einbeiniger Ausfallschritt	Mitte, Handgriffe	15 Wdh.	30	2	1	137
8	Trizepspresse im Stand	Lang, Handgriffe	15 Wdh.	30	2	2	137

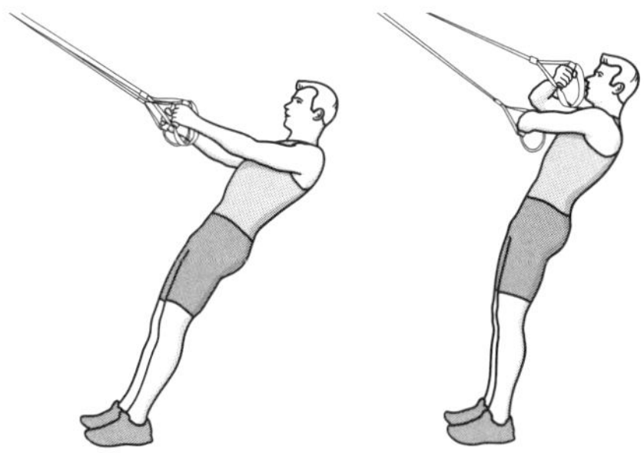

1 Ziehen über Kreuz

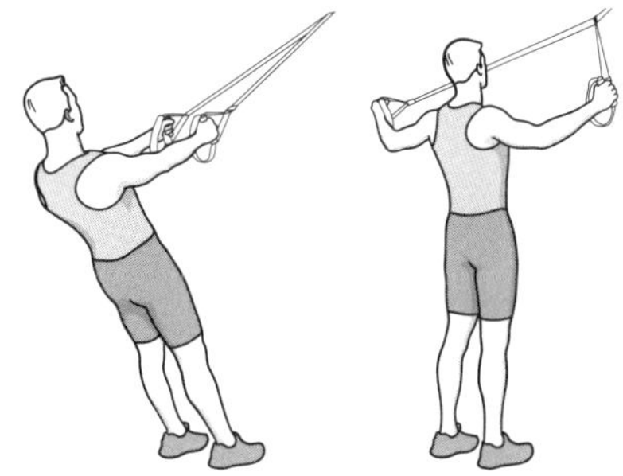

2 Butterfly Reverse in T-Position

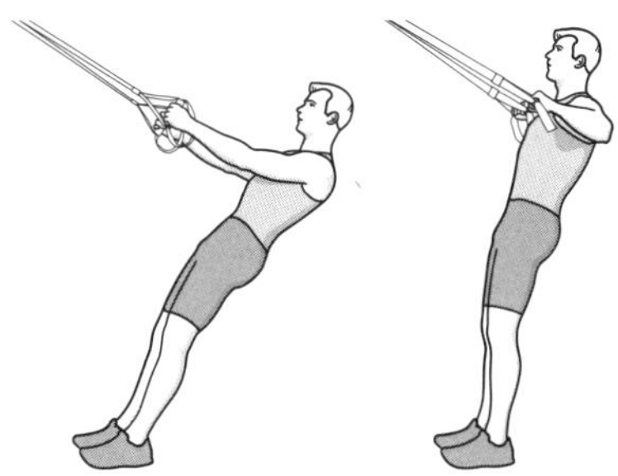

3 Rudern im 90-Grad-Winkel

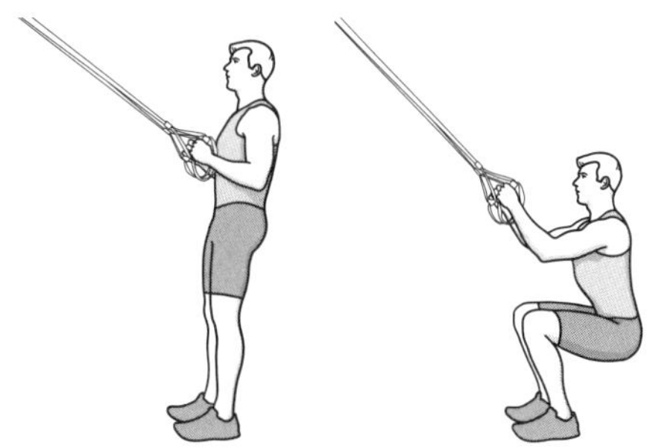

4 Kniebeuge

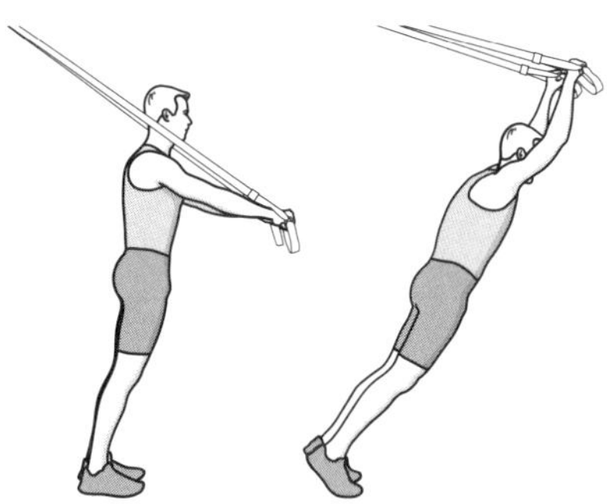

5 Strecken im Stand

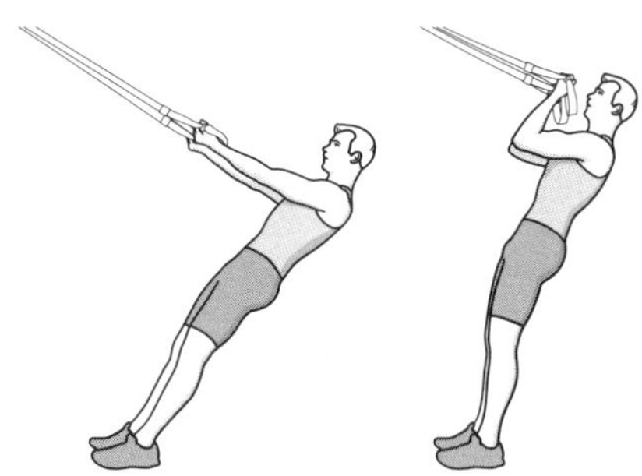

6 Bizeps-Curl

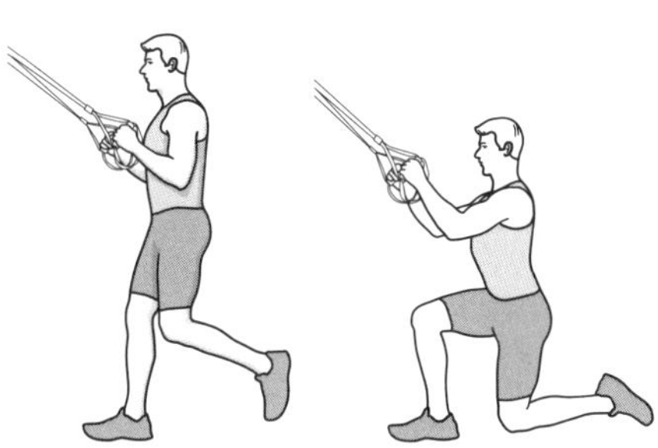

7 Einbeiniger Ausfallschritt

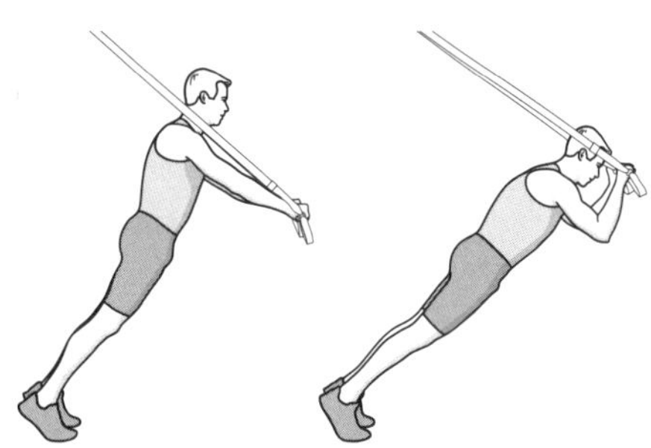

8 Trizepspresse im Stand

8 Ganzkörpertraining für Einsteiger 8

1 2 3

Trainingsdauer: 30 Minuten

	Übungen	Einstellung	Wiederholungen/ Belastungszeit	Pause in Sek.	Sätze	Inten-sität	Seite
1	Ausfallschritt	Mitte, Handgriffe	15 Wdh.	30	2	1	136
2	Rudern	Mitte, Handgriffe	15 Wdh.	30	2	1	120
3	Butterfly Reverse in Y-Position	Mitte, Handgriffe	15 Wdh.	30	2	1	122
4	Liegestütz im Stand	Lang, Handgriffe	15 Wdh.	30	2	1	124
5	Unterarmstütz in der Schlinge	Wade, Fußschlaufen	30 Sek.	30	2	1	128
6	Seitstütz in der Schlinge mit gestrecktem Arm	Wade, Fußschlaufen	30 Sek.	30	2	2	130
7	Beckenlift in der Schlinge	Wade, Fußschlaufen	15 Wdh.	30	2	2	138
8	Bizeps-Curl im Obergriff	Mitte, Handgriffe	15 Wdh.	30	2	1	126
9	Trizepspresse im Stand	Lang, Handgriffe	15 Wdh.	30	2	2	127
	Nach dem Workout: Dehnen						
10	Tisch	Kurz, Handgriffe	30–60 Sek.	0	1	1	139
11	Aufgespannter tiefer Ausfall-schritt	Mitte, Handgriffe	30–60 Sek.	0	1	1	142
12	Taube	Lang, Handgriffe	30–60 Sek.	0	1	2	141

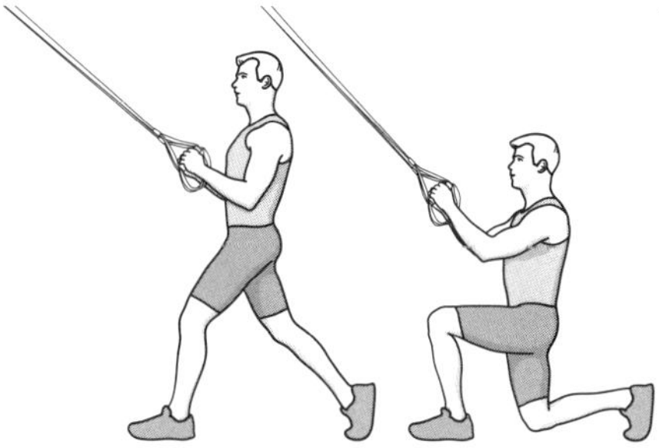

1 Ausfallschritt

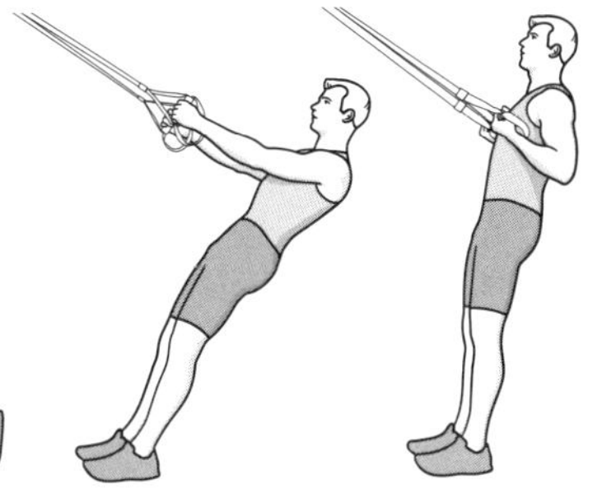

2 Rudern

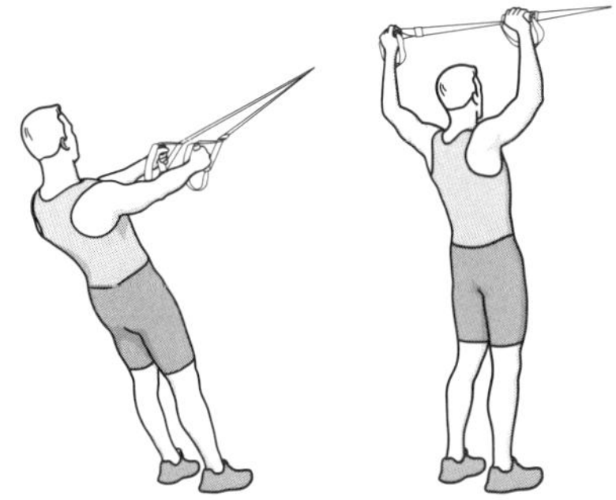

3 Butterfly Reverse in Y-Position

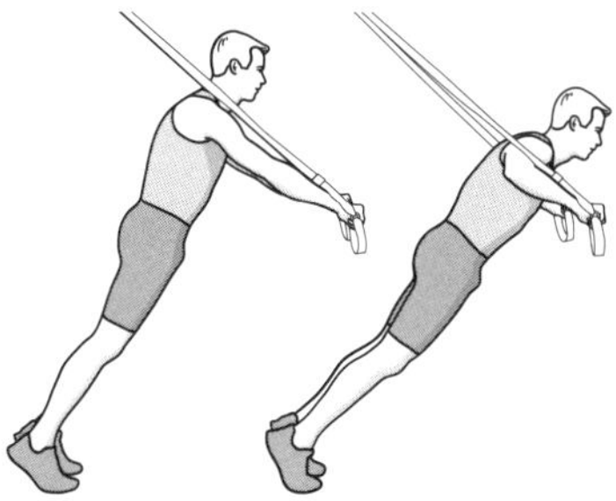

4 Liegestütz im Stand

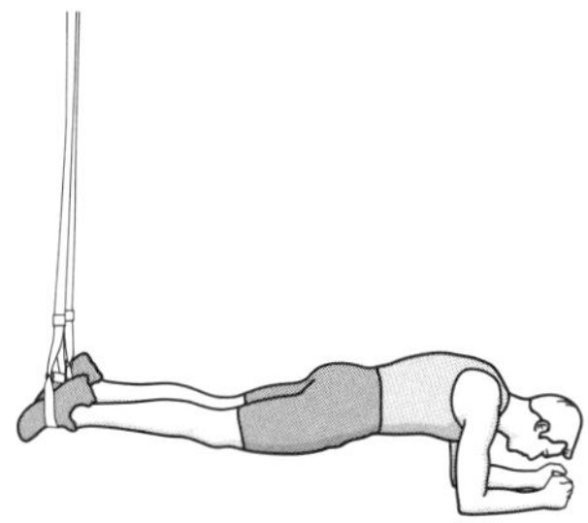

5 Unterarmstütz in der Schlinge

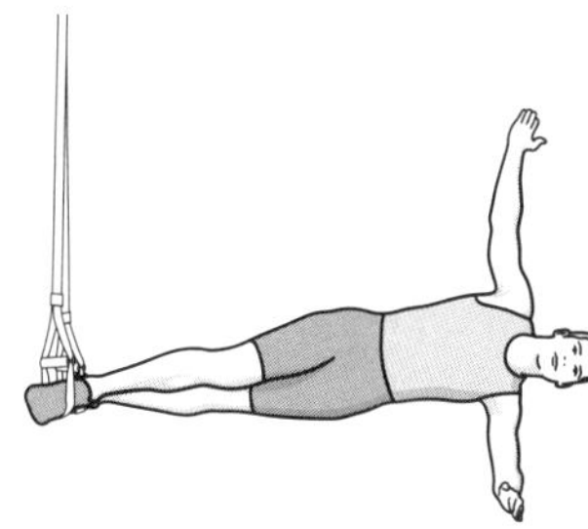

6 Seitstütz in der Schlinge mit gestrecktem Arm

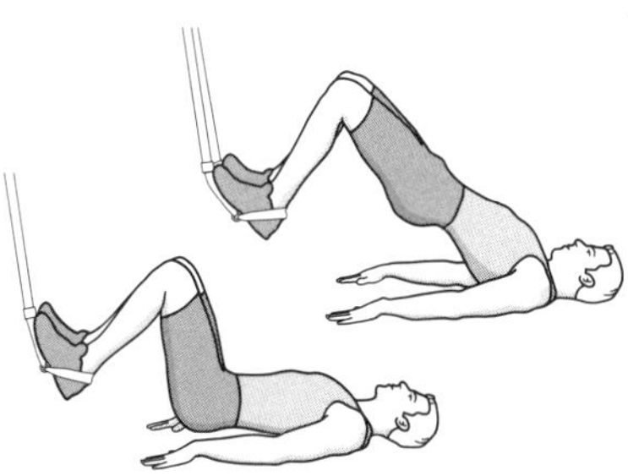

7 Beckenlift in der Schlinge

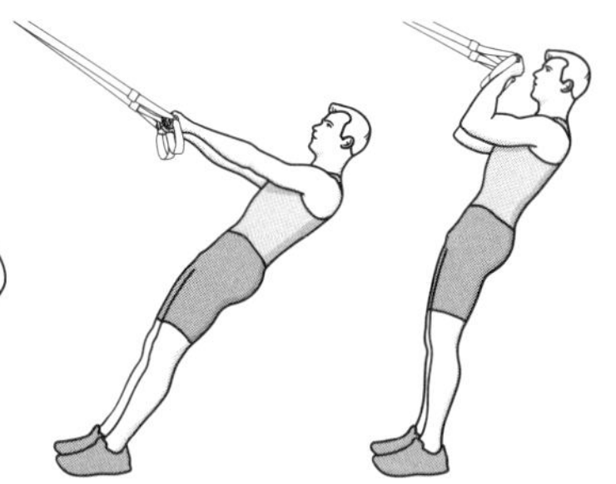

8 Bizeps-Curl im Obergriff

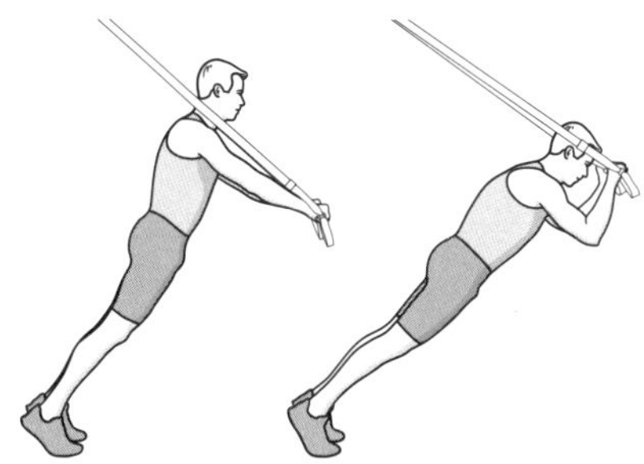

9 Trizepspresse im Stand

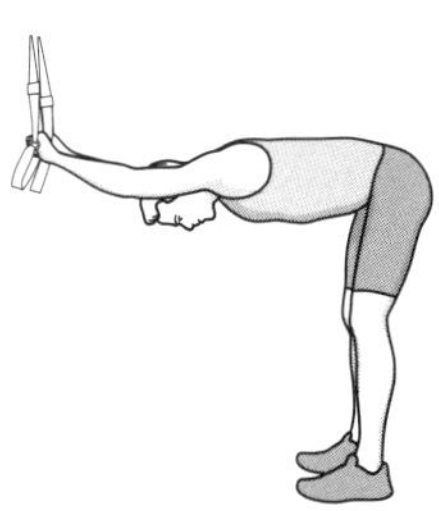

10 Tisch

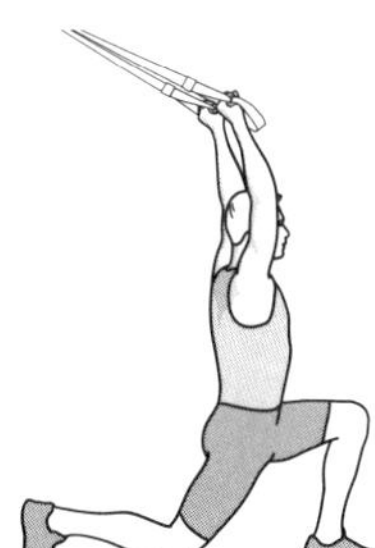

11 Aufgespannter tiefer Ausfallschritt

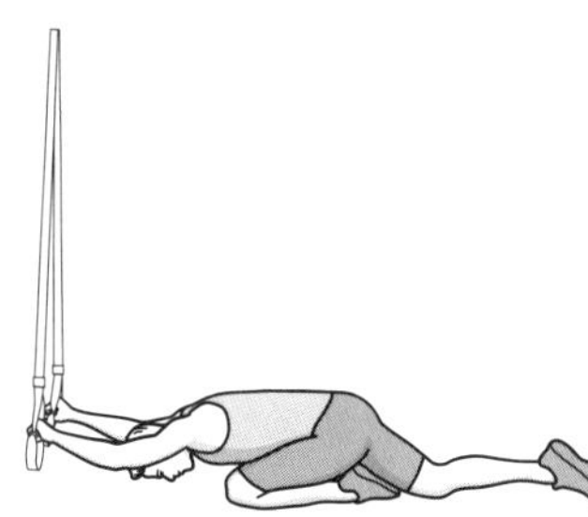

12 Taube

9 Ganzkörpertraining für Fortgeschrittene 1

1 **2** 3

Trainingsdauer: 25 Minuten

	Übungen	Einstellung	Wiederholungen/ Belastungszeit	Pause in Sek.	Sätze	Inten-sität	Seite
1	Rudern	Mitte, Handgriffe	15 Wdh.	20	3	1	120
2	Einbeiniger Ausfallschritt	Mitte, Handgriffe	15 Wdh.	20	3	1	136
3	Butterfly Reverse in T-Position	Mitte, Handgriffe	15 Wdh.	20	3	1	122
4	Liegestütz im Stand	Lang, Handgriffe	15 Wdh.	20	3	1	124
5	Unterarmstütz in der Schlinge	Wade, Fußschlaufen	40 Sek.	20	3	1	128
6	Seitstütz in der Schlinge mit gestrecktem Arm	Wade, Fußschlaufen	40 Sek.	20	3	2	130
7	Bergsteiger in der Schlinge in Rückenlage	Wade, Fußschlaufen	40 Sek.	20	3	1	138

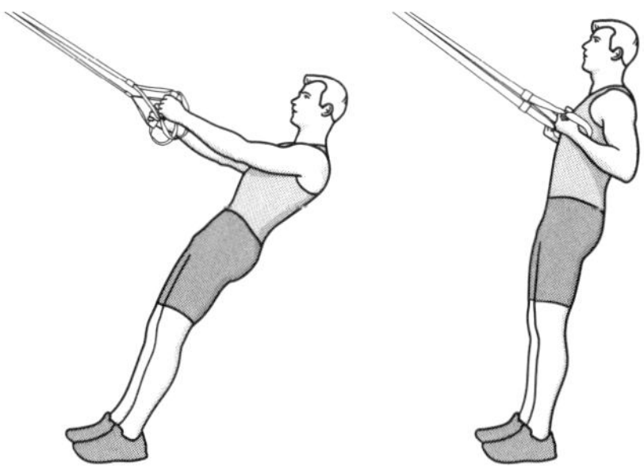

1 Rudern

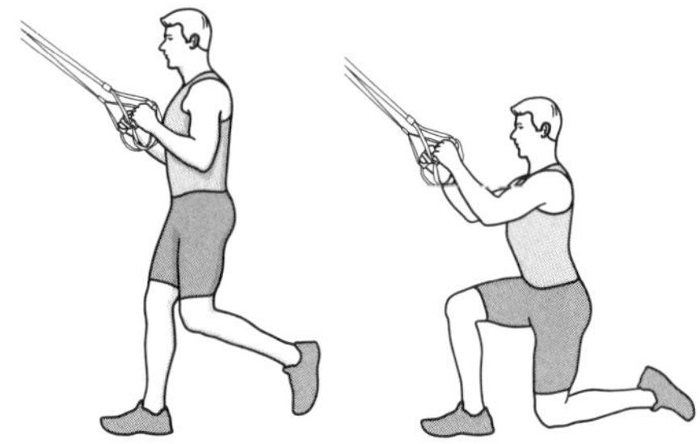

2 Einbeiniger Ausfallschritt

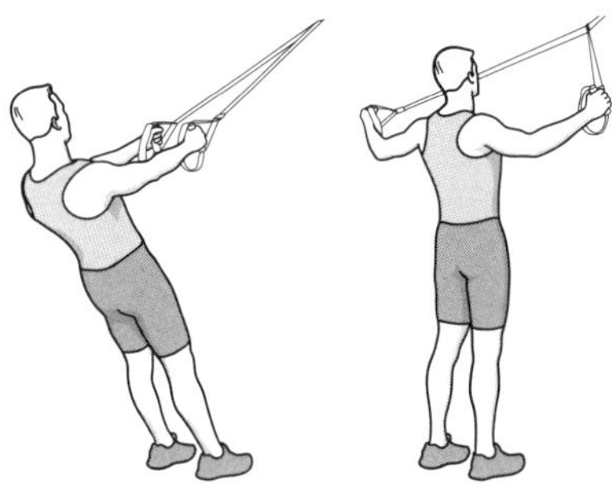

3 Butterfly Reverse in T-Position

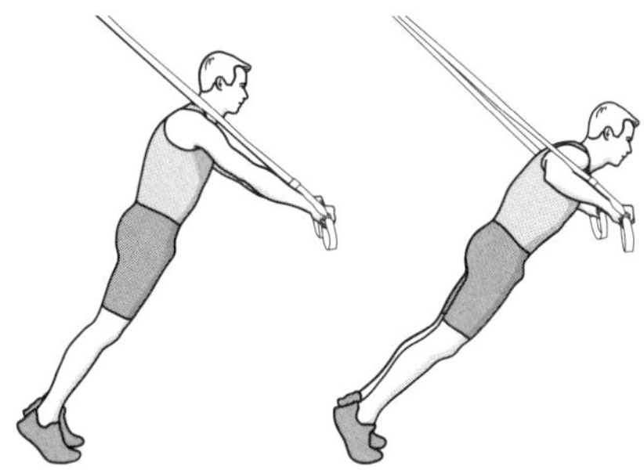

4 Liegestütz im Stand

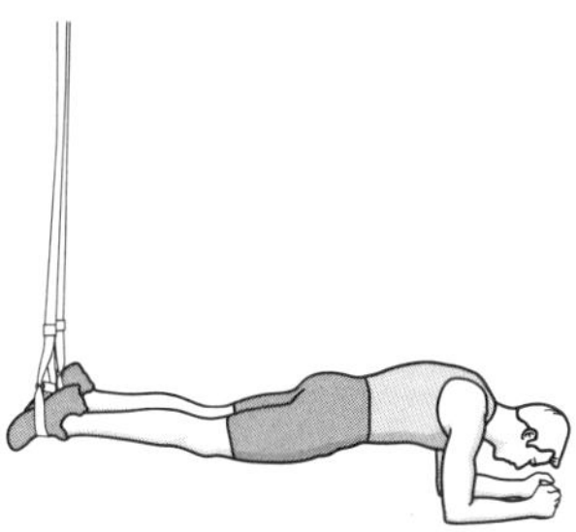

5 Unterarmstütz in der Schlinge

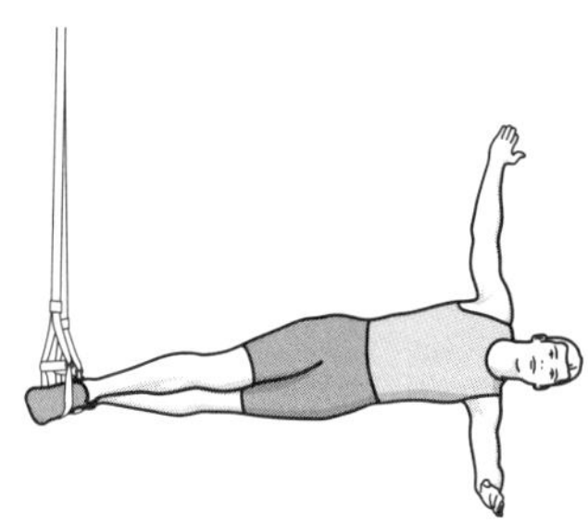

6 Seitstütz in der Schlinge mit gestrecktem Arm

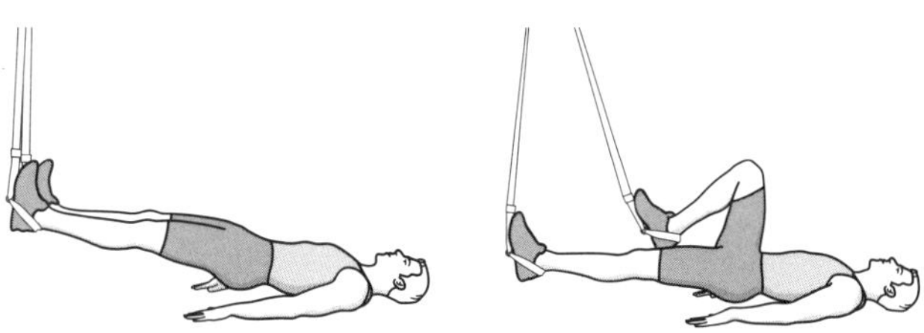

7 Bergsteiger in der Schlinge in Rückenlage

10 Ganzkörpertraining für Fortgeschrittene 2

1 **2** 3

Trainingsdauer: 25 Minuten

	Übungen	Einstellung	Wiederholungen/ Belastungszeit	Pause in Sek.	Sätze	Inten-sität	Seite
1	Ausfallschritt in der Schlinge	Wade, Fußschlaufen	15 Wdh.	20	2	2	137
2	Strecken im Stand	Lang, Handgriffe	15 Wdh.	20	2	1	133
3	Brustpresse	Lang, Handgriffe	15 Wdh.	20	2	1	124
4	Rudern im 90 Grad Winkel	Mitte, Handgriffe	15 Wdh.	20	2	1	120
5	Butterfly Reverse in X-Position	Mitte, Handgriffe	15 Wdh.	20	2	1	123
6	Bizeps-Curl	Mitte, Handgriffe	15 Wdh.	20	2	1	126
7	Crunch in der Schlinge im Stütz	Wade, Fußschlaufen	15 Wdh.	20	2	2	129
8	Seitstütz in der Schlinge mit Hüftbeuge	Wade, Fußschlaufen	15 Wdh.	20	2	2	131
9	Unterarmstütz in der Schlinge mit Gewichts-verlagerung	Wade, Fußschlaufen	40 Sek.	20	2	2	128
10	Beckenlift in der Schlinge	Wade, Fußschlaufen	15 Wdh.	20	2	2	138

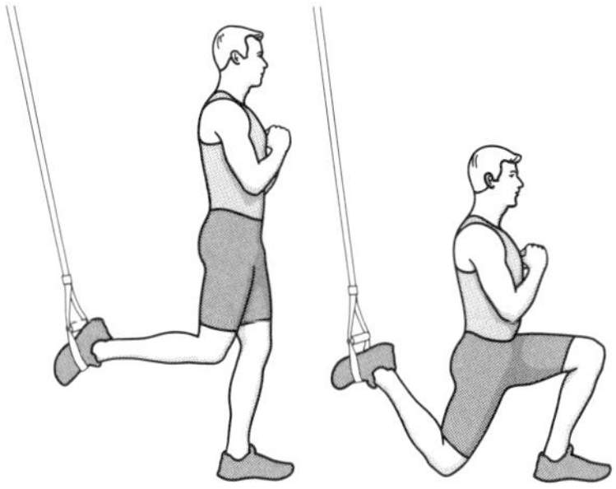

1 Ausfallschritt in der Schlinge

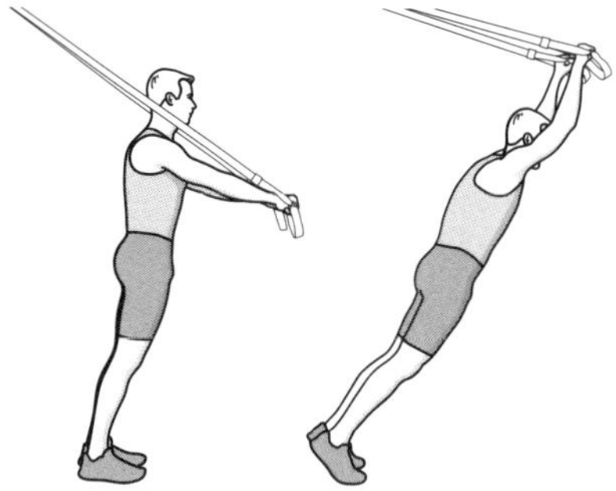

2 Strecken im Stand

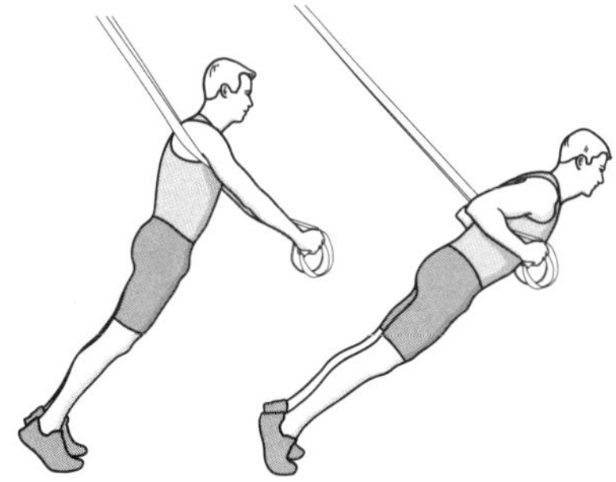

3 Brustpresse

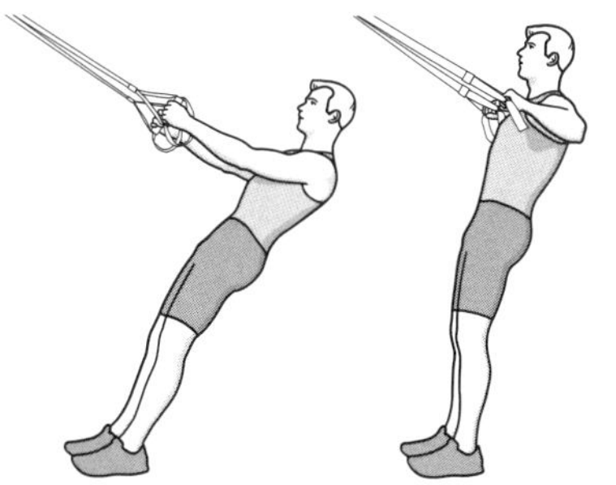

4 Rudern im 90-Grad-Winkel

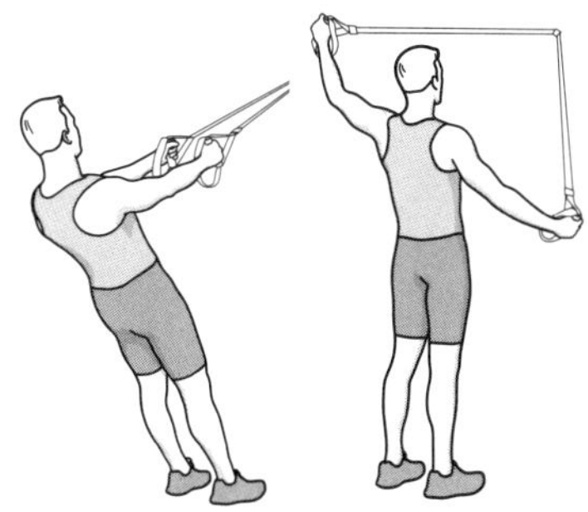

5 Butterfly Reverse in X-Position

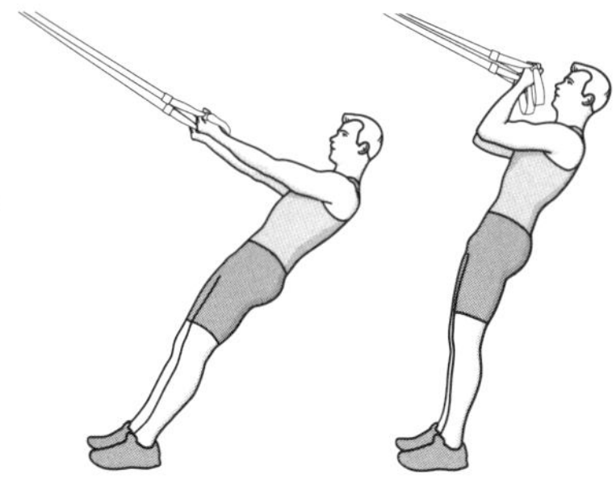

6 Bizeps-Curl

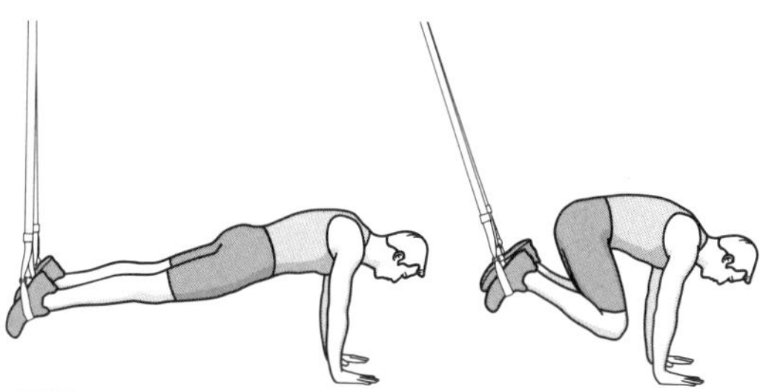

7 Crunch in der Schlinge im Stütz

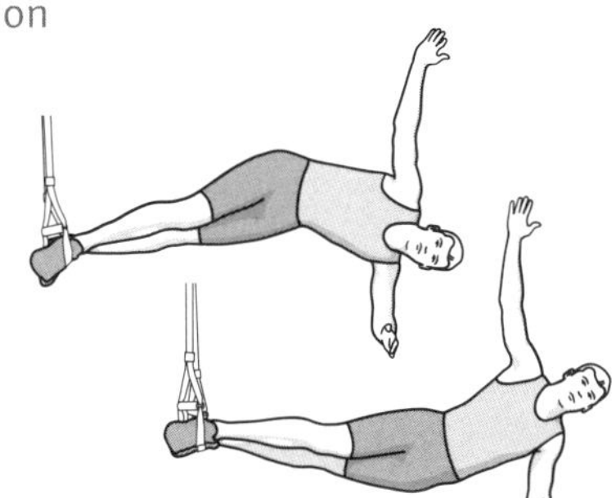

8 Seitstütz in der Schlinge mit Hüftbeuge

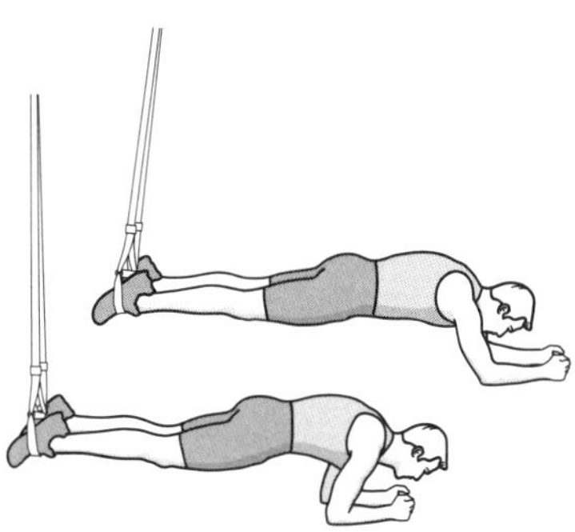

9 Unterarmstütz in der Schlinge mit Gewichtsverlagerung

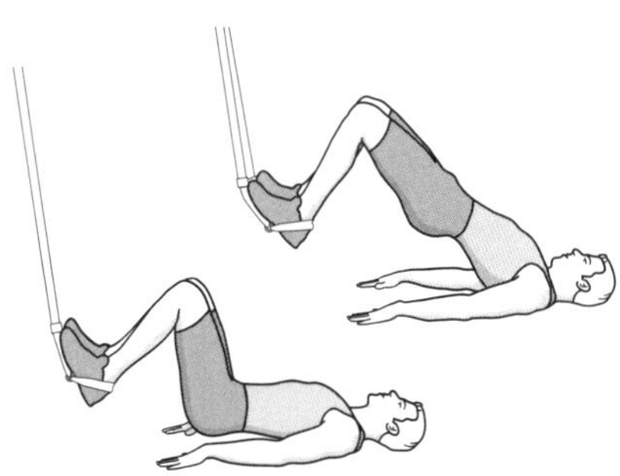

10 Beckenlift in der Schlinge

11 Ganzkörpertraining für Fortgeschrittene 3

1 **2** 3

Trainingsdauer: 20 Minuten

	Übungen	Einstellung	Wiederholungen/ Belastungszeit	Pause in Sek.	Sätze	Inten-sität	Seite
1	Bergsteiger in der Schlinge	Wade, Fußschlaufen	40 Sek.	20	2	2	129
2	Bergsteiger in der Schlinge in Rückenlage	Wade, Fußschlaufen	40 Sek.	20	2	1	138
3	Seitstütz in der Schlinge mit gestrecktem Arm	Wade, Fußschlaufen	40 Sek.	20	2	2	130
4	Strecken im Knien	Mitte, Handgriffe	12 Wdh.	20	2	1	134
5	Rudern	Mitte, Handgriffe	12 Wdh.	20	2	1	120
6	Liegestütz im Stand	Lang, Handgriffe	12 Wdh.	20	2	1	124
7	Einbeinige Kniebeuge	Mitte, Handgriffe	12 Wdh.	20	2	2	135
8	Einarmiger Bizeps-Curl	Mitte, Handgriffe	12 Wdh.	20	2	2	127
9	Trizepspresse im Stand	Lang, Handgriffe	12 Wdh.	20	2	2	127

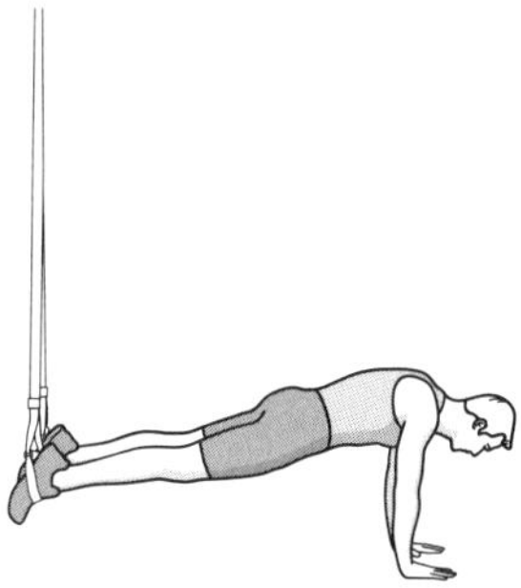

1 Bergsteiger in der Schlinge

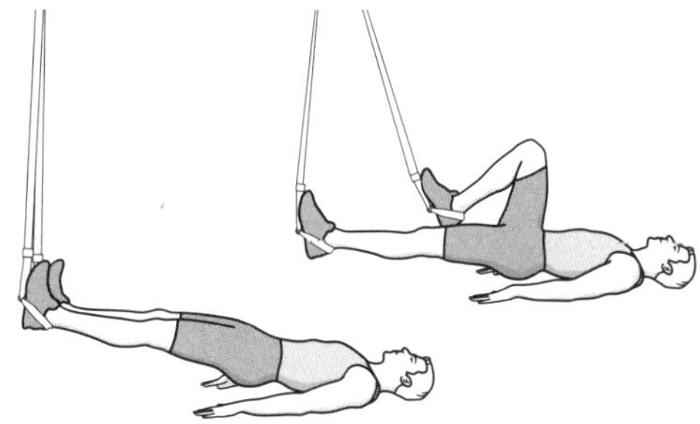

2 Bergsteiger in der Schlinge in Rückenlage

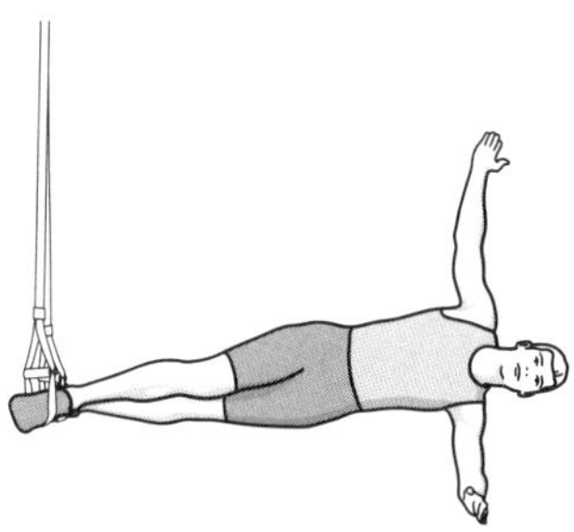

3 Seitstütz in der Schlinge mit gestrecktem Arm

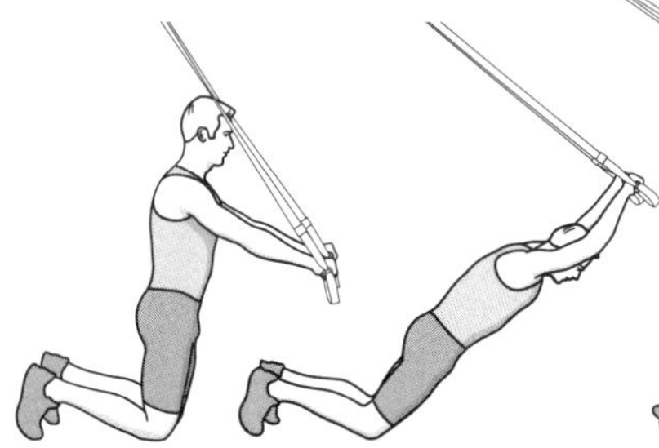

4 Strecken im Knien

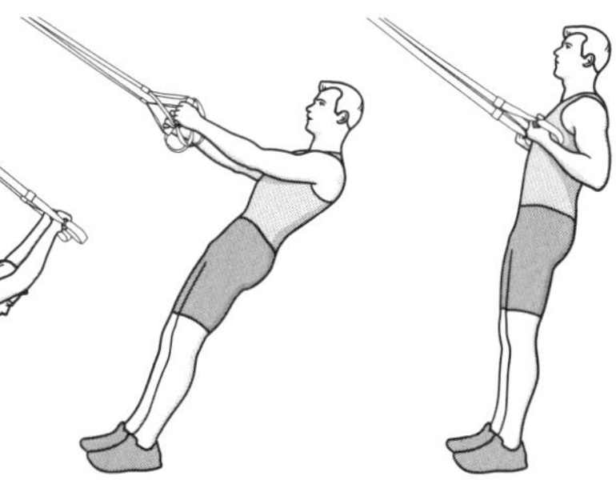

5 Rudern

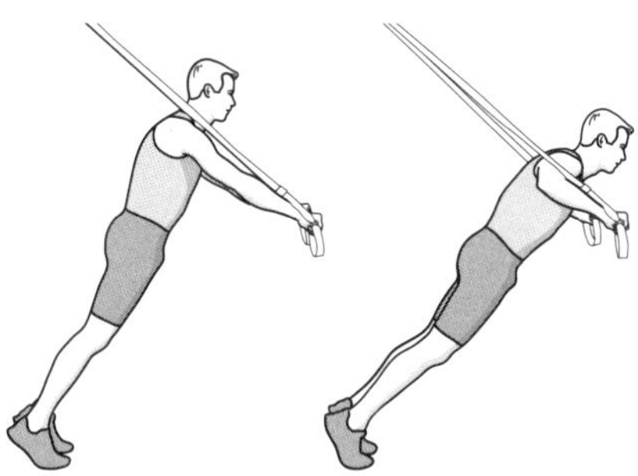

6 Liegestütz im Stand

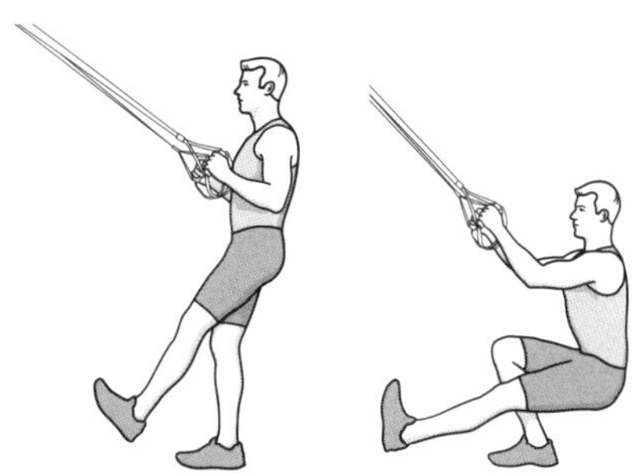

7 Einbeinige Kniebeuge

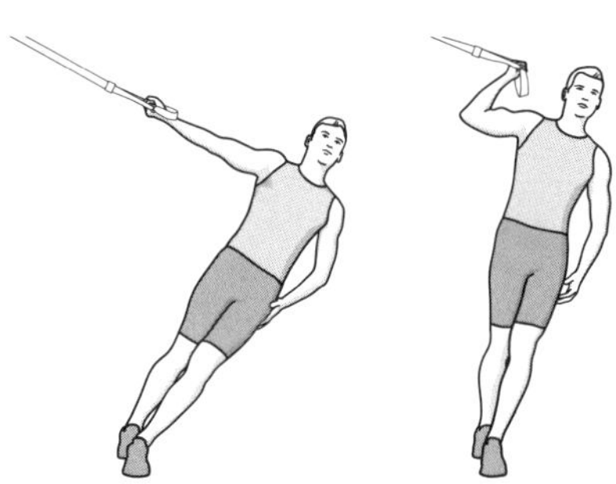

8 Einarmiger Bizeps-Curl

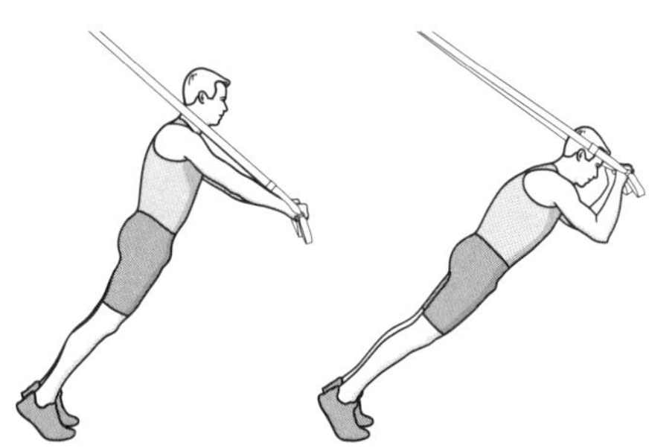

9 Trizepspresse im Stand

12 Ganzkörpertraining für Fortgeschrittene 4

1 2 3

Trainingsdauer: 25 Minuten

	Übungen	Einstellung	Wiederholungen/ Belastungszeit	Pause in Sek.	Sätze	Inten- sität	Seite
1	Ausfallschritt in der Schlinge	Wade, Fußschlaufen	12 Wdh.	20	3	2	137
2	Vertikales Rudern	Kurz, Handgriffe	12 Wdh.	20	3	3	121
3	Brustpresse	Lang, Handgriffe	12 Wdh.	20	3	1	124
4	Butterfly Reverse in Y-Position	Mitte, Handgriffe	12 Wdh.	20	3	1	122
5	Crunch in der Schlinge im Unterarmstütz	Wade, Fußschlaufen	12 Wdh.	20	3	2	128
6	Seitstütz in der Schlinge mit Oberkörper- rotation	Wade, Fußschlaufen	12 Wdh.	20	3	3	131
7	Beinbeuger in der Schlinge mit angehobenem Becken	Wade, Fußschlaufen	40 Sek.	20	3	1	138

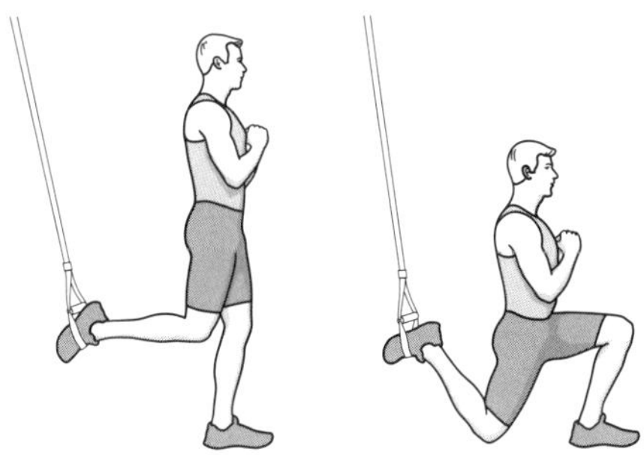

1 Ausfallschritt in der Schlinge

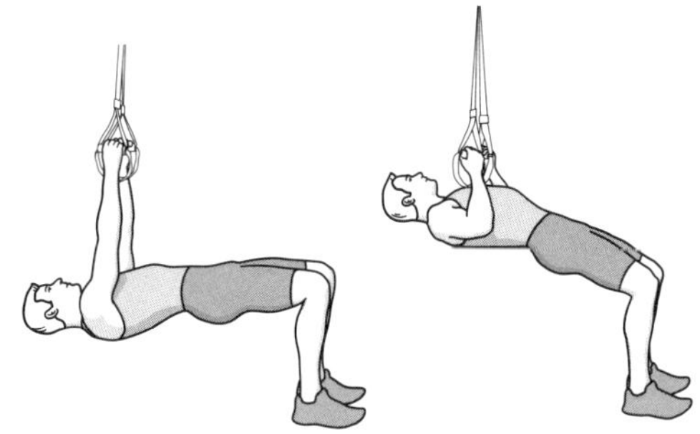

2 Vertikales Rudern

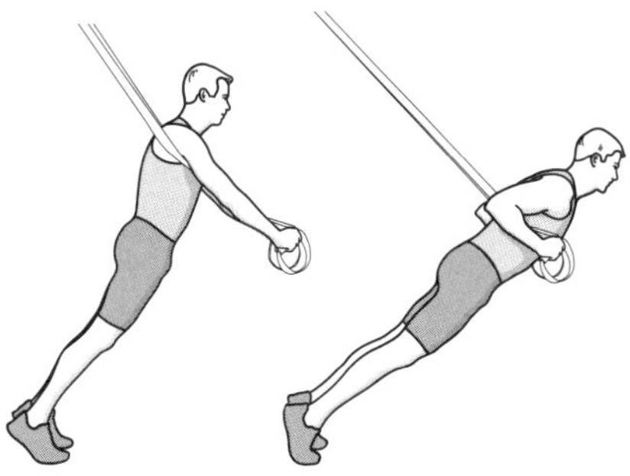

3 Brustpresse

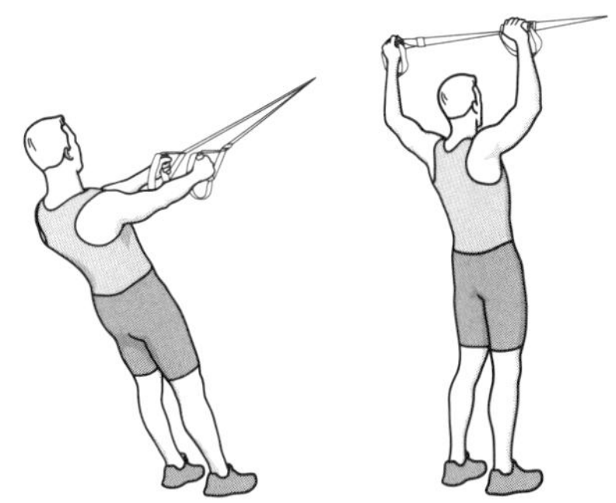

4 Butterfly Reverse in Y-Position

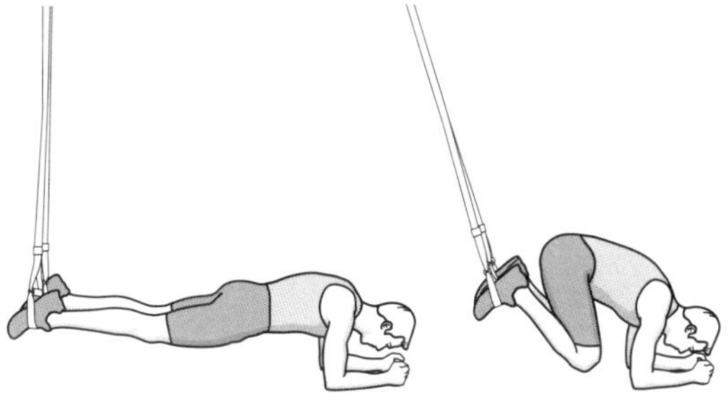

5 Crunch in der Schlinge im Unterarmstütz

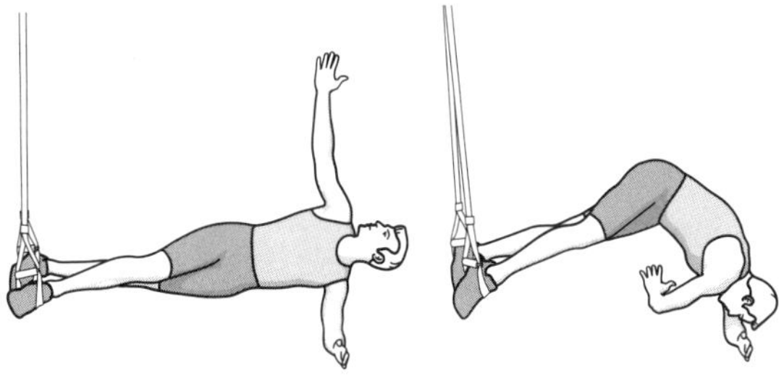

6 Seitstütz in der Schlinge
mit Oberkörperrotation

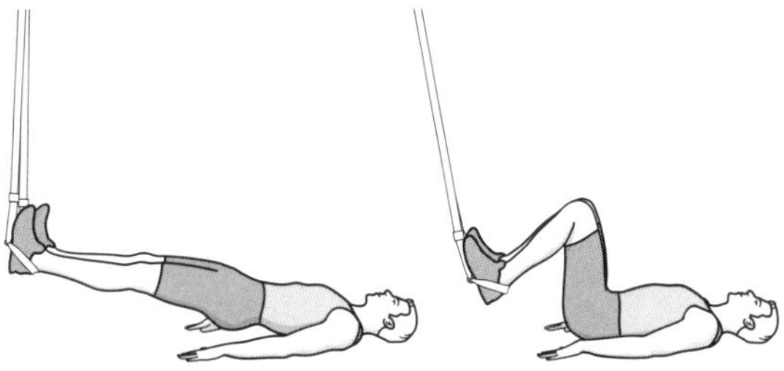

7 Beinbeuger in der Schlinge
mit angehobenem Becken

13 Ganzkörpertraining für Fortgeschrittene 5

Trainingsdauer: 25 min

1 **2** 3

	Übungen	Einstellung	Wiederholungen/ Belastungszeit	Pause in Sek.	Sätze	Intensität	Seite
1	Einbeiniger Ausfallschritt	Mitte, Handgriffe	12 Wdh.	20	2	1	136
2	Rudern	Mitte, Handgriffe	12 Wdh.	20	2	1	120
3	Butterfly Reverse in T-Position	Mitte, Handgriffe	12 Wdh.	20	2	1	122
4	Liegestütz in der Schlinge	Wade, Fußschlaufen	12 Wdh.	20	2	2	125
5	Seitstütz in der Schlinge mit gestrecktem Arm	Wade, Fußschlaufen	40 Sek.	20	2	2	130
6	Unterarmstütz in der Schlinge mit Gewichtsverlagerung	Wade, Fußschlaufen	40 Sek.	20	2	2	128
7	Bergsteiger in der Schlinge in Rückenlage	Wade, Fußschlaufen	40 Sek.	20	2	1	138
8	Bizeps-Curl	Mitte, Handgriffe	12 Wdh.	20	2	1	126
9	Trizepspresse im Stand	Lang, Handgriffe	12 Wdh.	20	2	2	127
	Nach dem Workout: Dehnen						
10	Split	Kurz, Fußschlaufen	30–60 Sek.	0	1	2	140
11	Aufgespannter Ausfallschritt	Mitte, Handgriffe	30–60 Sek.	0	1	1	143
12	Einbeinige tiefe Hocke	Mitte, Handgriffe	30–60 Sek.	0	1	2	143

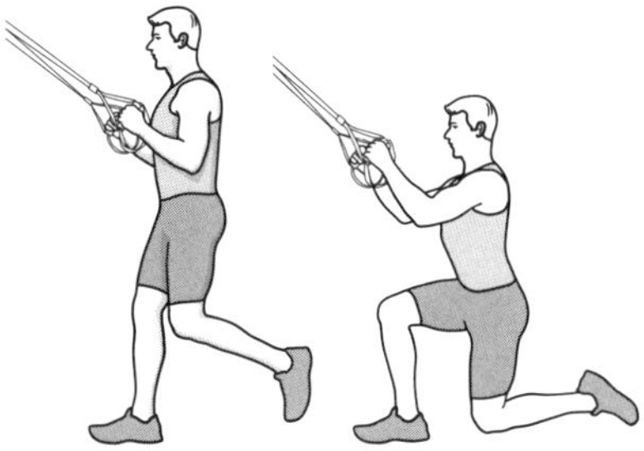

1 Einbeiniger Ausfallschritt

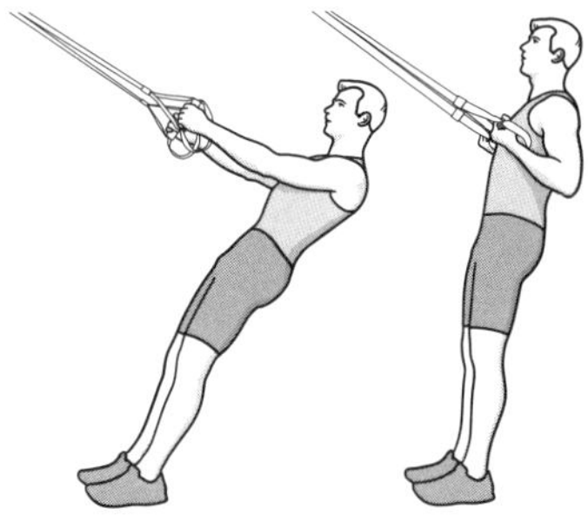

2 Rudern

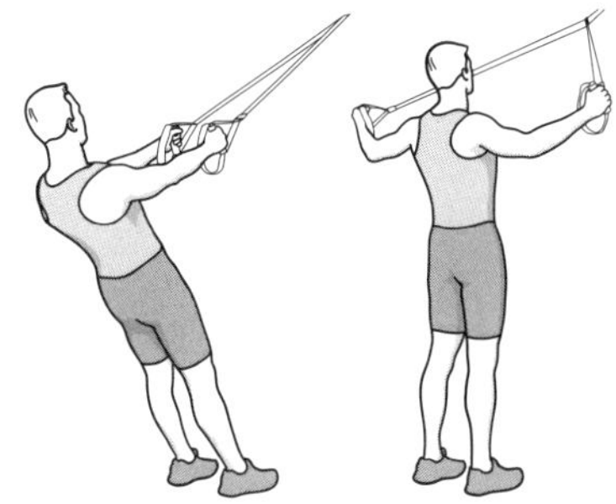

3 Butterfly Reverse in T-Position

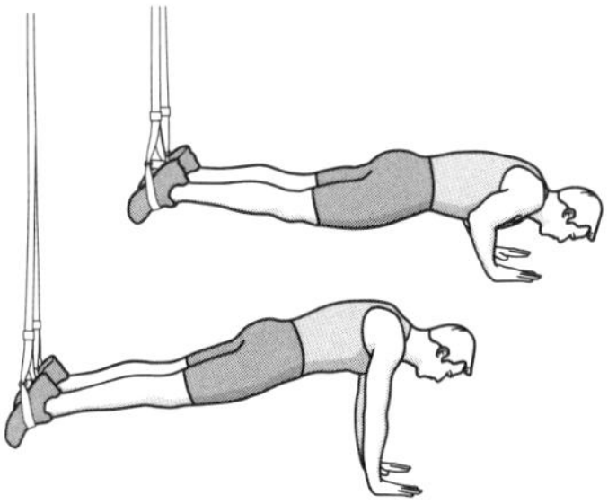

4 Liegestütz in der Schlinge

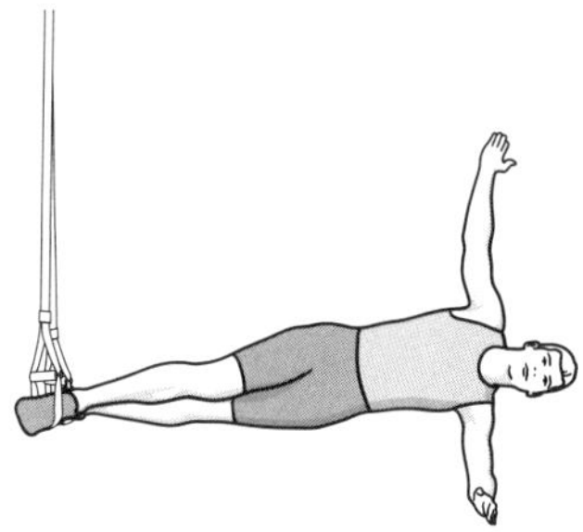

5 Seitstütz in der Schlinge mit gestrecktem Arm

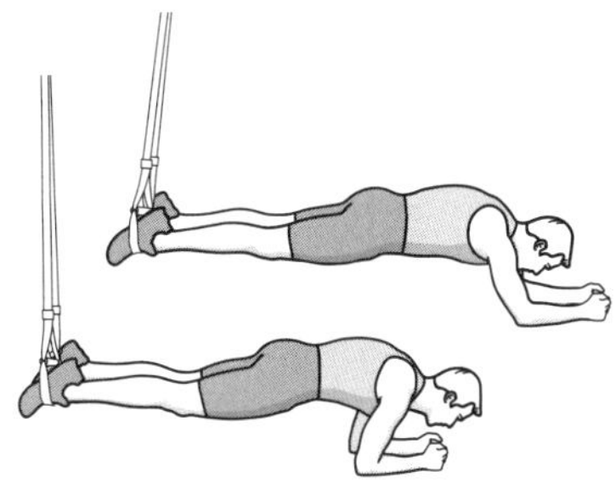

6 Unterarmstütz in der Schlinge mit Gewichtsverlagerung

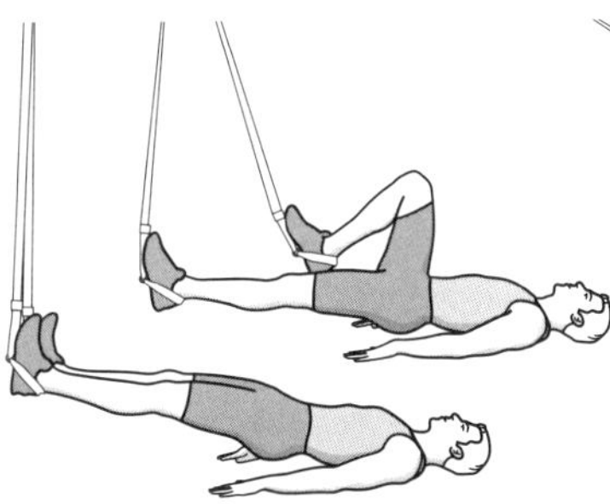

7 Bergsteiger in der Schlinge in Rückenlage

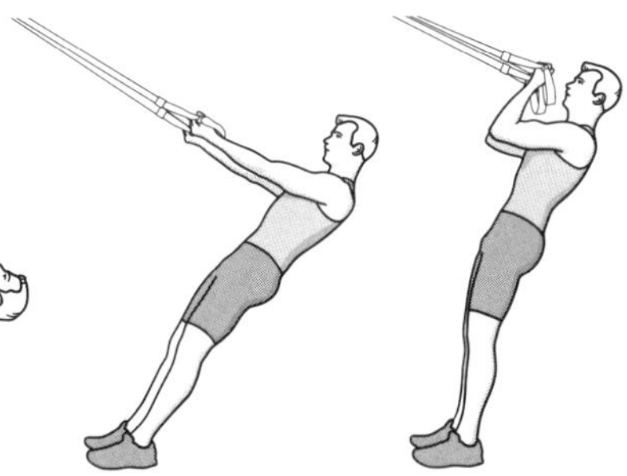

8 Bizeps-Curl

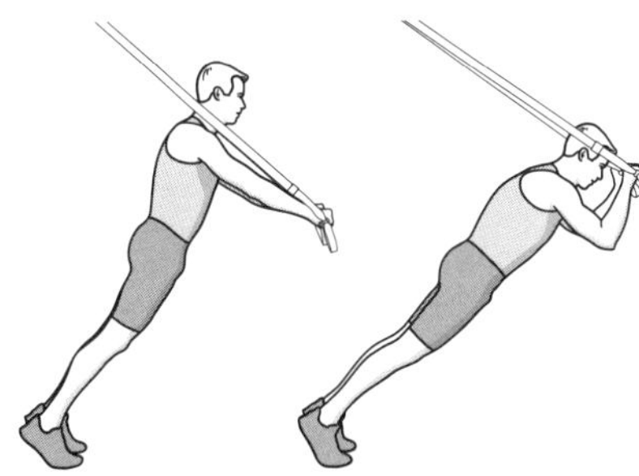

9 Trizepspresse im Stand

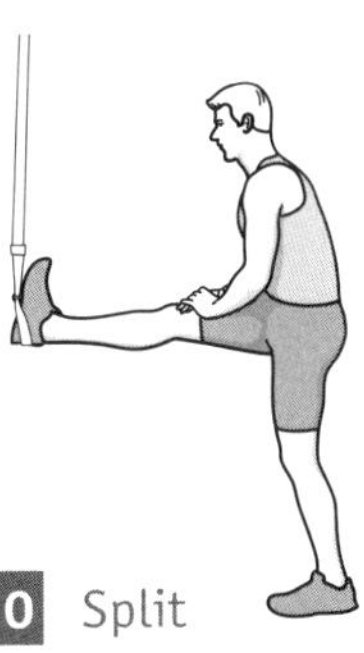

10 Split

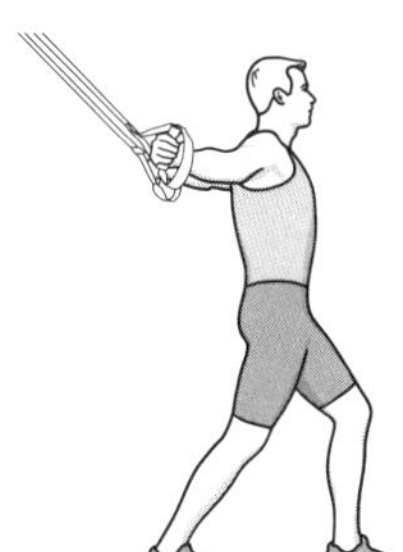

11 Aufgespannter Ausfallschritt

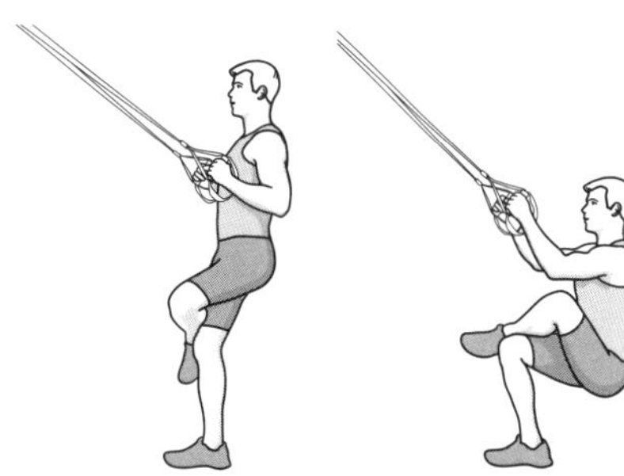

12 Einbeinige tiefe Hocke

14 Ganzkörpertraining für Fortgeschrittene 6

1 **2** 3

Trainingsdauer: 25 Minuten

	Übungen	Einstellung	Wiederholungen/ Belastungszeit	Pause in Sek.	Sätze	Inten- sität	Seite
1	Rudern im 90-Grad-Winkel	Mitte, Handgriffe	12 Wdh.	20	2	1	120
2	Butterfly Reverse in W-Position	Mitte, Handgriffe	12 Wdh.	20	2	1	122
3	Lateral Lunge	Mitte, Handgriffe	12 Wdh.	20	2	2	137
4	Liegestütz im Stand	Lang, Handgriffe	12 Wdh.	20	2	1	124
5	Strecken im Stand	Lang, Handgriffe	12 Wdh.	20	2	1	133
6	Einbeiniger Ausfallschritt	Mitte, Handgriffe	12 Wdh.	20	2	1	136
7	Unterarmstütz in der Schlinge	Wade, Fußschlaufen	40 Sek.	20	2	1	128
8	Seitstütz in der Schlinge mit Hüftbeuge	Wade, Fußschlaufen	12 Wdh.	20	2	2	131
9	Bergsteiger in der Schlinge	Wade, Fußschlaufen	40 Sek.	20	2	2	129
	Nach dem Workout: Dehnen						
10	Tisch im versetzten Stand	Kurz, Handgriffe	30–60 Sek.	0	1	1	139
11	Aufgespannter tiefer Ausfall-schritt	Mitte, Handgriffe	30–60 Sek.	0	1	1	142
12	Sitzende Vorbeuge	Lang, Handgriffe	30–60 Sek.	0	1	1	140

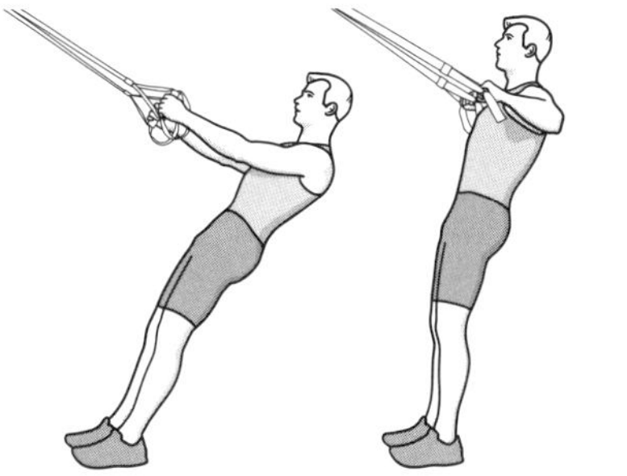

1 Rudern im 90-Grad-Winkel

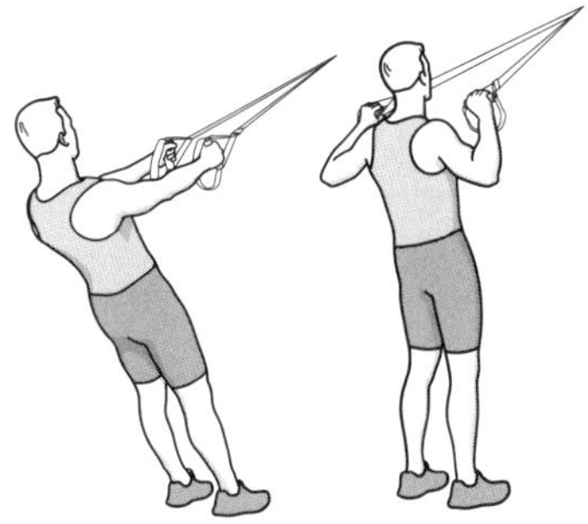

2 Butterfly Reverse in W-Position

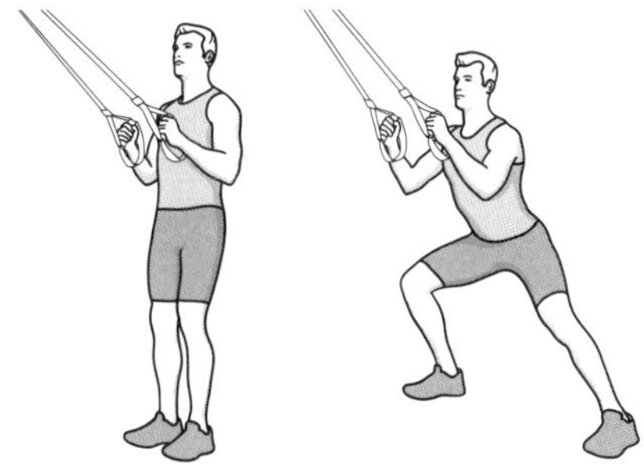

3 Lateral Lunge

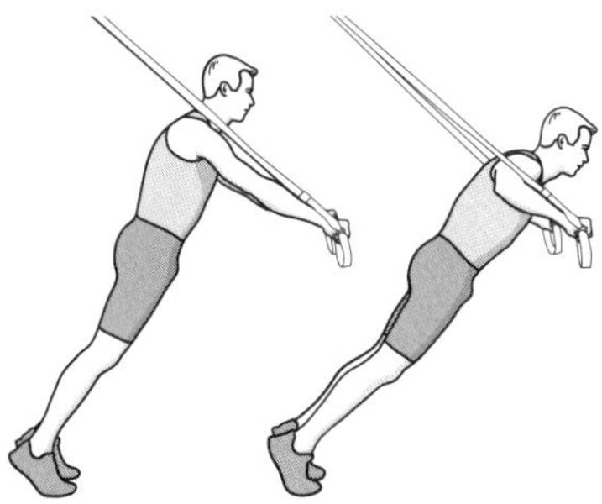

4 Liegestütz im Stand

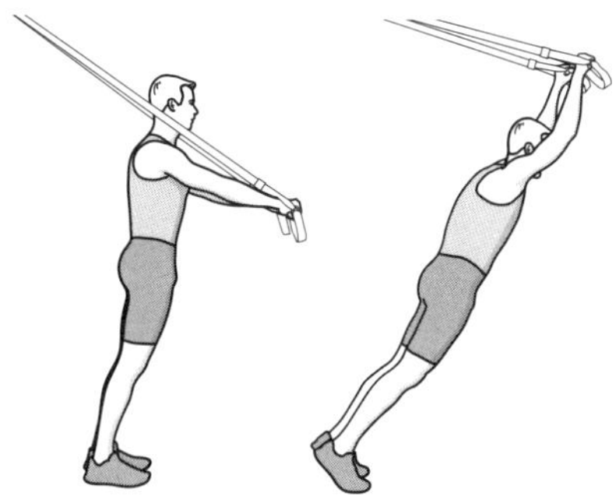

5 Strecken im Stand

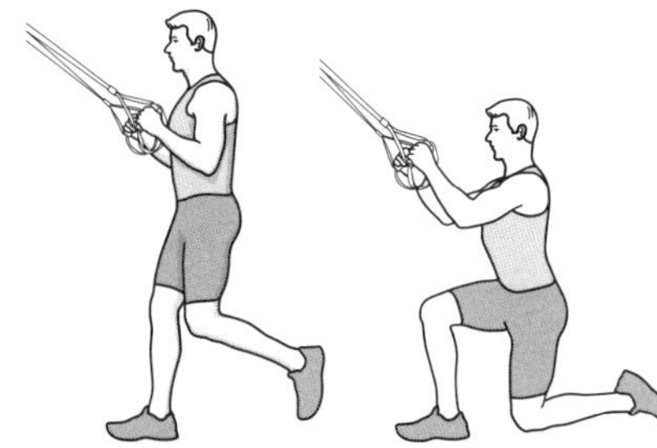

6 Einbeiniger Ausfallschritt

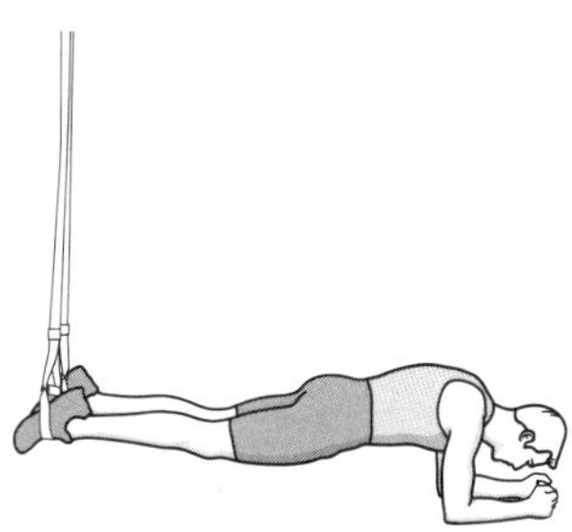

7 Unterarmstütz in der Schlinge

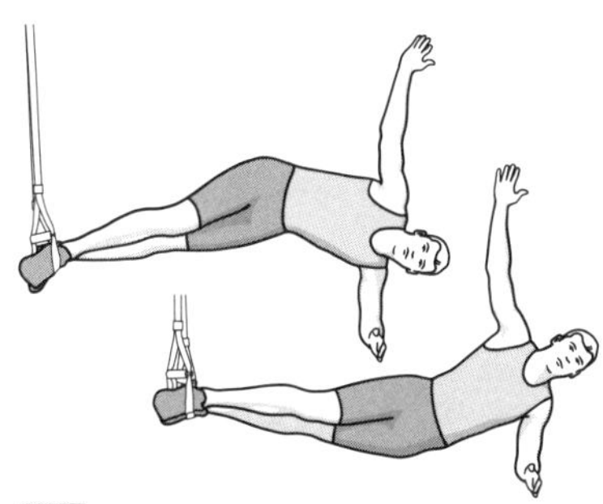

8 Seitstütz in der Schlinge mit Hüftbeuge

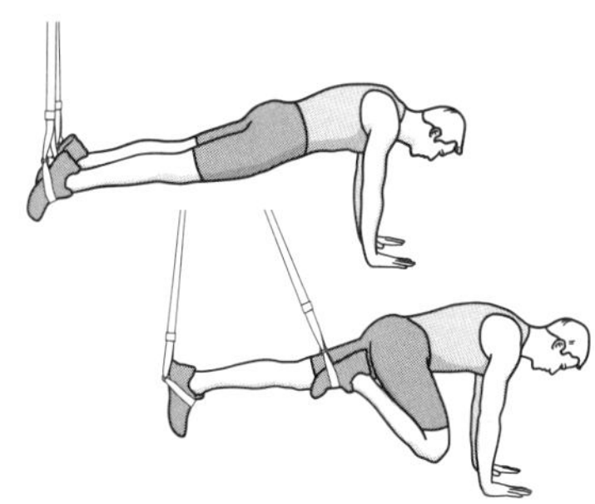

9 Bergsteiger in der Schlinge

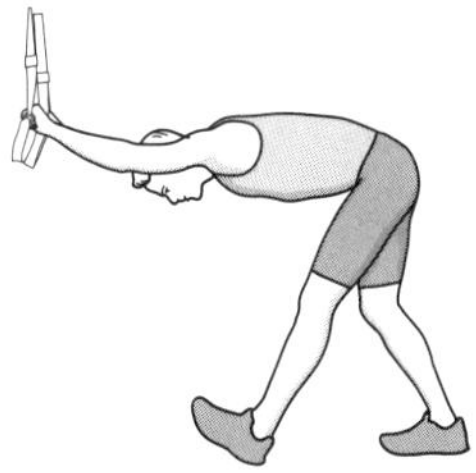

10 Tisch im versetzten Stand

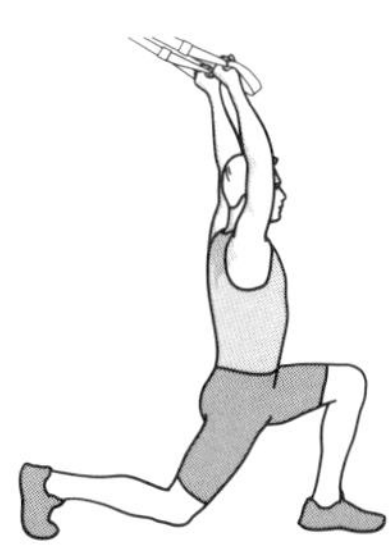

11 Aufgespannter tiefer Ausfallschritt

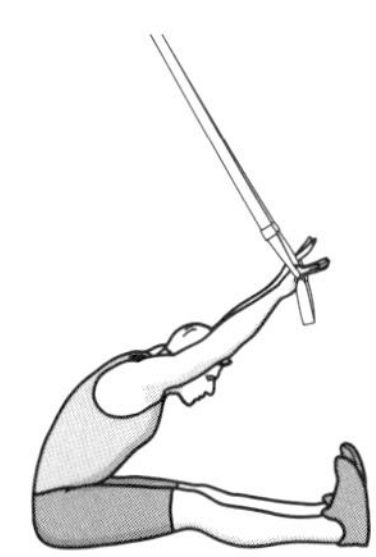

12 Sitzende Vorbeuge

15 Ganzkörpertraining für Profis 1

1 2 **3**

Trainingsdauer: 25 Minuten

	Übungen	Einstellung	Wiederholungen/ Belastungszeit	Pause in Sek.	Sätze	Intensität	Seite
1	Vertikales Rudern mit gestreckten Beinen	Kurz, Handgriffe	15 Wdh.	20	2	3	121
2	Ausfallschritt in der Schlinge	Wade, Fußschlaufen	15 Wdh.	20	2	2	137
3	Butterfly Reverse in T-Position	Mitte, Handgriffe	15 Wdh.	20	2	1	122
4	Liegestütz in der Schlinge mit Crunch	Wade, Fußschlaufen	15 Wdh.	20	2	3	125
5	Seitstütz in der Schlinge mit Oberkörperrotation	Wade, Fußschlaufen	15 Wdh.	20	2	3	131
6	Beckenlift in der Schlinge	Wade, Fußschlaufen	15 Wdh.	20	2	2	138
7	Gestrecktes Beinsenken	Wade, Handgriffe	15 Wdh.	20	2	3	132
8	Einarmiger Bizeps-Curl	Mitte, Handgriffe	15 Wdh.	20	2	2	127
9	Trizepspresse im Stand	Lang, Handgriffe	15 Wdh.	20	2	2	127

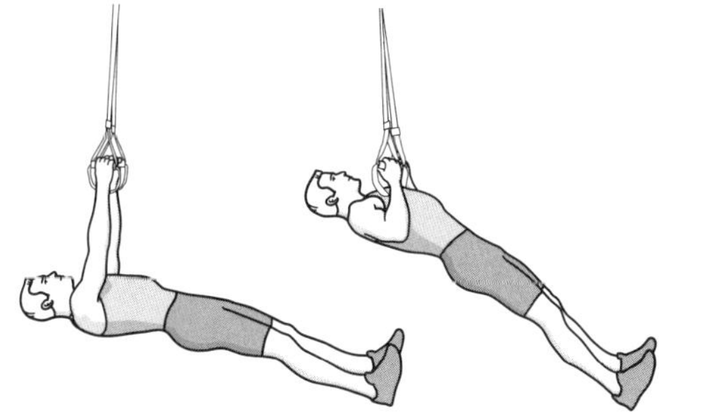

1 Vertikales Rudern mit gestreckten Beinen

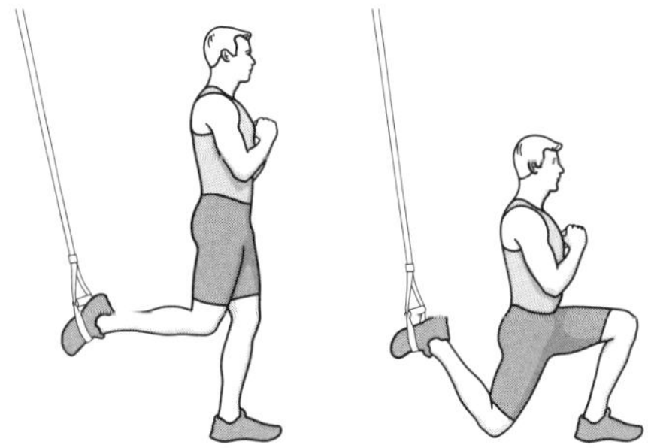

2 Ausfallschritt in der Schlinge

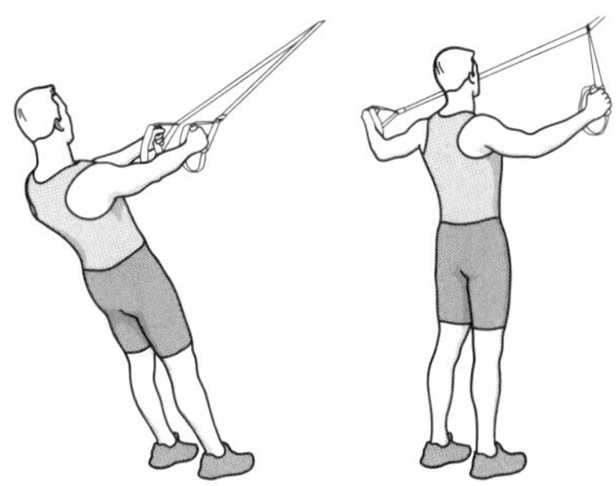

3 Butterfly Reverse in T-Position

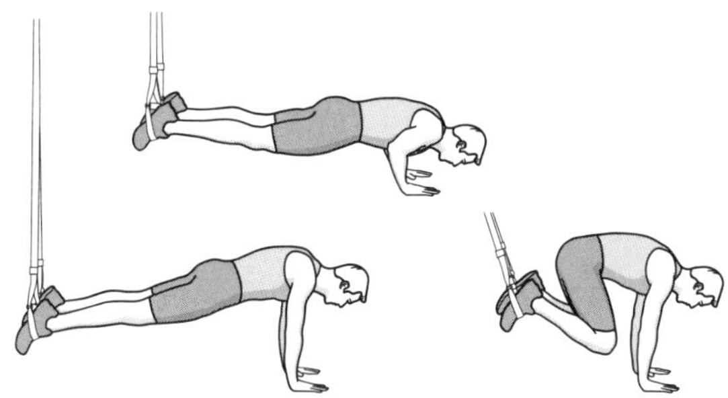

4 Liegestütz in der Schlinge mit Crunch

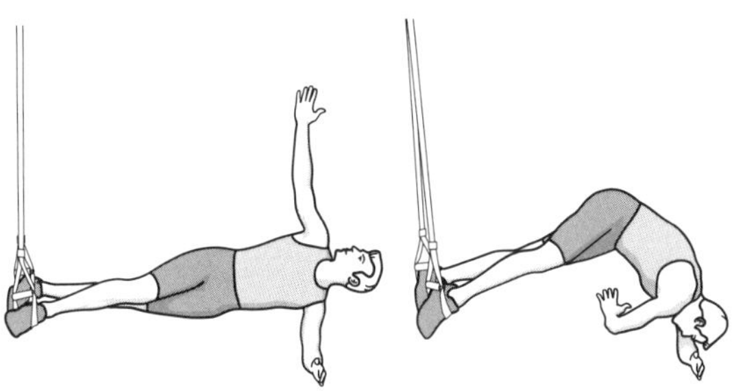

5 Seitstütz in der Schlinge mit Oberkörperrotation

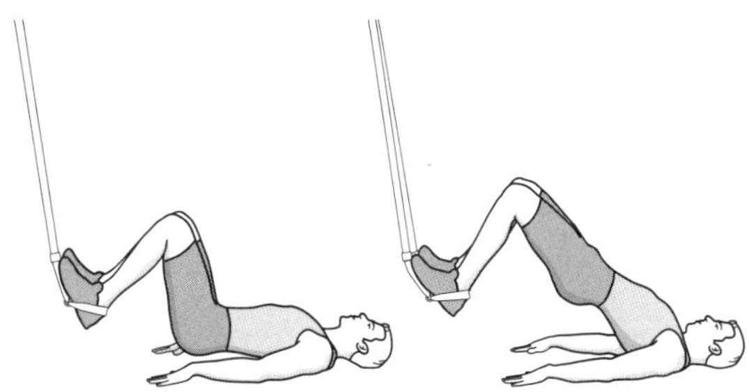

6 Beckenlift in der Schlinge

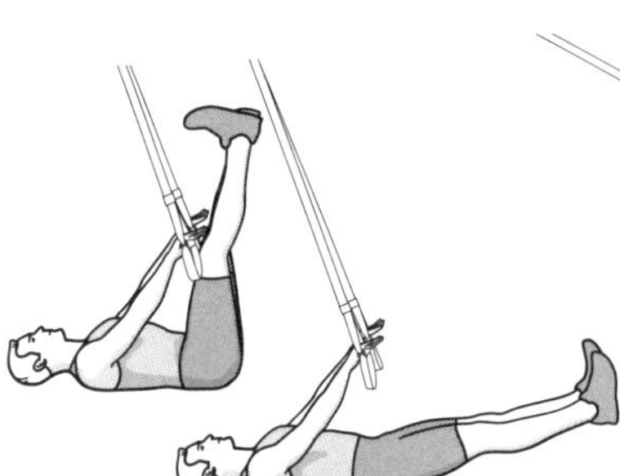

7 Gestrecktes Beinsenken

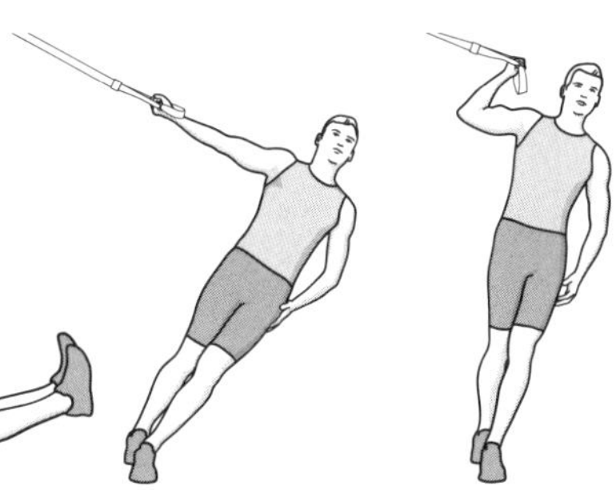

8 Einarmiger Bizeps-Curl

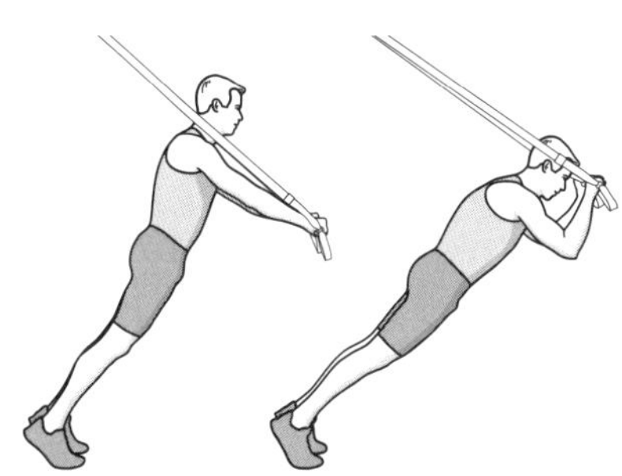

9 Trizepspresse im Stand

16 Ganzkörpertraining für Profis 2

Trainingsdauer: 40 Minuten

1 2 **3**

	Übungen	Einstellung	Wiederholungen/ Belastungszeit	Pause in Sek.	Sätze	Inten-sität	Seite
1	Einbeinige Kniebeuge	Mitte, Handgriffe	15 Wdh.	20	3	2	135
2	Einarmige Brust-presse	Lang, Handgriffe	15 Wdh.	20	3	3	124
3	Einarmiges Rudern	Mitte, Handgriffe	15 Wdh.	20	3	2	121
4	Ausfallschritt in der Schlinge	Wade, Fußschlaufen	15 Wdh.	20	3	2	137
5	Schwebender dynamischer Langsitz	Wade, Fußschlaufen	15 Wdh.	20	3	3	132
6	Seitstütz in der Schlinge mit Hüftbeuge	Wade, Fußschlaufen	15 Wdh.	20	3	2	131
7	Beckenheben	Wade, Handgriffe	15 Wdh.	20	3	2	133
8	Schwebender Vierfüßlerstand	Lang, Handgriffe	45 Sek.	20	3	3	134

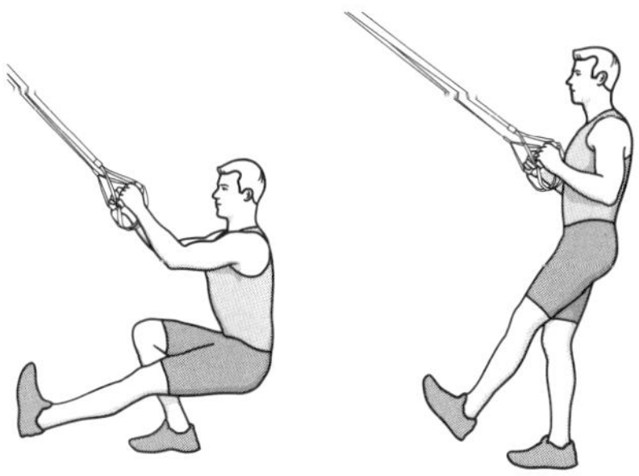

1 Einbeinige Kniebeuge

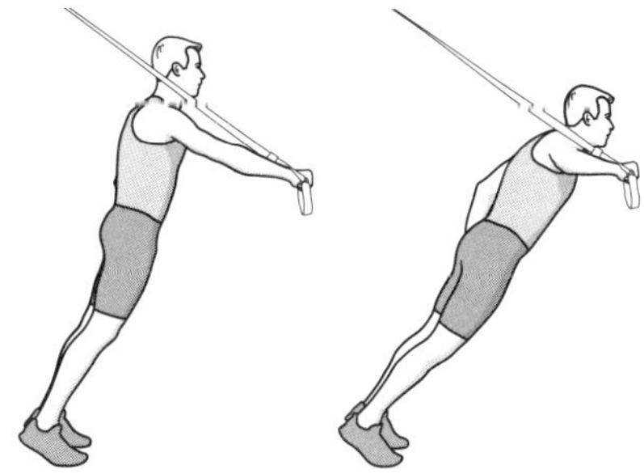

2 Einarmige Brustpresse

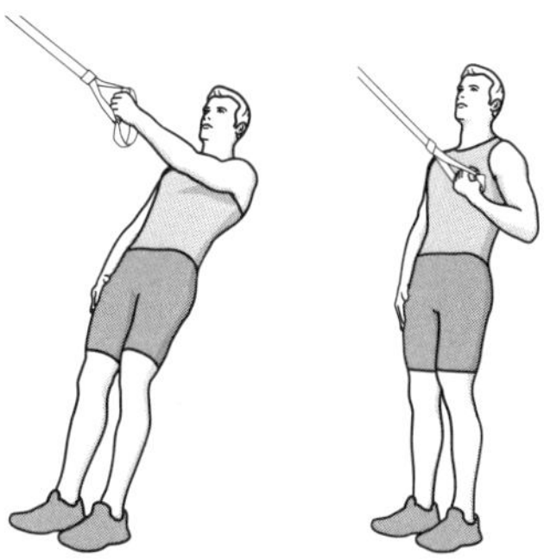

3 Einarmiges Rudern

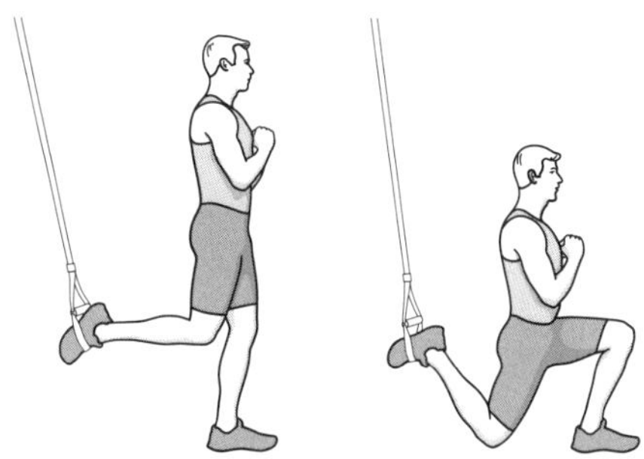

4 Ausfallschritt in der Schlinge

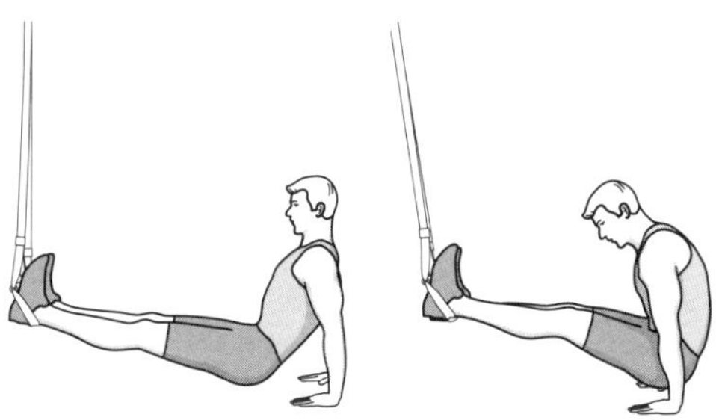

5 Schwebender dynamischer Langsitz

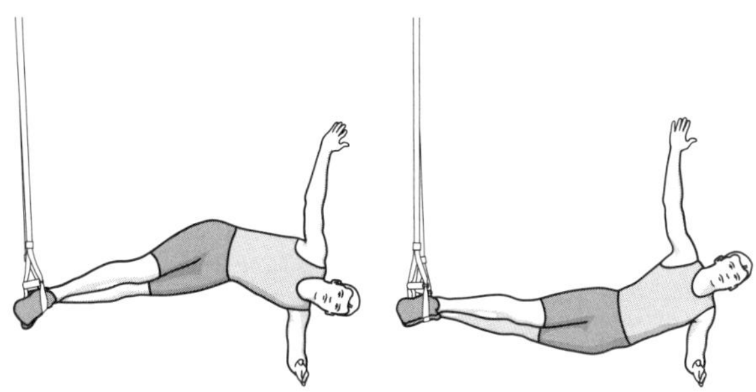

6 Seitstütz in der Schlinge mit Hüftbeuge

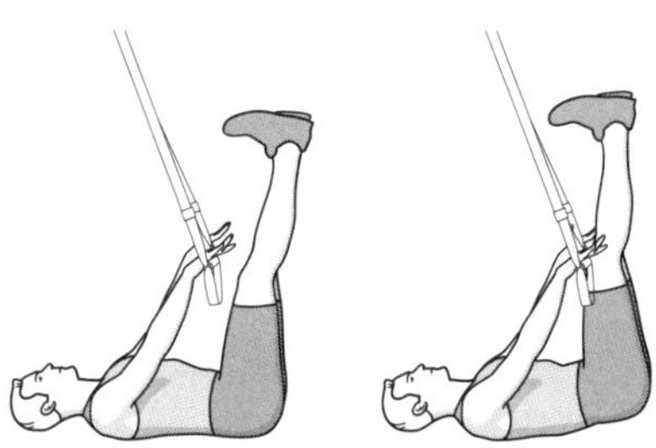

7 Beckenheben

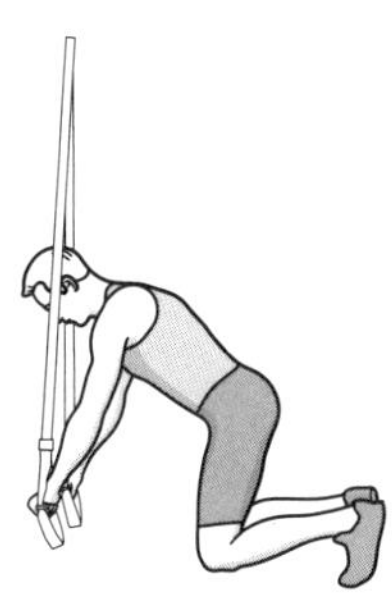

8 Schwebender Vierfüßlerstand

17 Ganzkörpertraining für Profis 3

1 2 3

Trainingsdauer: 30 Minuten

	Übungen	Einstellung	Wiederholungen/ Belastungszeit	Pause in Sek.	Sätze	Inten-sität	Seite
1	Lateral Lunge	Mitte, Handgriffe	12 Wdh.	20	3	2	137
2	Vertikales Rudern	Kurz, Handgriffe	12 Wdh.	20	3	3	121
3	Butterfly Reverse in X-Position	Mitte, Handgriffe	12 Wdh.	20	3	1	123
4	Strecken im Stand	Lang, Handgriffe	12 Wdh.	20	3	1	133
5	Ausfallschritt in der Schlinge	Wade, Fußschlaufen	12 Wdh.	20	3	2	137
6	Liegestütz in der Schlinge	Wade, Fußschlaufen	12 Wdh.	20	3	2	125
7	Seitstütz in der Schlinge mit Hüftbeuge	Wade, Fußschlaufen	12 Wdh.	20	3	2	131
8	Gestrecktes Beinsenken	Wade, Handgriffe	12 Wdh.	20	3	3	132
9	Beckenheben	Wade, Handgriffe	12 Wdh.	20	3	2	133
10	Beckenlift in der Schlinge	Wade, Fußschlaufen	12 Wdh.	20	3	2	138

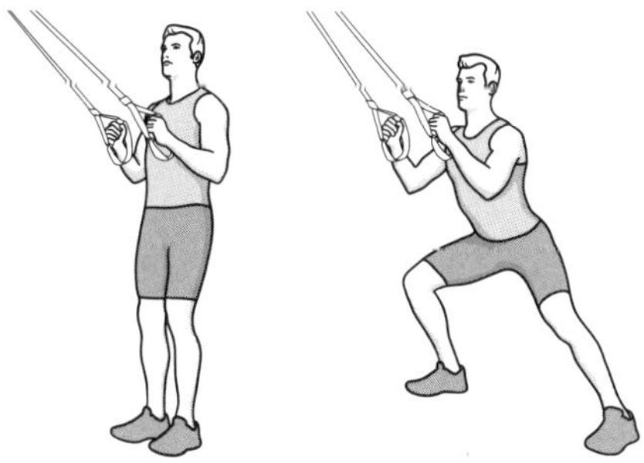

1 Lateral Lunge

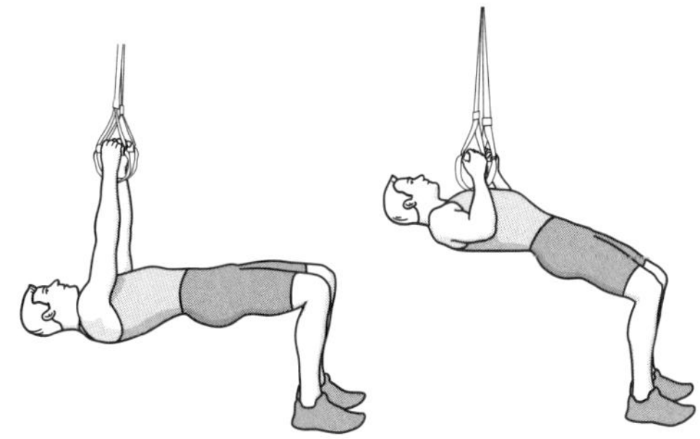

2 Vertikales Rudern

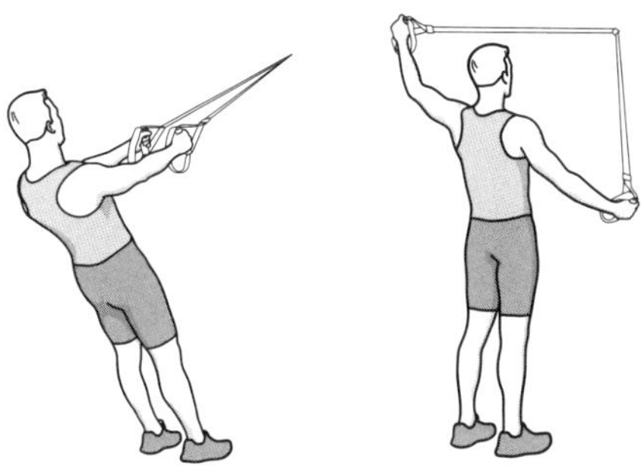

3 Butterfly Reverse in X-Position

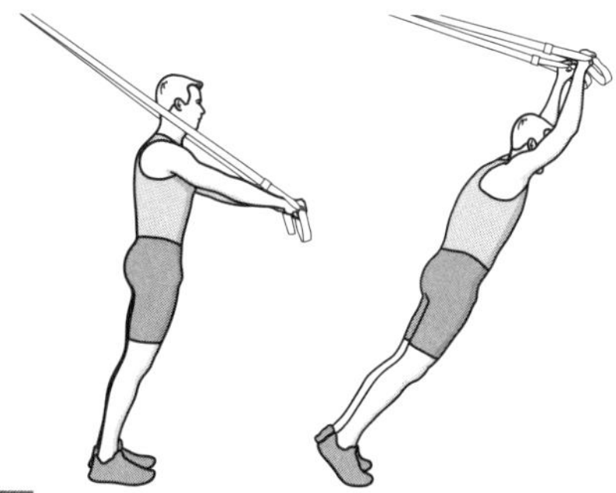

4 Strecken im Stand

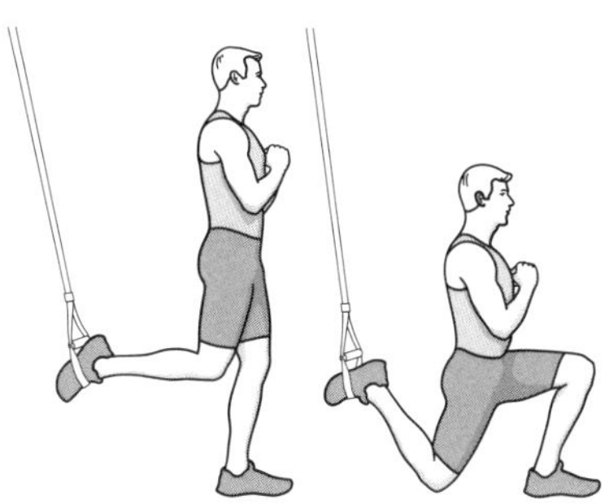

5 Ausfallschritt in der Schlinge

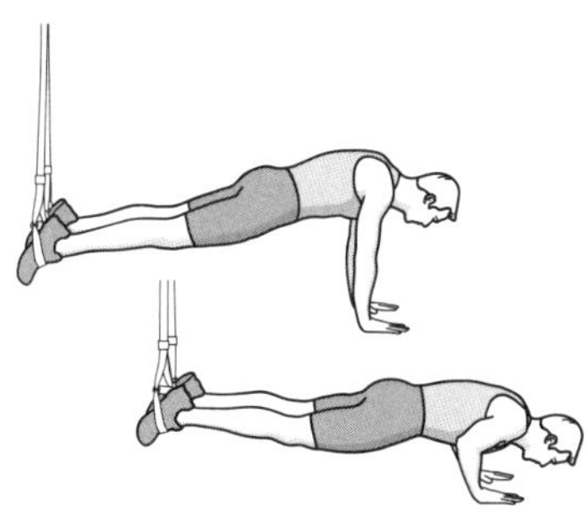

6 Liegestütz in der Schlinge

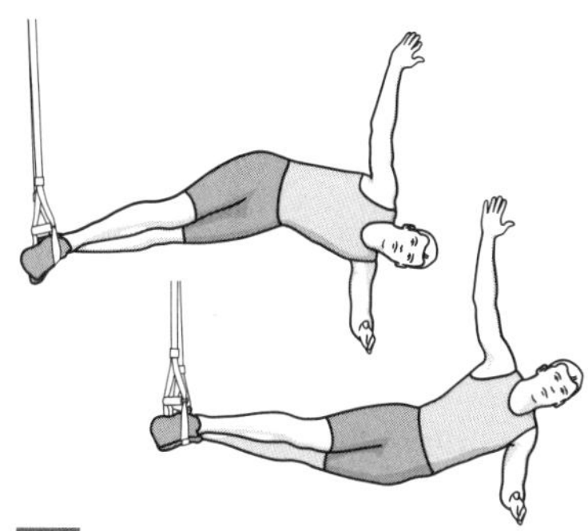

7 Seitstütz in der Schlinge mit Hüftbeuge

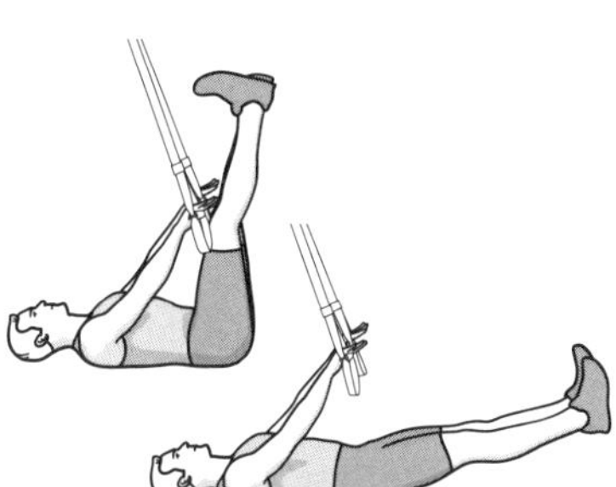

8 Gestrecktes Beinsenken

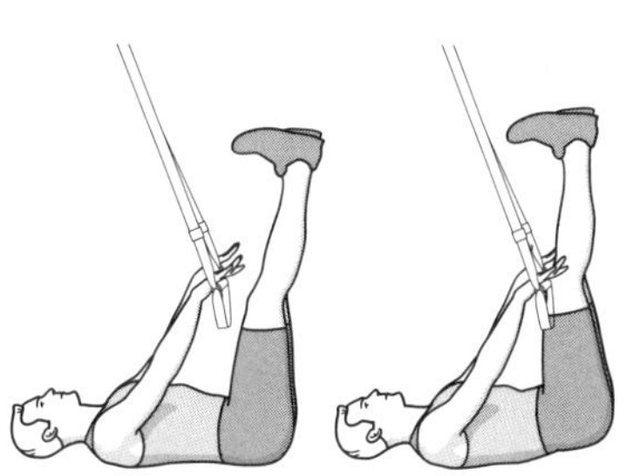

9 Beckenheben

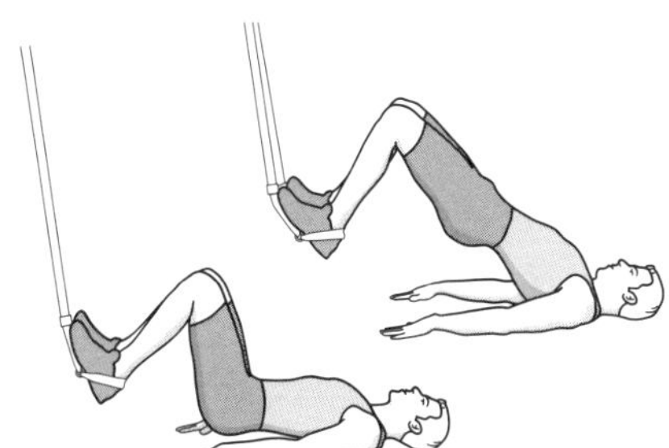

10 Beckenlift in der Schlinge

18 Ganzkörpertraining für Profis 4

1 2 **3**

Trainingsdauer: 45 Minuten

	Übungen	Einstellung	Wiederholungen/ Belastungszeit	Pause in Sek.	Sätze	Inten-sität	Seite
1	Einbeinige Kniebeuge	Mitte, Handgriffe	15 Wdh.	20	3	2	135
2	Vertikales Rudern	Kurz, Handgriffe	15 Wdh.	20	3	3	121
3	Liegestütz im Stand	Lang, Handgriffe	15 Wdh.	20	3	1	124
4	T-Stand in der Schlinge	Wade, Fußschlaufen	45 Sek.	20	3	3	130
5	Schwebender dynamischer Langsitz	Wade, Fußschlaufen	15 Wdh.	20	3	3	132
6	Schwebender Vierfüßlerstand	Lang, Handgriffe	45 Sek.	20	3	3	143
7	Seitstütz in der Schlinge mit Oberkörper-rotation	Wade, Fußschlaufen	15 Wdh.	20	3	3	131
8	Umgekehrtes V in der Schlinge	Wade, Fußschlaufen	15 Wdh.	20	3	3	130
	Nach dem Workout: Dehnen						
9	Halbkniestand mit Rückbeuge	Mitte, Handgriffe	30–60 Sek.	0	1	1	141
10	Kniender Halbmond	Mitte, Handgriffe	30–60 Sek.	0	1	1	143
11	Taube	Lang, Handgriffe	30–60 Sek.	0	1	2	141

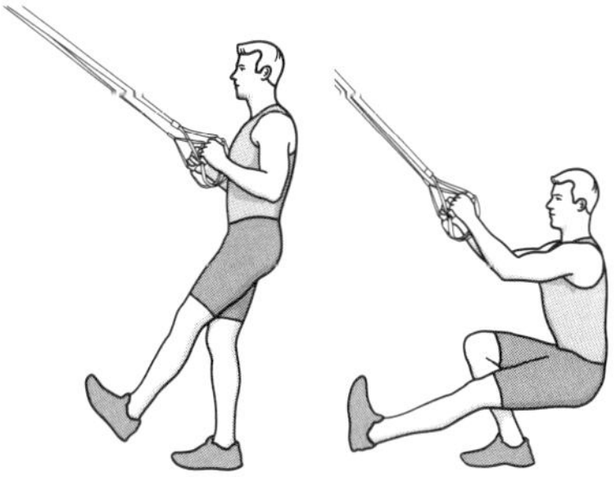

1 Einbeinige Kniebeuge

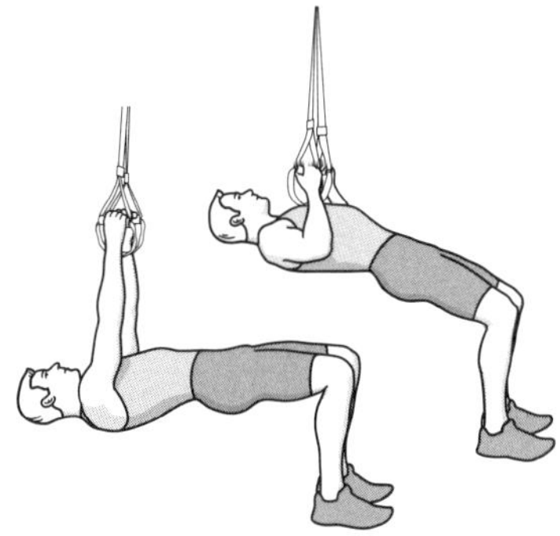

2 Vertikales Rudern

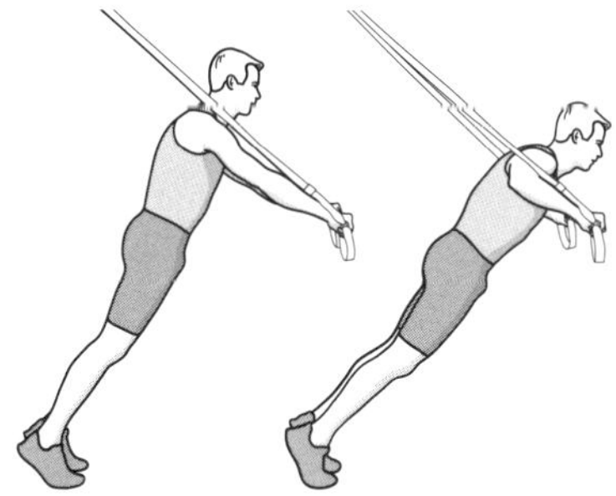

3 Liegestütz im Stand

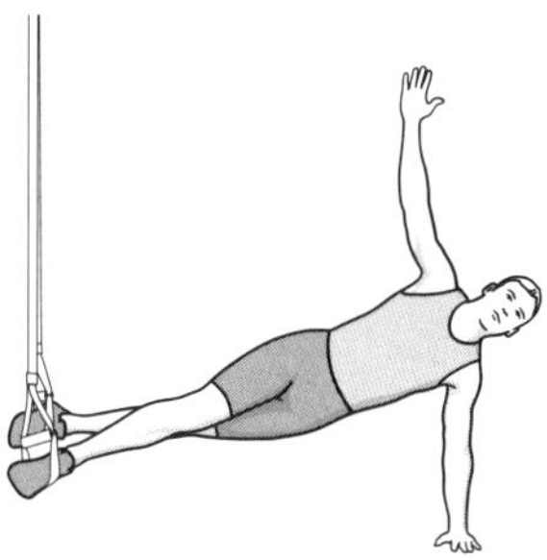

4 T-Stand in der Schlinge

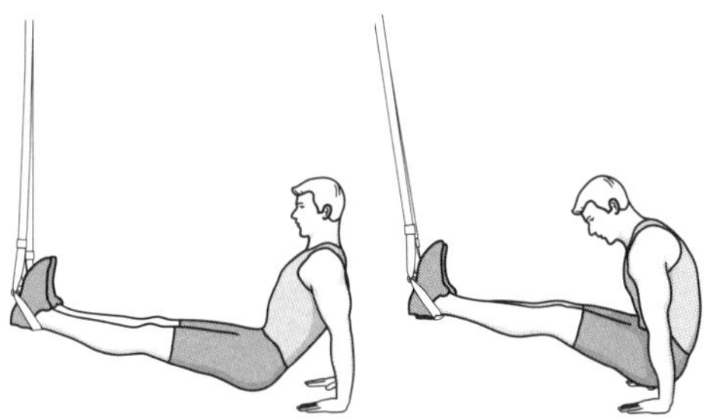

5 Schwebender dynamischer Langsitz

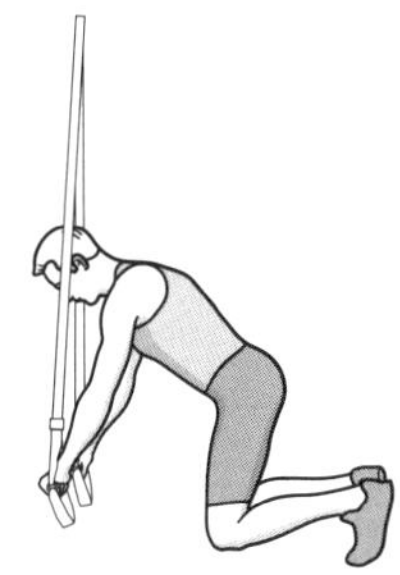

6 Schwebender Vierfüßlerstand

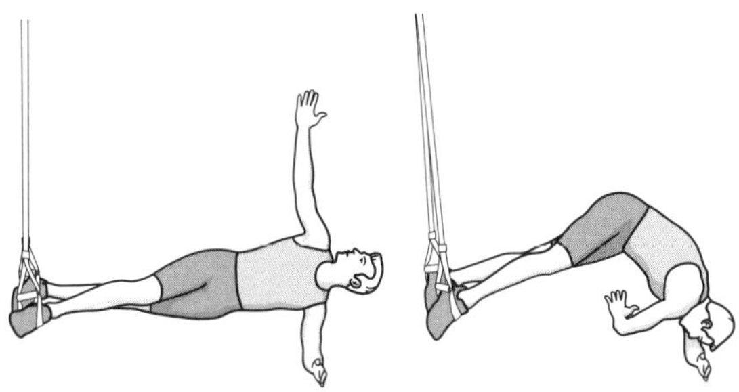

7 Seitstütz in der Schlinge mit Oberkörperrotation

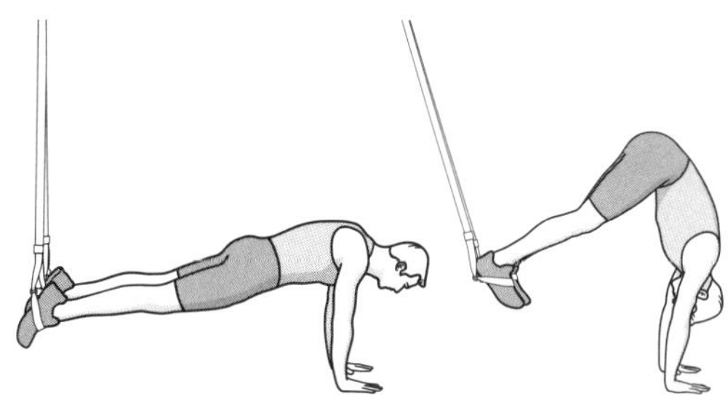

8 Umgekehrtes V in der Schlinge

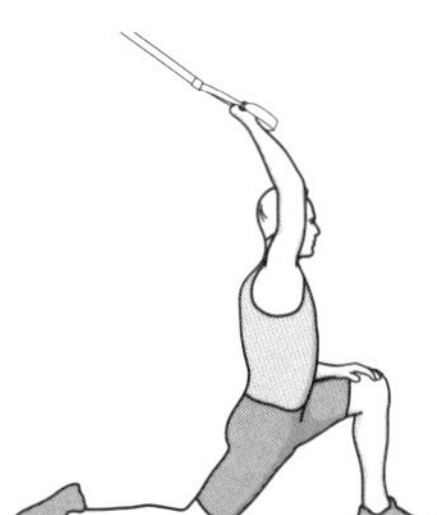

9 Halbkniestand mit Rückbeuge

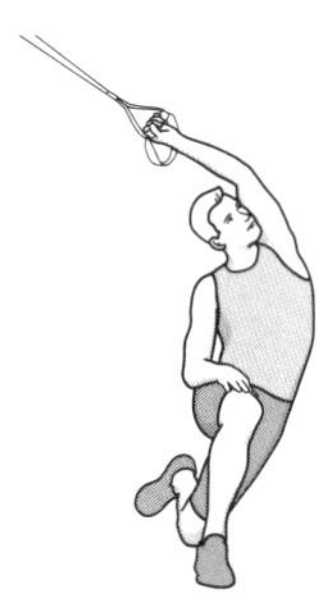

10 Kniender Halbmond

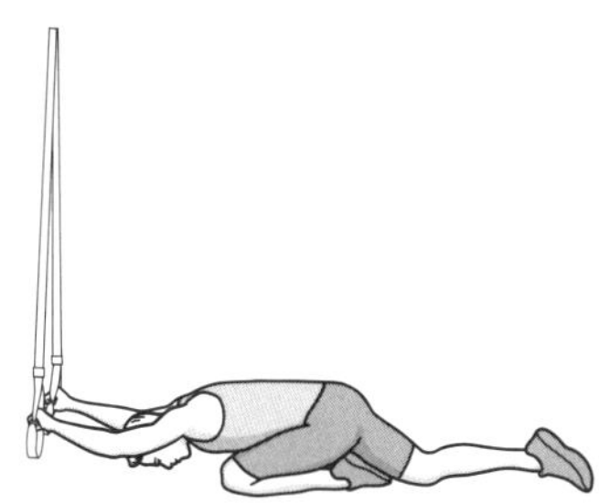

11 Taube

19 Bauch intensiv 1

Trainingsdauer: 15 Minuten

1 2 3

	Übungen	Einstellung	Wiederholungen/ Belastungszeit	Pause in Sek.	Sätze	Intensität	Seite
1	Unterarmstütz in der Schlinge	Wade, Fußschlaufen	30 Sek.	20	2	1	128
2	Seitstütz in der Schlinge mit gestrecktem Arm	Wade, Fußschlaufen	30 Sek.	20	2	2	130
3	Bergsteiger in der Schlinge	Wade, Fußschlaufen	30 Sek.	20	2	2	129
4	Seitstütz in der Schlinge mit Hüftbeuge	Wade, Fußschlaufen	10 Wdh.	20	2	2	131
5	Strecken im Stand	Lang, Handgriffe	10 Wdh.	20	2	1	133
6	Einseitige Rumpfrotation im Stand	Mitte, Handgriffe	10 Wdh.	20	2	1	134

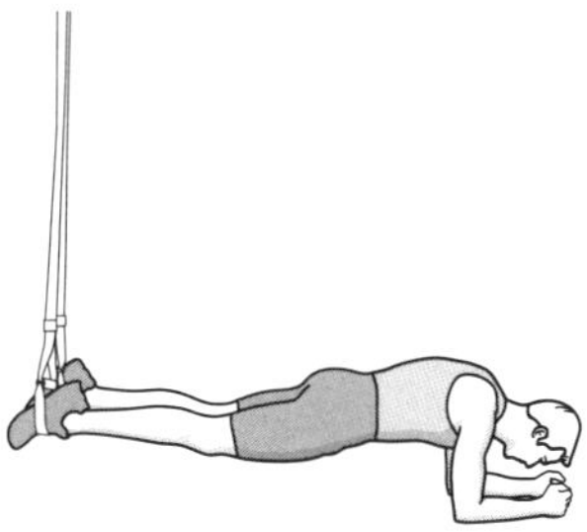

1 Unterarmstütz in der Schlinge

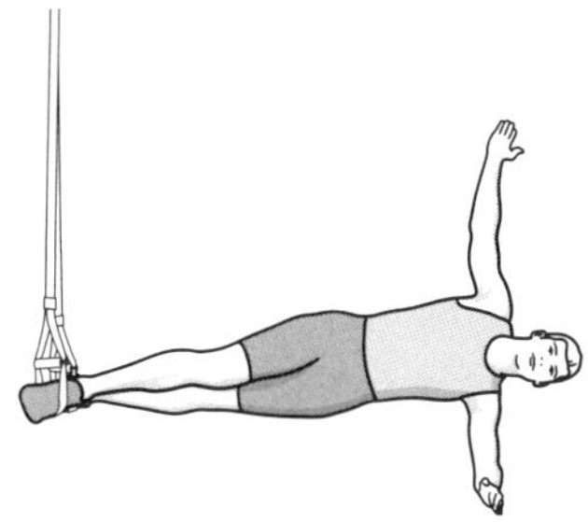

2 Seitstütz in der Schlinge mit gestrecktem Arm

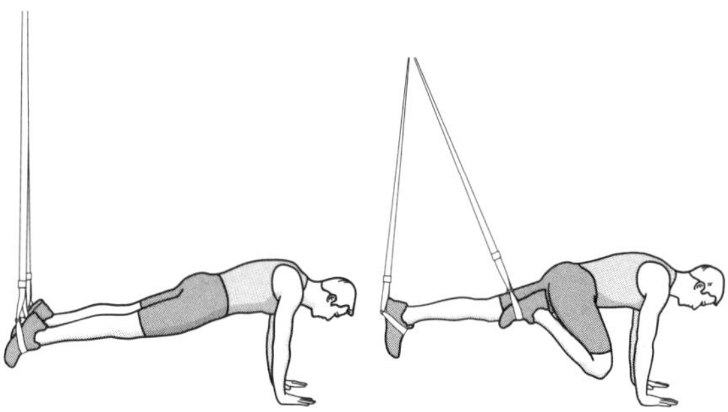

3 Bergsteiger in der Schlinge

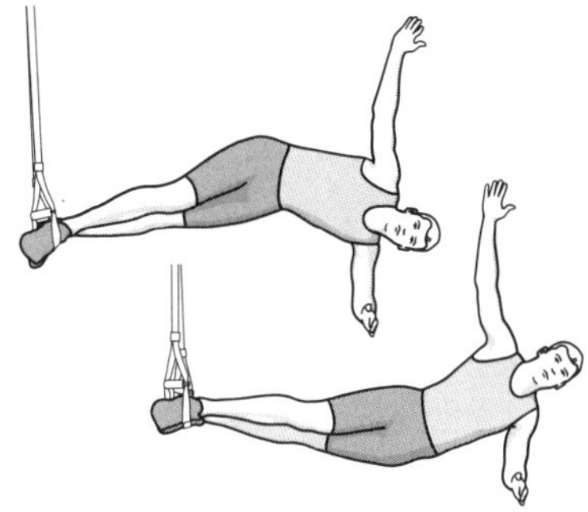

4 Seitstütz in der Schlinge mit Hüftbeuge

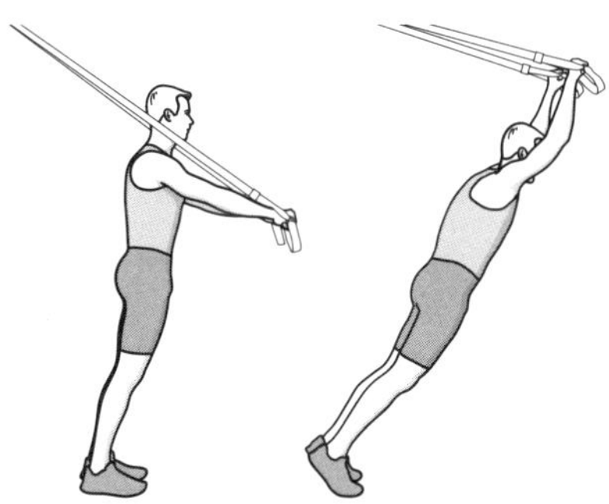

5 Strecken im Stand

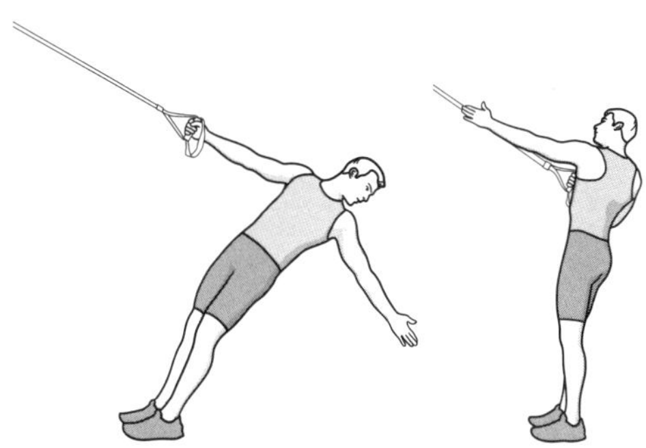

6 Einseitige Rumpfrotation im Stand

20 Bauch intensiv 2

Trainingsdauer: 15 Minuten

1 2 3

	Übungen	Einstellung	Wiederholungen/ Belastungszeit	Pause in Sek.	Sätze	Inten-sität	Seite
1	Unterarmstütz in der Schlinge mit Gewichtsverlagerung	Wade, Fußschlaufen	45 Sek.	15	2	2	128
2	Seitstütz in der Schlinge mit Oberkörperrotation	Wade, Fußschlaufen	15 Wdh.	15	2	3	131
3	Gestrecktes Beinsenken	Wade, Handgriffe	15 Wdh.	15	2	3	132
4	Seitstütz in der Schlinge mit Hüftbeuge	Wade, Fußschlaufen	15 Wdh.	15	2	2	131
5	Umgekehrtes V in der Schlinge	Wade, Fußschlaufen	15 Wdh.	15	2	3	130

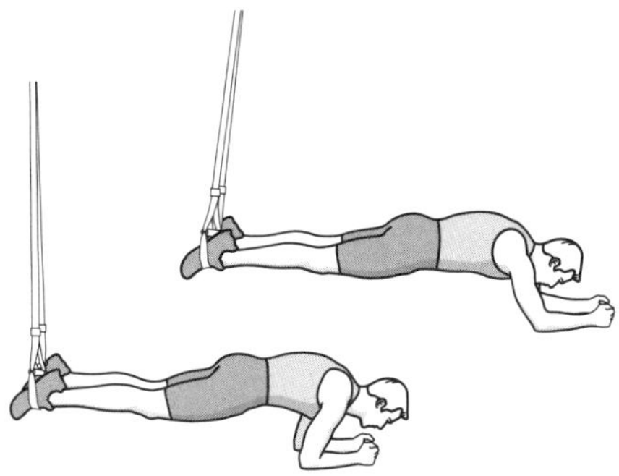

1 Unterarmstütz in der Schlinge mit Gewichtsverlagerung

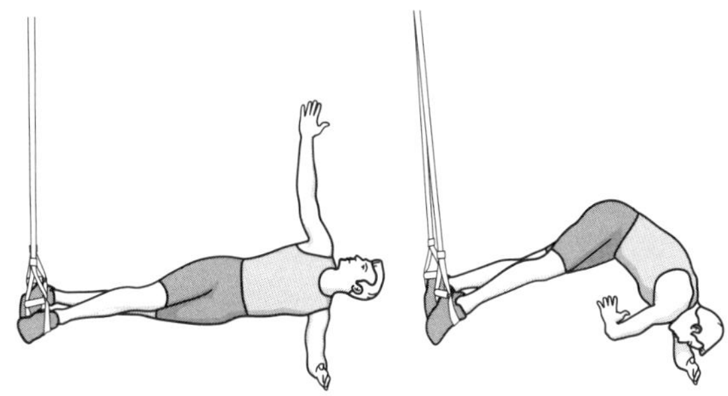

2 Seitstütz in der Schlinge mit Oberkörperrotation

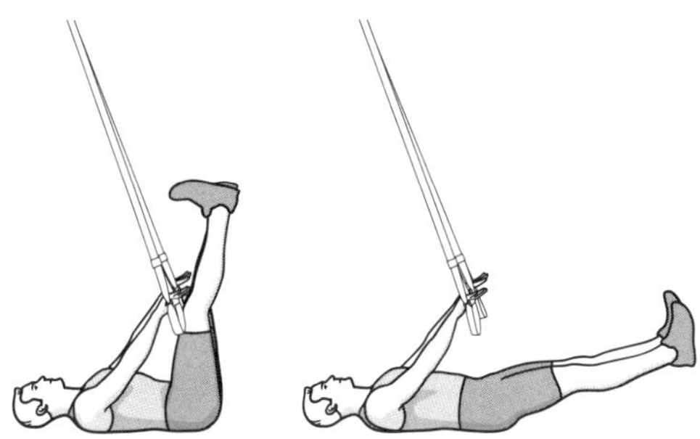

3 Gestrecktes Beinsenken

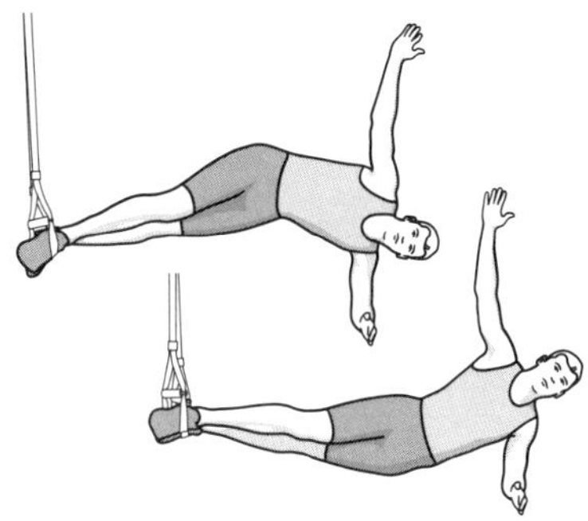

4 Seitstütz in der Schlinge mit Hüftbeuge

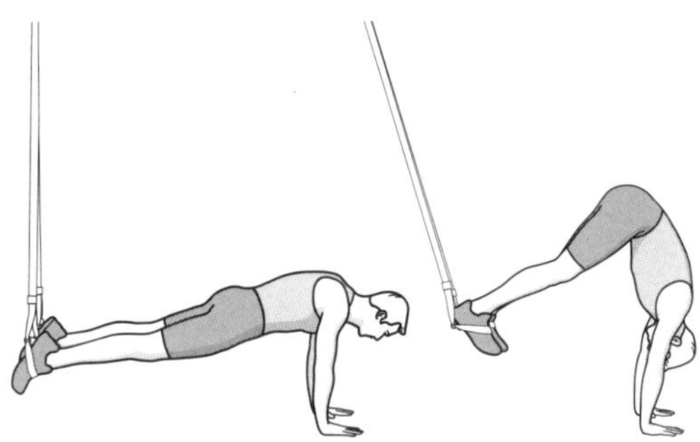

5 Umgekehrtes V in der Schlinge

21 Bauch, Beine, Po 1

Trainingsdauer: 15 Minuten

1 2 3

	Übungen	Einstellung	Wiederholungen/ Belastungszeit	Pause in Sek.	Sätze	Inten- sität	Seite
1	Kniebeuge	Mitte, Handgriffe	15 Wdh.	20	2	1	135
2	Unterarmstütz in der Schlinge	Wade, Fußschlaufen	30 Sek.	20	2	1	128
3	Seitstütz in der Schlinge mit gestrecktem Arm	Wade, Fußschlaufen	30 Sek.	20	2	2	130
4	Lateral Lunge	Mitte, Handgriffe	15 Wdh.	20	2	2	137
5	Beckenlift in der Schlinge	Wade, Fußschlaufen	15 Wdh.	20	2	2	138
6	Bergsteiger in Rückenlage	Wade, Handgriffe	30 Sek.	20	2	1	133
7	Einbeiniger Ausfallschritt	Mitte, Handgriffe	15 Wdh.	20	2	1	136

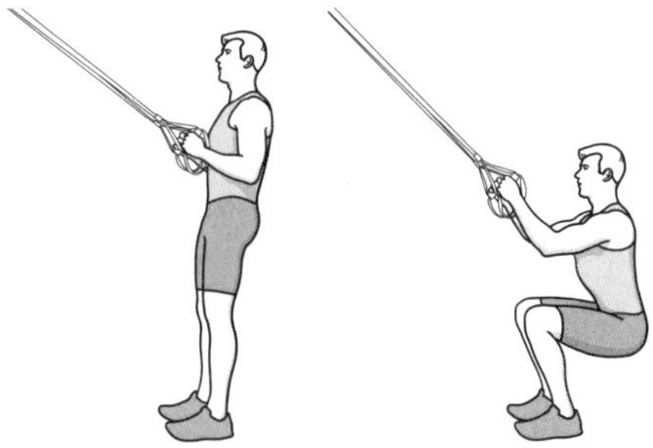

1 Kniebeuge

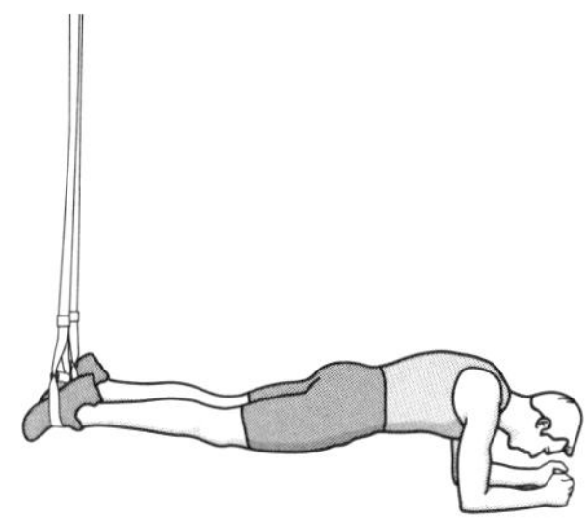

2 Unterarmstütz in der Schlinge

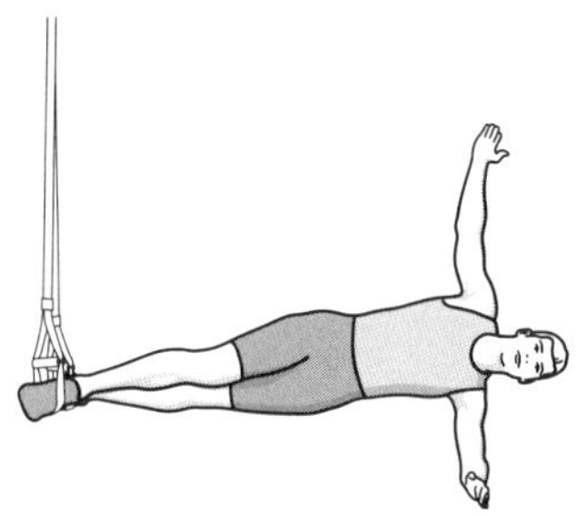

3 Seitstütz in der Schlinge mit gestrecktem Arm

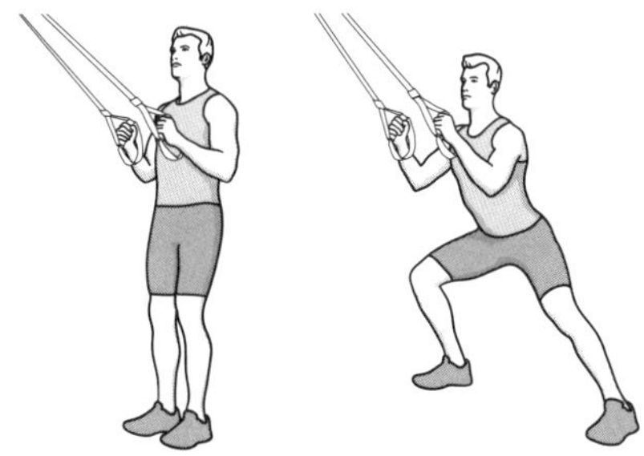

4 Lateral Lunge

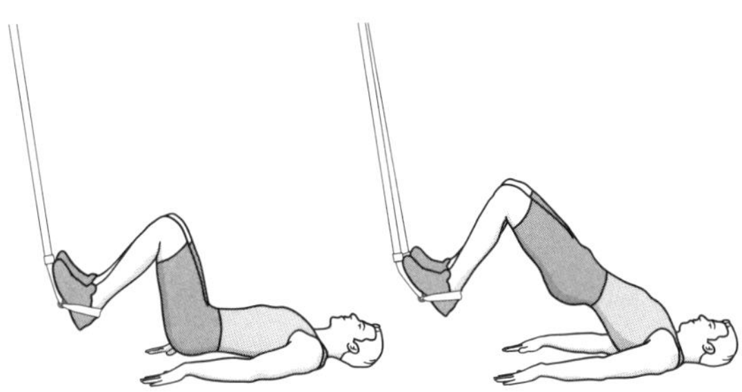

5 Beckenlift in der Schlinge

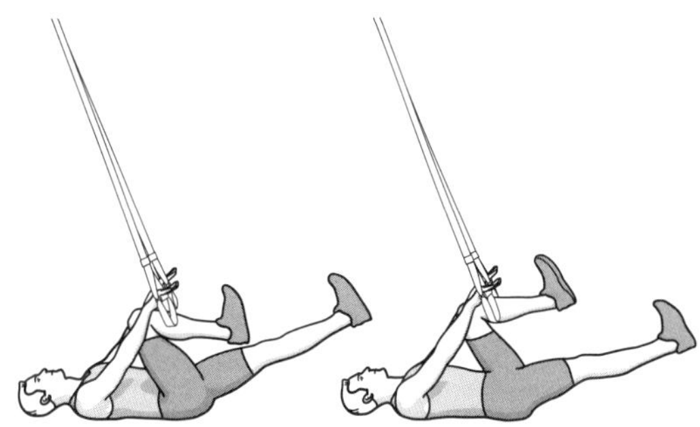

6 Bergsteiger in Rückenlage

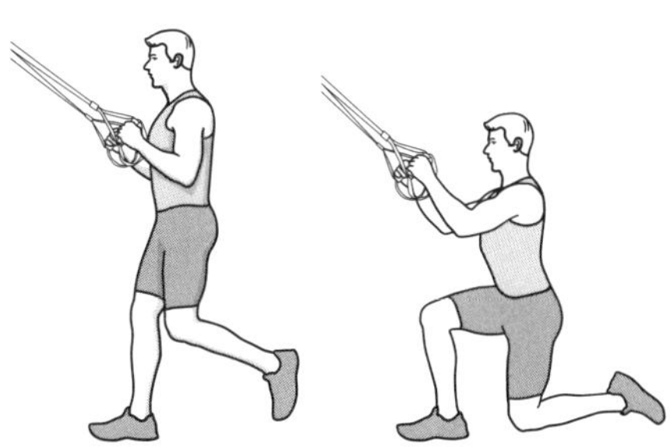

7 Einbeiniger Ausfallschritt

22 Bauch, Beine, Po 2

Trainingsdauer: 25 Minuten

1 2 **3**

	Übungen	Einstellung	Wiederholungen/ Belastungszeit	Pause in Sek.	Sätze	Intensität	Seite
1	Ausfallschritt in der Schlinge	Wade, Fußschlaufen	15 Wdh.	20	2	2	137
2	Crunch in der Schlinge im Unterarmstütz	Wade, Fußschlaufen	15 Wdh.	20	2	2	128
3	Seitstütz in der Schlinge mit Oberkörperrotation	Wade, Fußschlaufen	15 Wdh.	20	2	3	131
4	Beinbeuger in der Schlinge mit angehobenem Becken	Wade, Fußschlaufen	45 Sek.	20	2	1	138
5	Einbeinige Kniebeuge	Mitte, Handgriffe	15 Wdh.	20	2	2	135
6	Unterarmstütz in der Schlinge mit Gewichtsverlagerung	Wade, Fußschlaufen	45 Sek.	20	2	2	128
7	Seitstütz in der Schlinge mit gestrecktem Arm	Wade, Fußschlaufen	45 Sek.	20	2	2	130
8	Einbeiniger Ausfallschritt	Mitte, Handgriffe	15 Wdh.	20	2	1	136

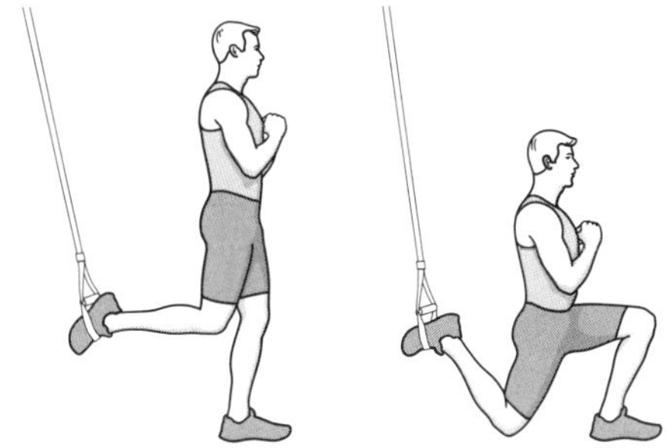

1 Ausfallschritt in der Schlinge

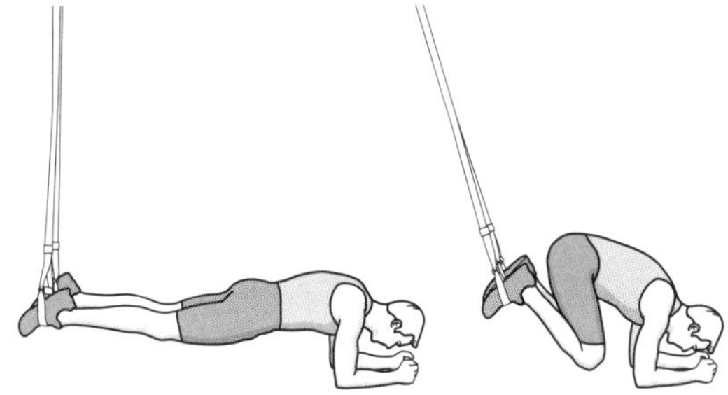

2 Crunch in der Schlinge im Unterarmstütz

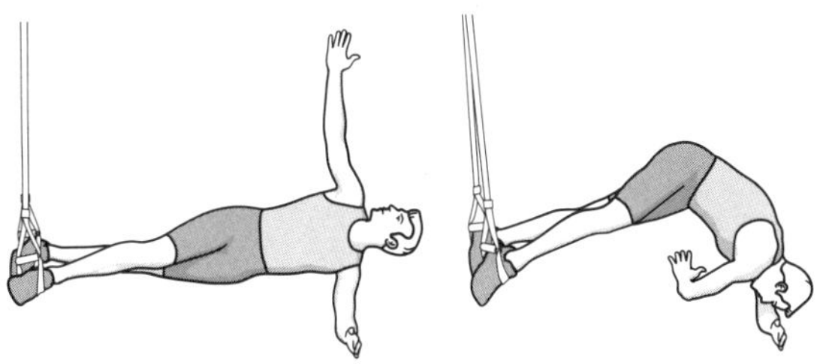

3 Seitstütz in der Schlinge mit Oberkörperrotation

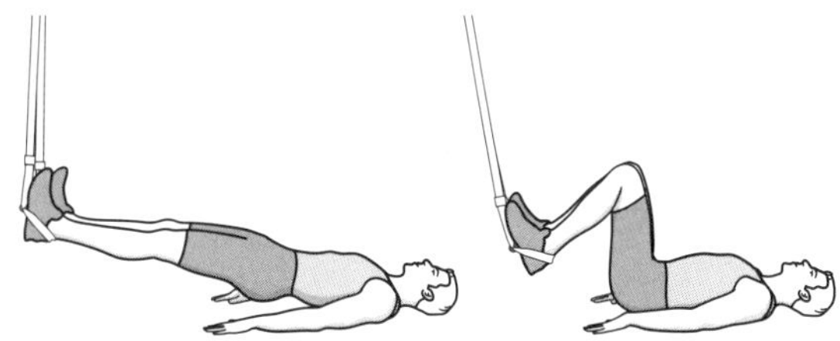

4 Beinbeuger in der Schlinge mit angehobenem Becken

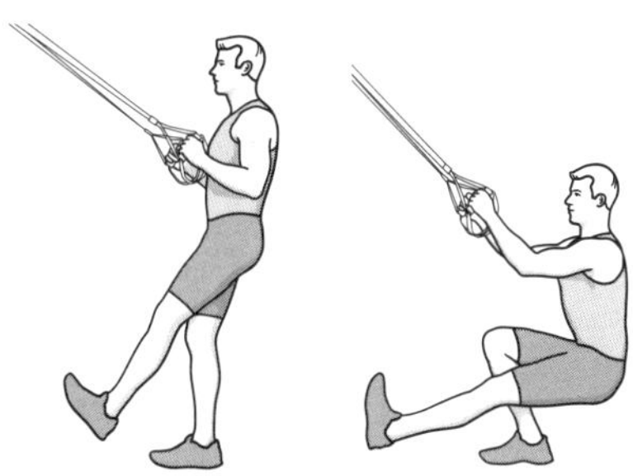

5 Einbeinige Kniebeuge

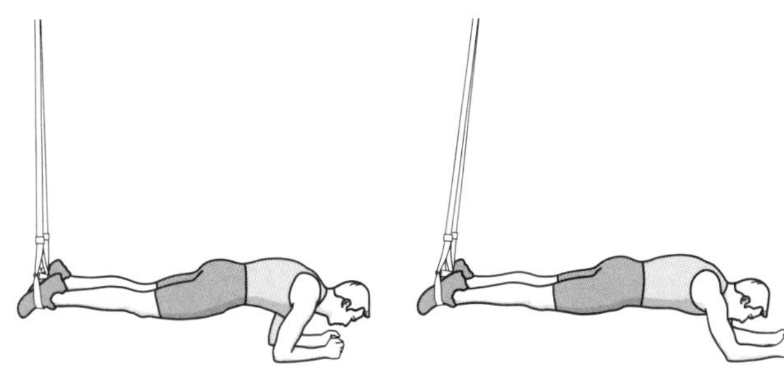

6 Unterarmstütz in der Schlinge mit Gewichtsverlagerung

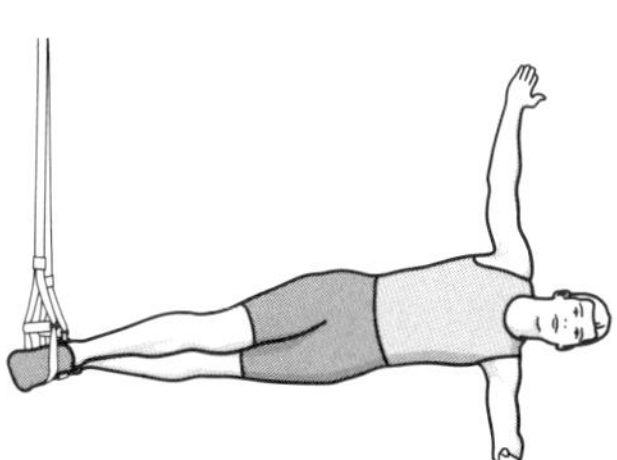

7 Seitstütz in der Schlinge mit gestrecktem Arm

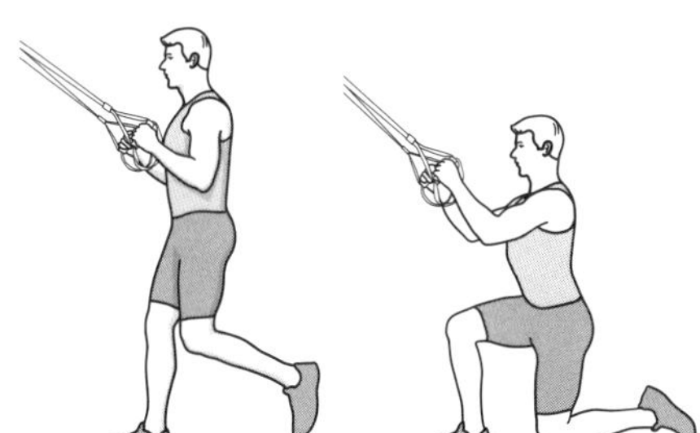

8 Einbeiniger Ausfallschritt

23 Rücken Spezial 1

Trainingsdauer: 20 Minuten

1 2 3

	Übungen	Einstellung	Wiederholungen/ Belastungszeit	Pause in Sek.	Sätze	Intensität	Seite
1	Rudern	Mitte, Handgriffe	12 Wdh.	30	2	1	120
2	Butterfly Reverse in T-Position	Mitte, Handgriffe	12 Wdh.	30	2	1	122
3	Unterarmstütz in der Schlinge	Wade. Fußschlaufen	30 Sek.	30	2	1	128
4	Seitstütz in der Schlinge mit gestrecktem Arm	Wade, Fußschlaufen	30 Sek.	30	2	2	130
5	Beckenlift in der Schlinge	Wade, Fußschlaufen	12 Wdh.	30	2	2	138
Nach dem Workout: Dehnen							
6	Tisch im versetzten Stand	Mitte, Handgriffe	30–60 Sek.	0	1	1	139
7	Abgestufter Halbmond	Mitte, Handgriffe	30–60 Sek.	0	1	2	142
8	Taube	Lang, Handgriffe	30–60 Sek.	0	1	2	141

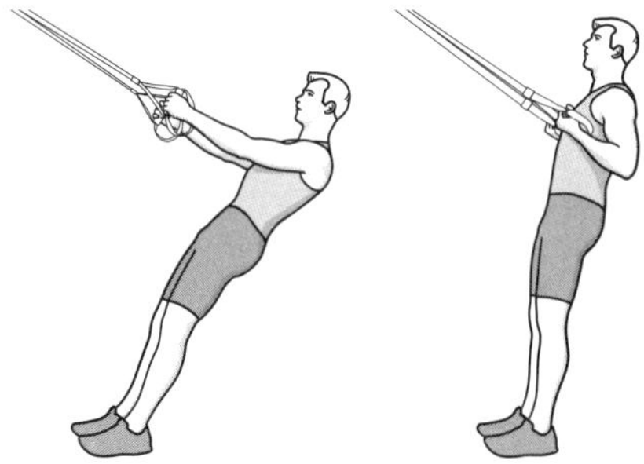

1 Rudern

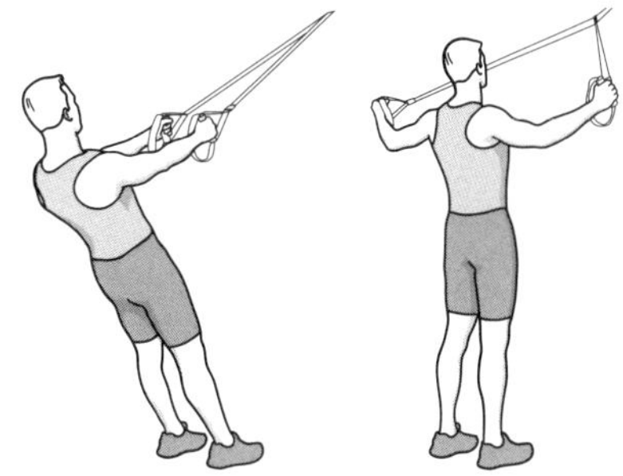

2 Butterfly Reverse in T-Position

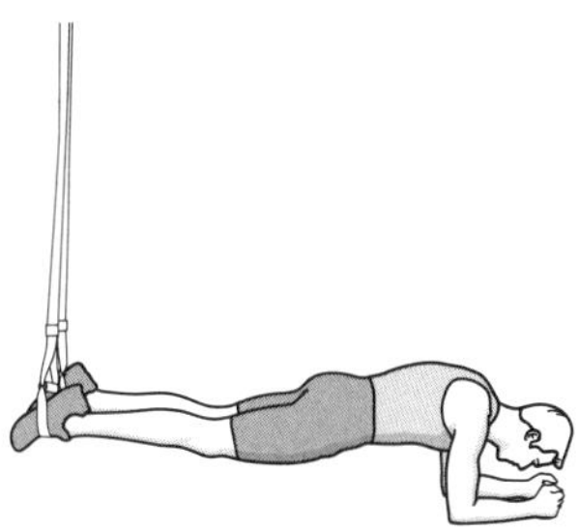

3 Unterarmstütz in der Schlinge

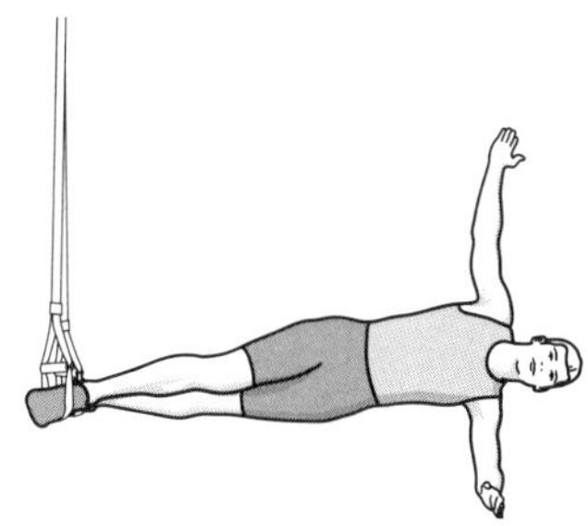

4 Seitstütz in der Schlinge mit gestrecktem Arm

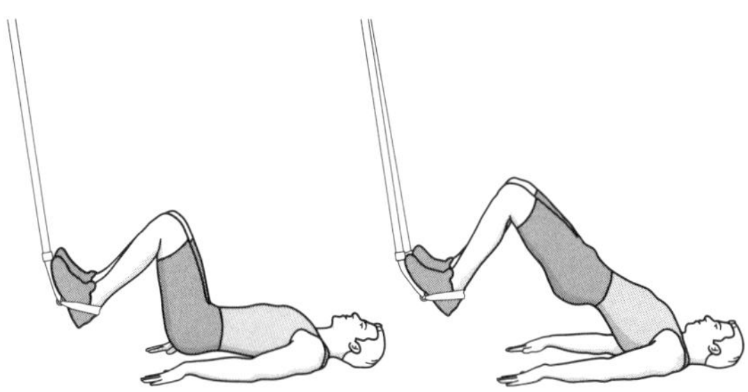

5 Beckenlift in der Schlinge

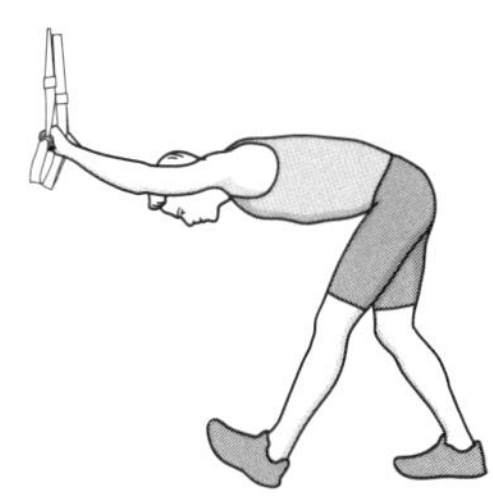

6 Tisch im versetzten Stand

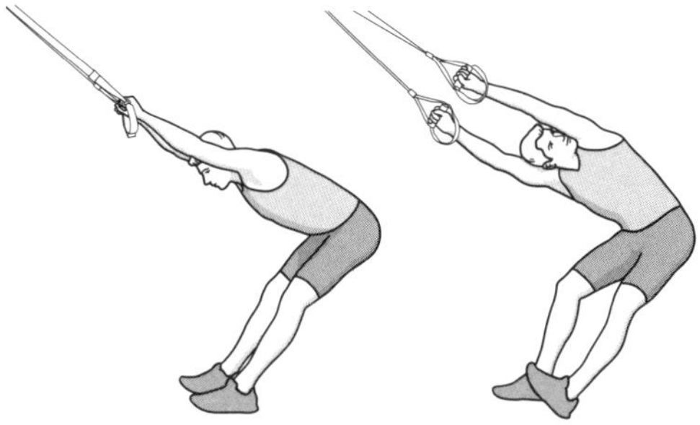

7 Abgestufter Halbmond

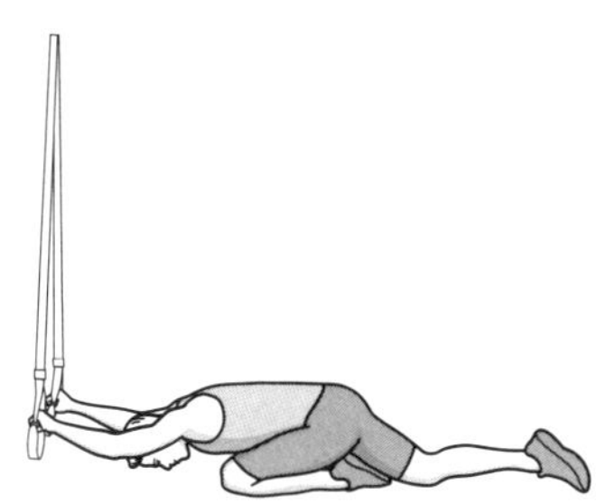

8 Taube

24 Rücken Spezial 2

Trainingsdauer: 20 Minuten

1 2 3

	Übungen	Einstellung	Wiederholungen/ Belastungszeit	Pause in Sek.	Sätze	Inten- sität	Seite
1	Vertikales Rudern	Kurz, Handgriffe	12 Wdh.	20	2	3	121
2	Butterfly Reverse in X-Position	Mitte, Handgriffe	12 Wdh.	20	2	1	122
3	Unterarmstütz in der Schlinge mit Gewichts- verlagerung	Wade, Fußschlaufen	40 Sek.	20	2	2	128
4	Seitstütz in der Schlinge mit gestrecktem Arm	Wade, Fußschlaufen	40 Sek.	20	2	2	130
5	Beckenlift in der Schlinge	Wade, Fußschlaufen	12 Wdh.	20	2	2	138
6	Rudern	Mitte, Handgriffe	12 Wdh.	20	2	1	120
7	Butterfly Reverse in W-Position	Mitte, Handgriffe	12 Wdh.	20	2	1	122
8	Strecken im Stand	Lang, Handgriffe	12 Wdh.	20	2	1	133
9	Einseitige Rumpfrotation im Stand	Mitte, Handgriffe	12 Wdh.	20	2	1	134

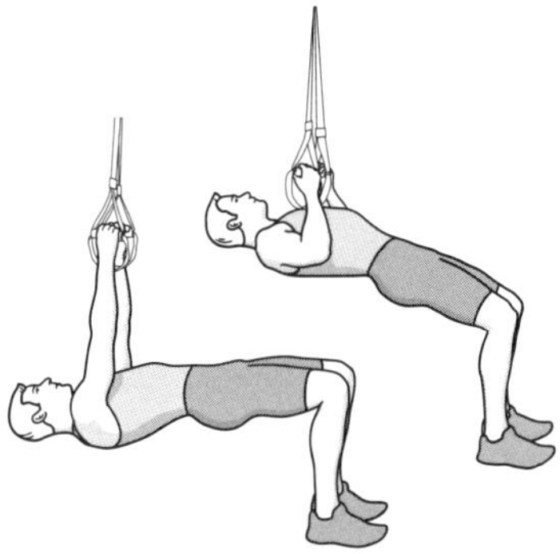

1 Vertikales Rudern

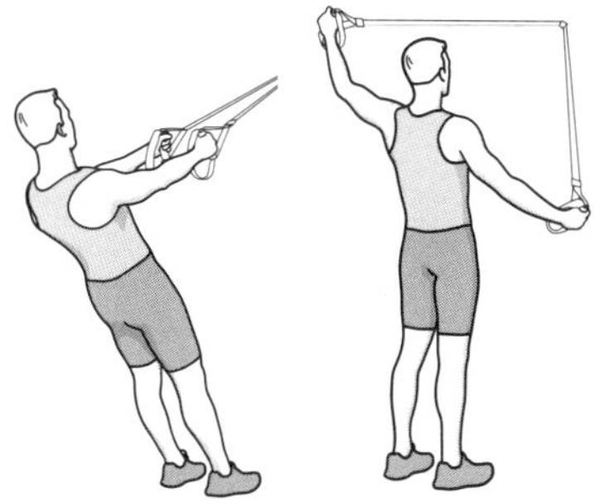

2 Butterfly Reverse in X-Position

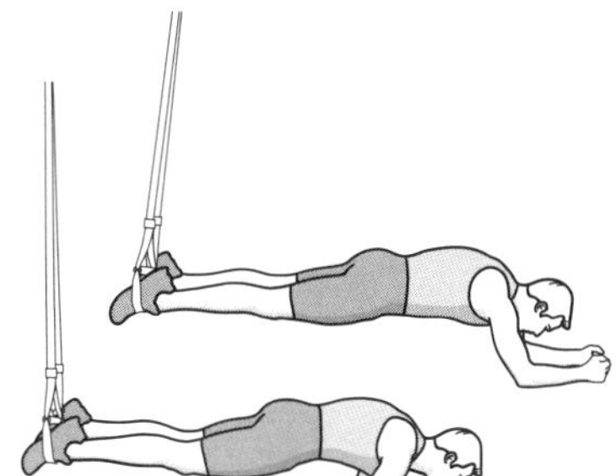

3 Unterarmstütz in der Schlinge mit Gewichtsverlagerung

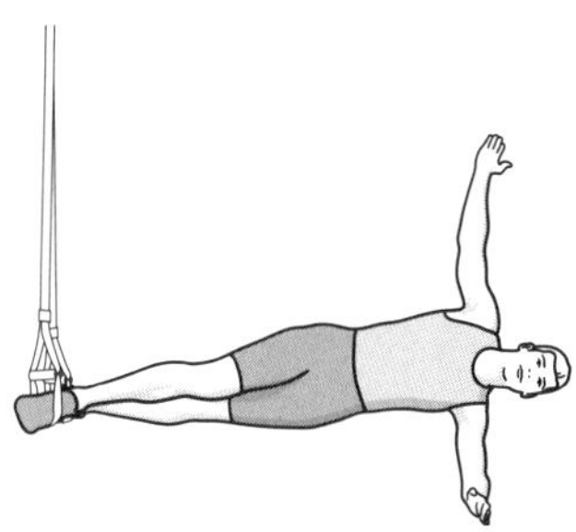

4 Seitstütz in der Schlinge mit gestrecktem Arm

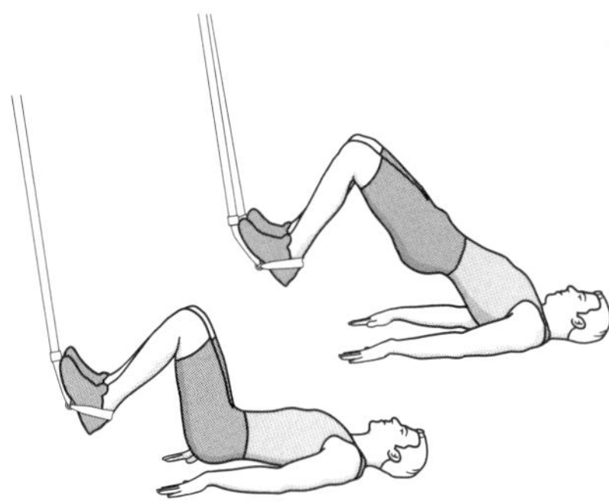

5 Beckenlift in der Schlinge

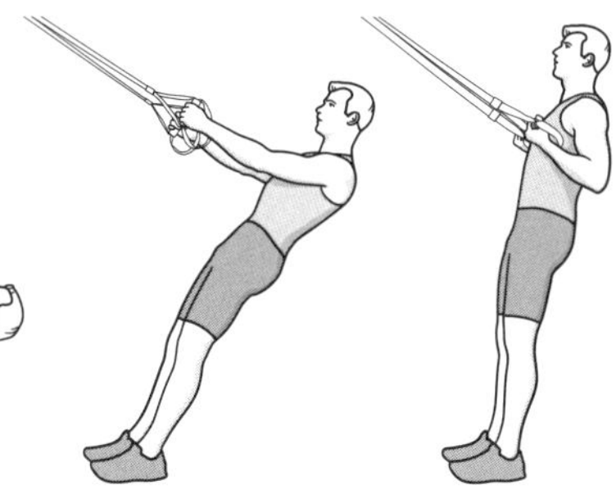

6 Rudern

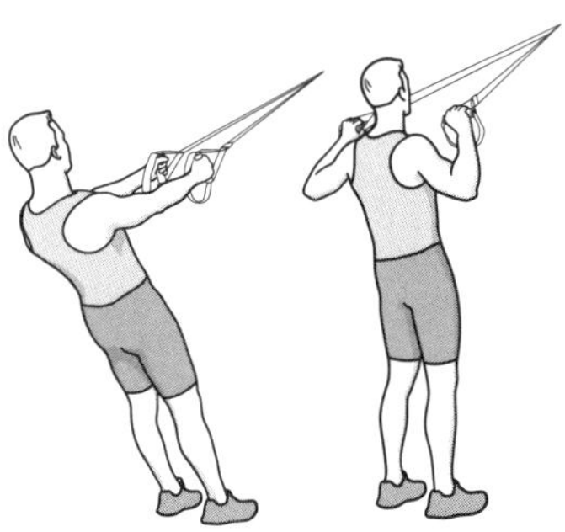

7 Butterfly Reverse in W-Position

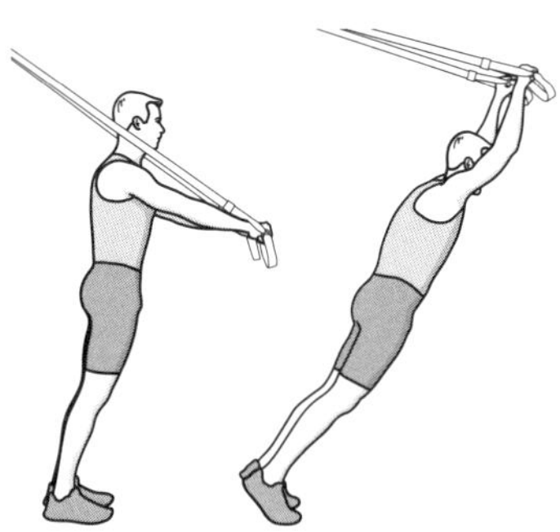

8 Strecken im Stand

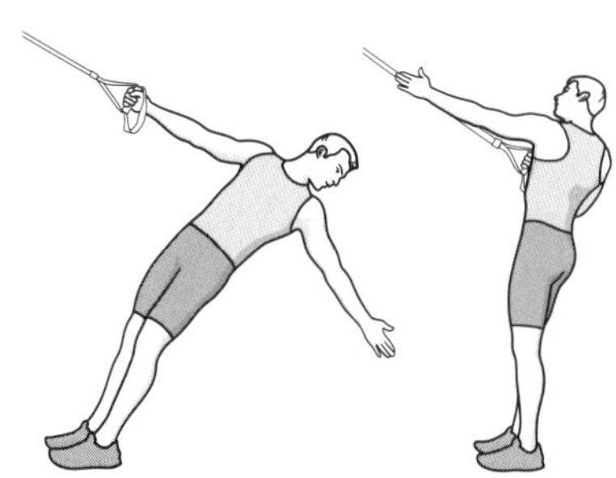

9 Einseitige Rumpfrotation im Stand

25 Po Spezial 1

Trainingsdauer: 20 Minuten

1 2 3

	Übungen	Einstellung	Wiederholungen/ Belastungszeit	Pause in Sek.	Sätze	Intensität	Seite
1	Kniebeuge	Mitte, Handgriffe	15 Wdh.	30	3	1	135
2	Brücke in der Schlinge	Wade, Fußschlaufen	30 Sek.	30	3	1	137
3	Einbeiniger Ausfallschritt	Mitte, Handgriffe	15 Wdh.	30	3	1	136
4	Seitstütz in der Schlinge mit gestrecktem Arm	Wade, Fußschlaufen	30 Sek.	30	3	2	130

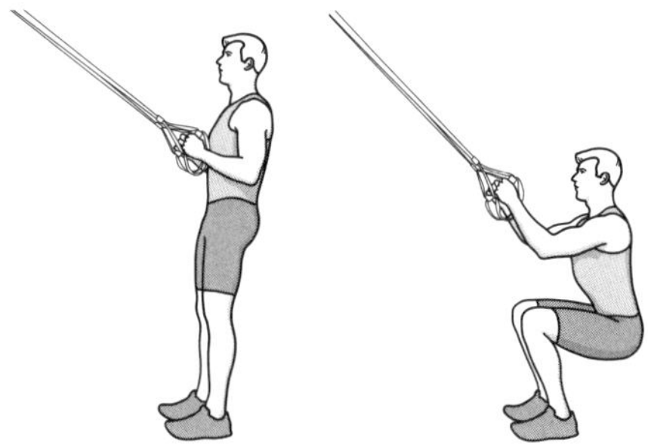

1 Kniebeuge

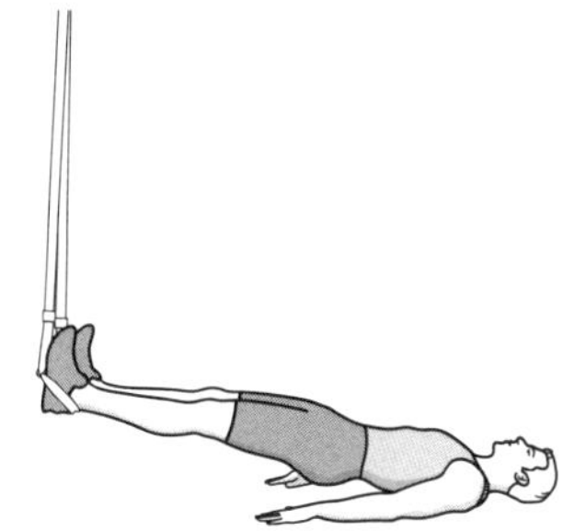

2 Brücke in der Schlinge

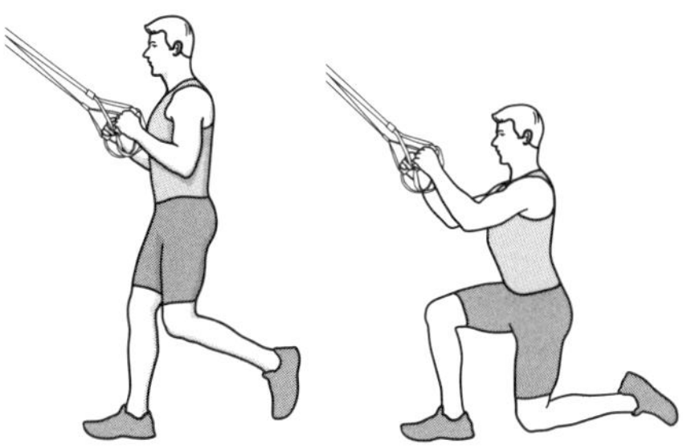

3 Einbeiniger Ausfallschritt

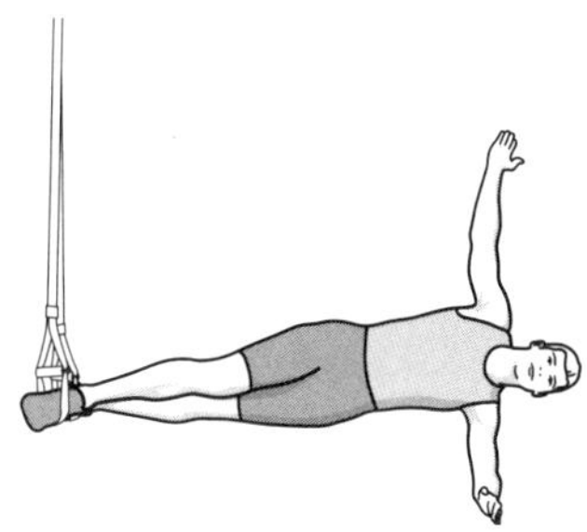

4 Seitstütz in der Schlinge mit gestrecktem Arm

26 Po Spezial 2

Trainingsdauer: 20 MInuten

1 **2** 3

	Übungen	Einstellung	Wiederholungen/ Belastungszeit	Pause in Sek.	Sätze	Inten-sität	Seite
1	Ausfallschritt in der Schlinge	Wade, Fußschlaufen	12 Wdh.	20	3	2	137
2	Seitstütz in der Schlinge mit Hüftbeuge	Wade, Fußschlaufen	12 Wdh.	20	3	2	131
3	Einbeinige Kniebeuge	Mitte, Handgriffe	12 Wdh.	20	3	2	135
4	Beckenlift in der Schlinge	Wade, Fußschlaufen	12 Wdh.	20	3	2	138

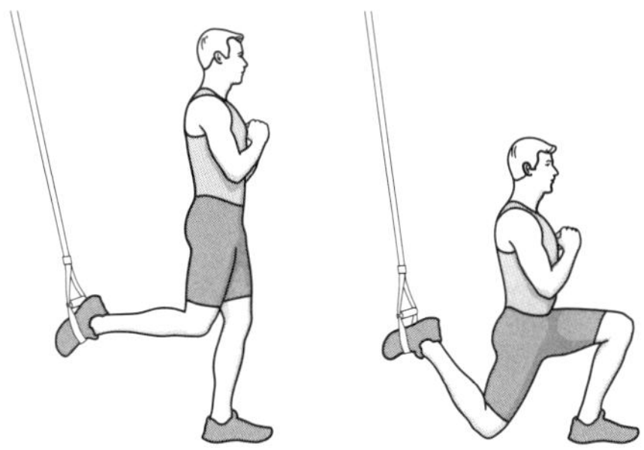

1 Ausfallschritt in der Schlinge

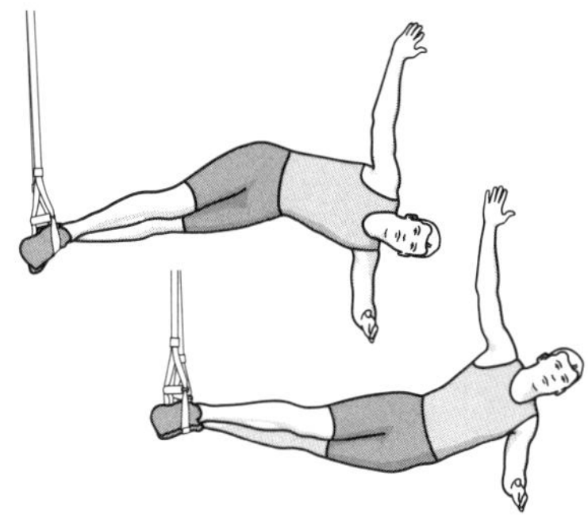

2 Seitstütz in der Schlinge mit Hüftbeuge

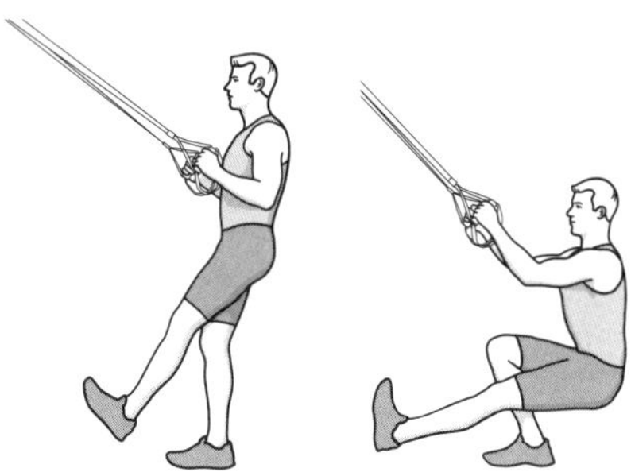

3 Einbeinige Kniebeuge

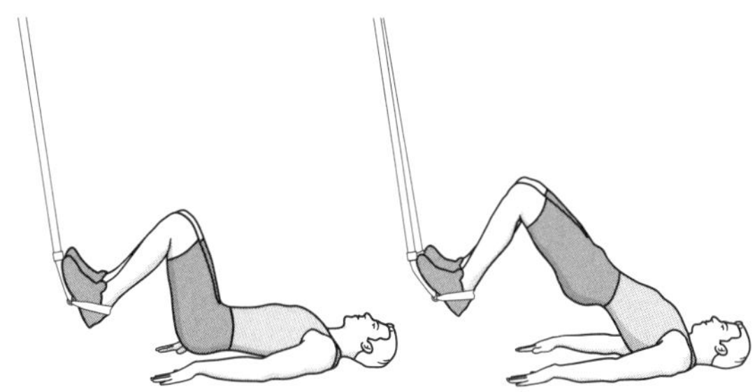

4 Beckenlift in der Schlinge

27 Straffe Arme

Trainingsdauer: 10 Minuten

1 2 3

	Übungen	Einstellung	Wiederholungen/ Belastungszeit	Pause in Sek.	Sätze	Inten-sität	Seite
1	Rudern	Mitte, Handgriffe	15 Wdh.	30	2	1	120
2	Butterfly Reverse in T-Position	Mitte, Handgriffe	15 Wdh.	30	2	1	122
3	Liegestütz im Stand	Lang, Handgriffe	15 Wdh.	30	2	1	124
4	Bizeps-Curl	Mitte, Handgriffe	15 Wdh.	30	2	1	126
5	Trizepspresse im Stand	Lang, Handgriffe	15 Wdh.	30	2	2	127

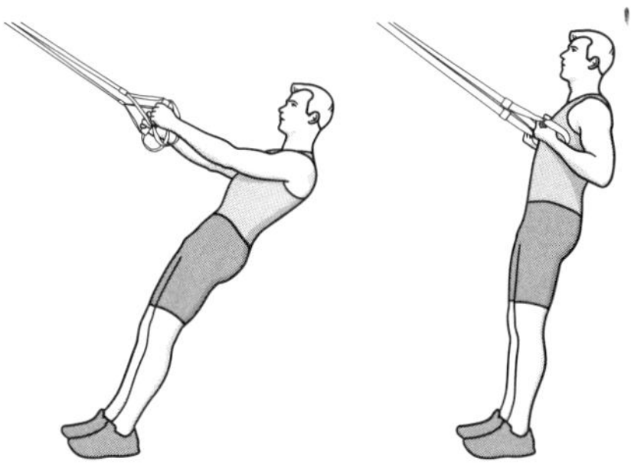

1 Rudern

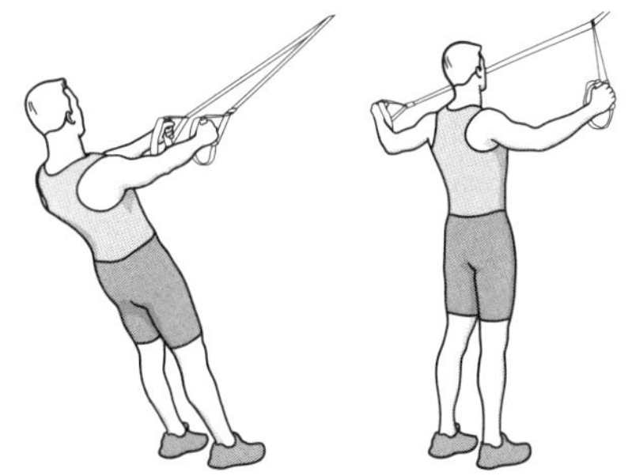

2 Butterfly Reverse in T-Position

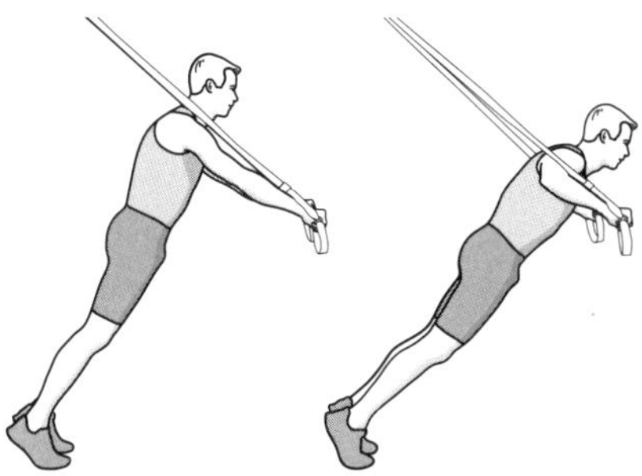

3 Liegestütz im Stand

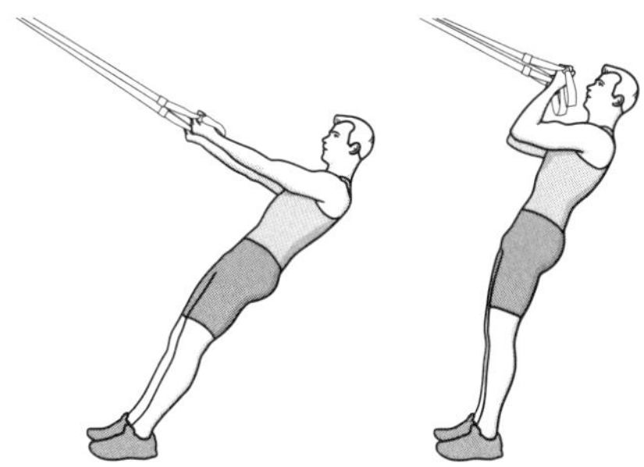

4 Bizeps-Curl

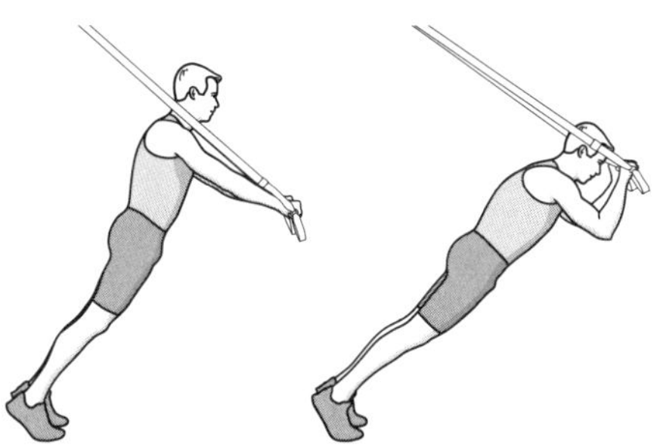

5 Trizepspresse im Stand

28 Cardio Power 1

Trainingsdauer: 15 Minuten

1 **2** 3

	Übungen	Einstellung	Wiederholungen/ Belastungszeit	Pause in Sek.	Sätze	Intensität	Seite
1	Kniebeuge	Mitte, Handgriffe	15 Wdh.	15	2	1	135
2	Crunch in der Schlinge im Stütz	Wade, Fußschlaufen	15 Wdh.	15	2	2	129
3	Beinbeuger in der Schlinge mit angehobenem Becken	Wade, Fußschlaufen	30 Sek.	15	2	1	138
4	Ausfallschritt	Mitte, Handgriffe	15 Wdh.	15	2	1	136
5	Rudern	Mitte, Handgriffe	15 Wdh.	15	2	1	120
6	Butterfly Reverse in T-Position	Mitte, Handgriffe	15 Wdh.	15	2	1	122
7	Bergsteiger in der Schlinge	Wade, Fußschlaufen	30 Sek.	15	2	2	129
8	Bergsteiger in der Schlinge in Rückenlage	Wade, Fußschlaufen	30 Sek.	15	2	1	138
9	Liegestütz im Stand	Lang, Handgriffe	15 Wdh.	15	2	1	124

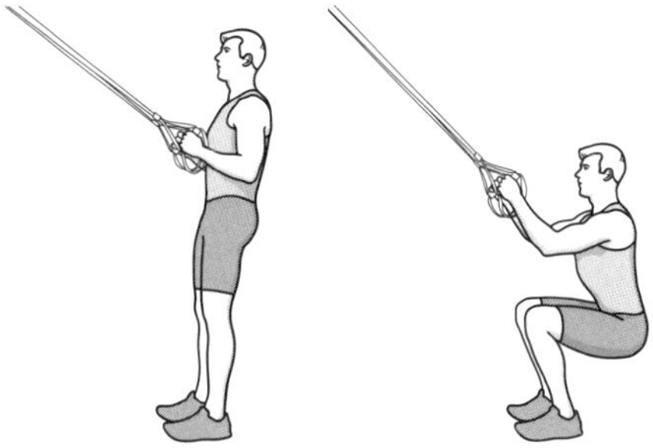

1 Kniebeuge

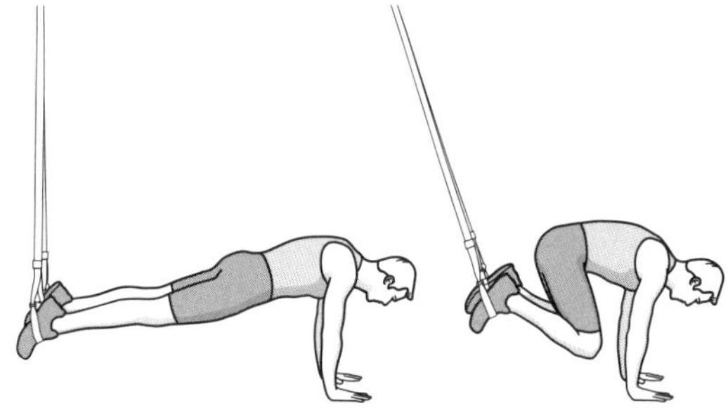

2 Crunch in der Schlinge im Stütz

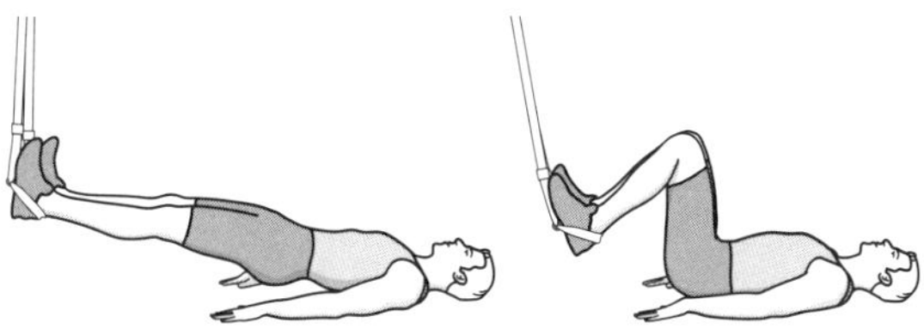

3 Beinbeuger in der Schlinge mit angehobenem Becken

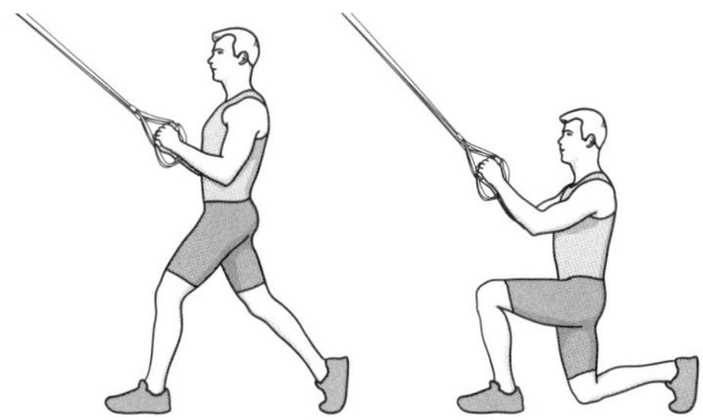

4 Ausfallschritt

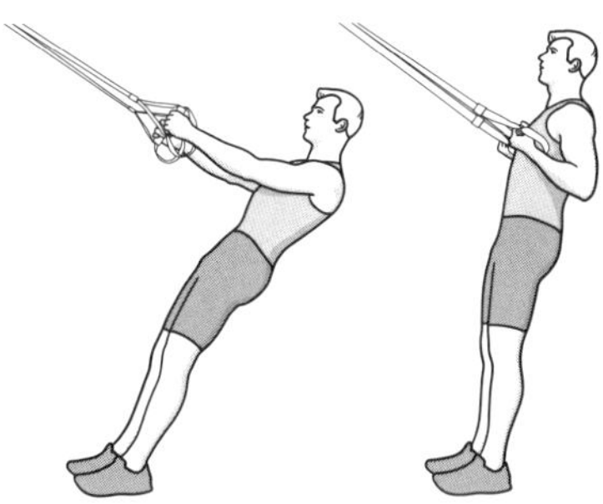

5 Rudern

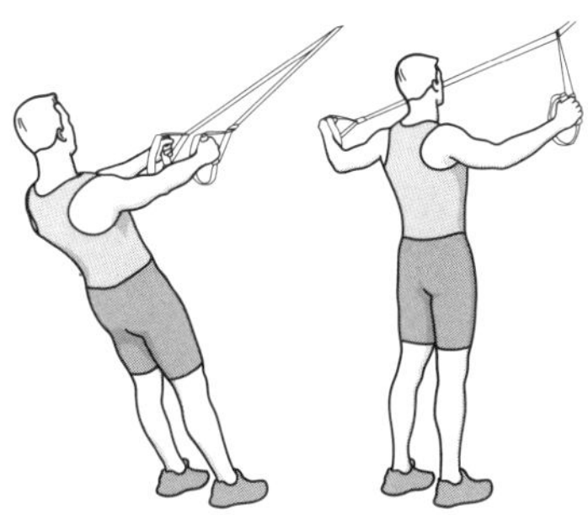

6 Butterfly Reverse in T-Position

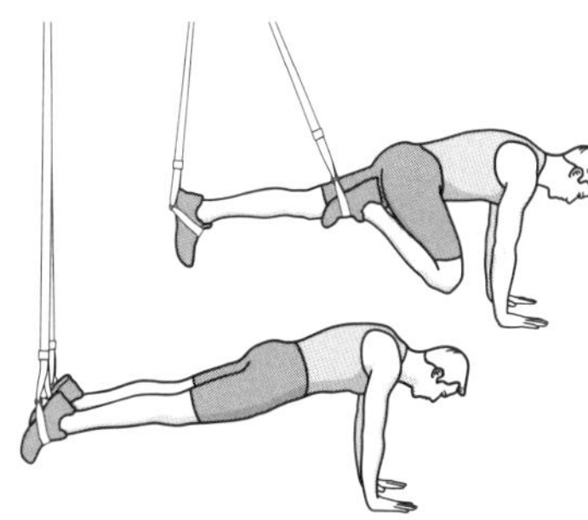

7 Bergsteiger in der Schlinge

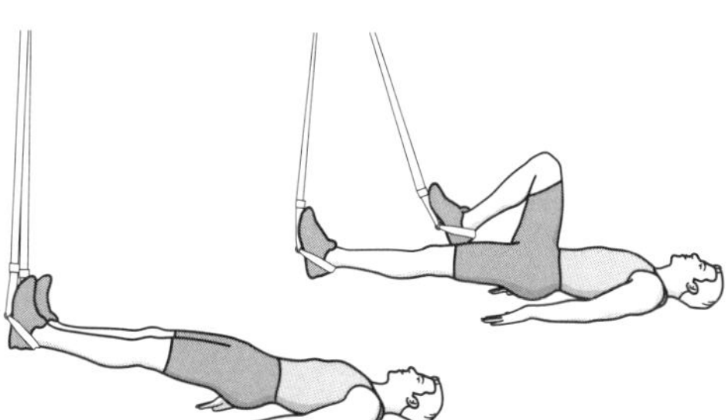

8 Bergsteiger in der Schlinge in Rückenlage

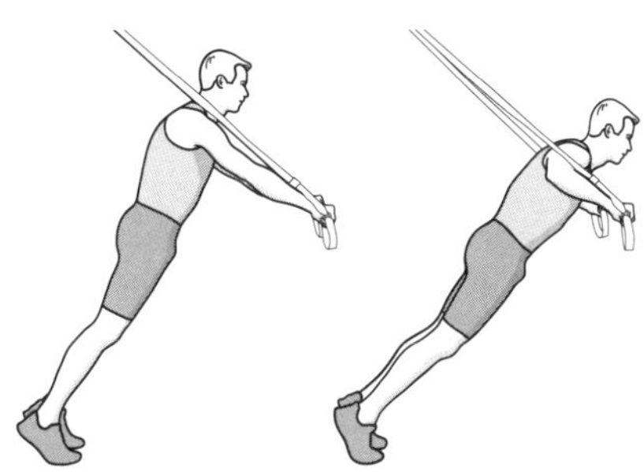

9 Liegestütz im Stand

29 Cardio Power 2

Trainingsdauer: 25 Minuten

1 2 **3**

	Übungen	Einstellung	Wiederholungen/ Belastungszeit	Pause in Sek.	Sätze	Inten- sität	Seite
1	Vertikales Rudern	Kurz, Handgriffe	15 Wdh.	15	2	3	121
2	Einbeiniger Ausfallschritt	Mitte, Handgriffe	15 Wdh.	15	2	1	136
3	Seitlicher Crunch in der Schlinge im Stütz	Wade, Fußschlaufen	45 Sek.	15	2	3	129
4	Seitstütz in der Schlinge mit Hüftbeuge	Wade, Fußschlaufen	15 Wdh.	15	2	2	131
5	Butterfly Reverse in Y-Position	Mitte, Handgriffe	15 Wdh.	15	2	1	122
6	Lateral Lunge	Mitte, Handgriffe	15 Wdh.	15	2	2	137
7	Liegestütz in der Schlinge mit Crunch	Wade, Fußschlaufen	15 Wdh.	15	2	3	125
8	Seitstütz in der Schlinge mit Oberkörper-rotation	Wade, Fußschlaufen	15 Wdh.	15	2	3	131
9	Ausfallschritt in der Schlinge	Wade, Fußschlaufen	15 Wdh.	15	2	2	137
10	Sit-up in der Schlinge mit gestreckten Armen	Wade, Fußschlaufen	15 Wdh.	15	2	1	132

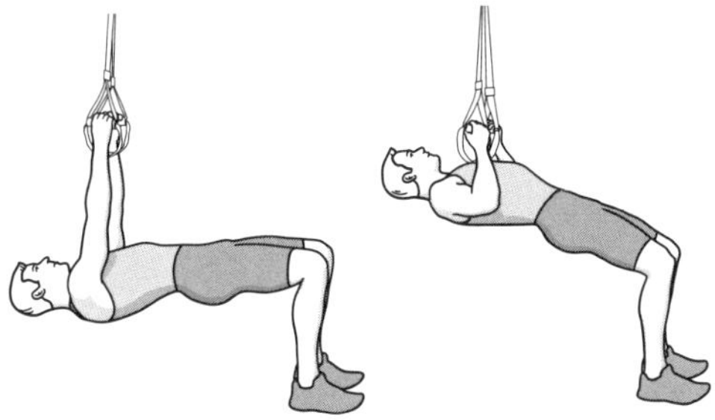

1 Vertikales Rudern

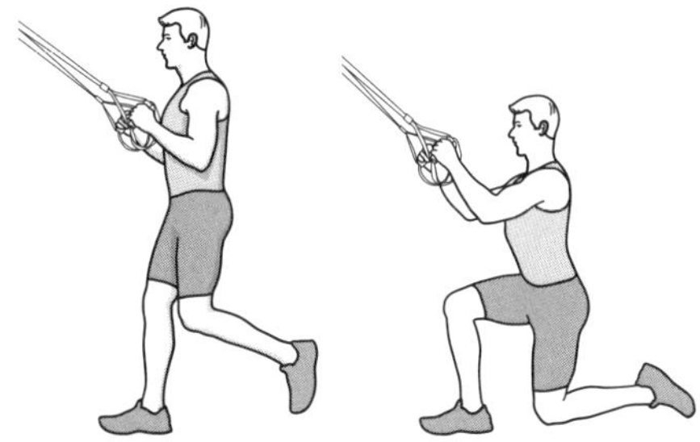

2 Einbeiniger Ausfallschritt

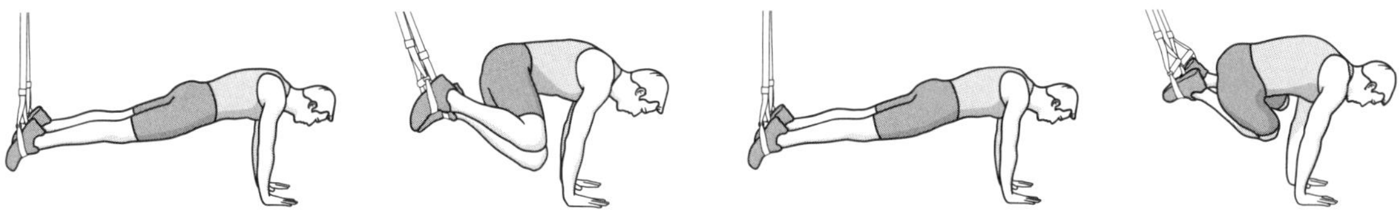

3 Seitlicher Crunch in der Schlinge im Stütz

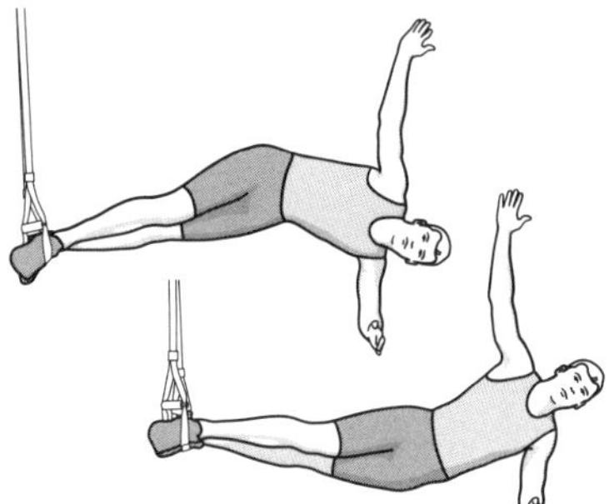

4 Seitstütz in der Schlinge mit Hüftbeuge

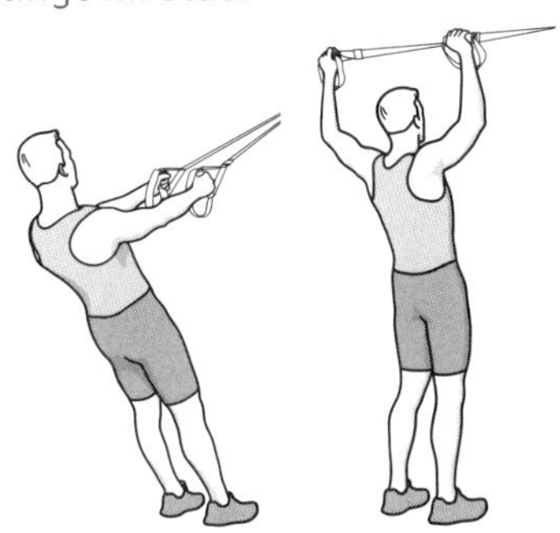

5 Butterfly Reverse in Y-Position

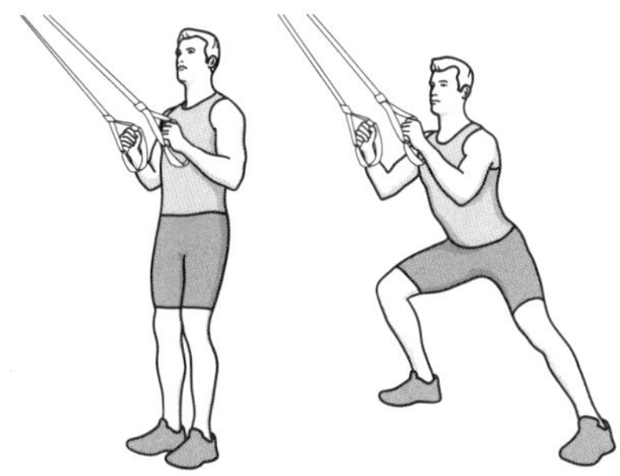

6 Lateral Lunge

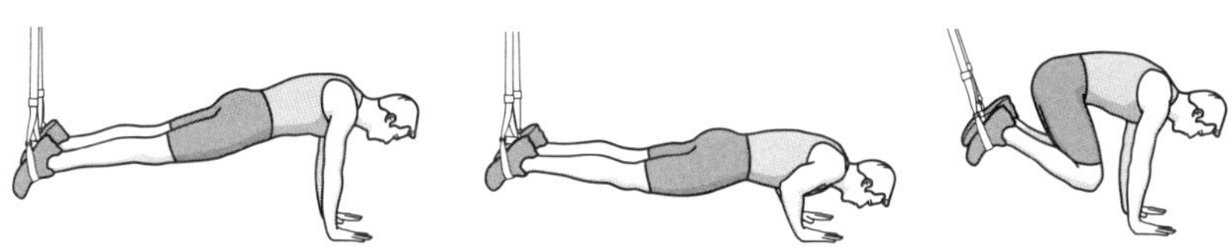

7 Liegestütz in der Schlinge mit Crunch

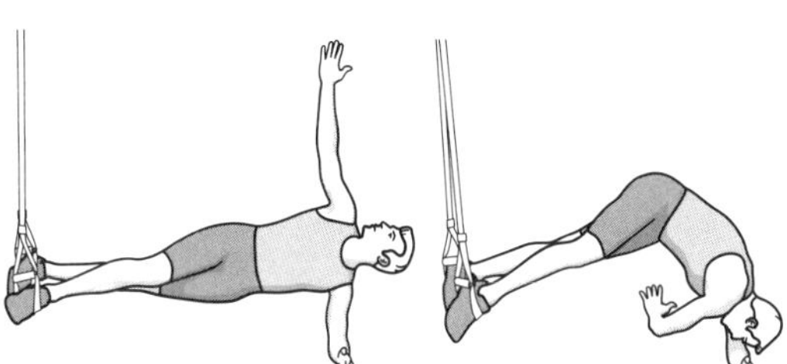

8 Seitstütz in der Schlinge mit Oberkörperrotation

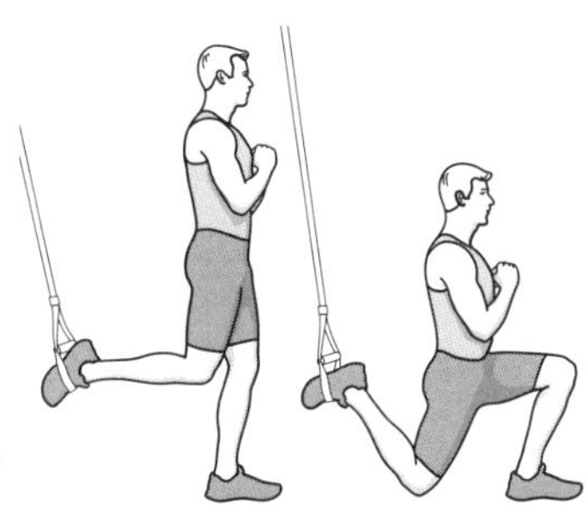

9 Ausfallschritt in der Schlinge

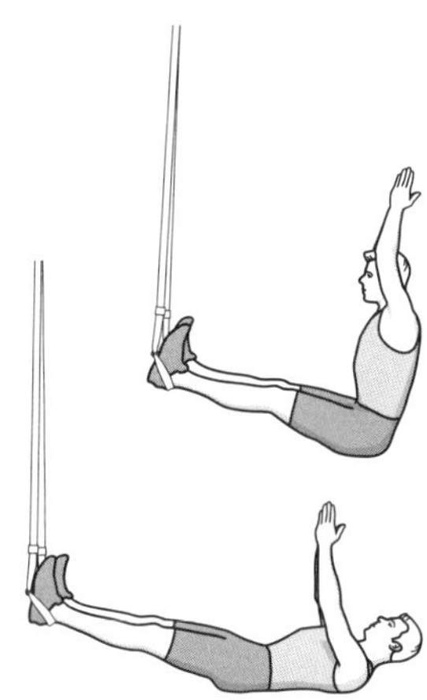

10 Sit-up in der Schlinge mit gestreckten Armen

30 Express-Workout 1

Trainingsdauer: 10 Minuten

1 2 3

	Übungen	Einstellung	Wiederholungen/ Belastungszeit	Pause in Sek.	Sätze	Inten-sität	Seite
1	Kniebeuge	Mitte, Handgriffe	15 Wdh.	15	2	1	135
2	Rudern	Mitte, Handgriffe	15 Wdh.	15	2	1	120
3	Liegestütz im Stand	Lang, Handgriffe	15 Wdh.	15	2	1	124
4	Unterarmstütz in der Schlinge	Wade, Fußschlaufen	30 Sek.	15	2	1	128
5	Seitstütz in der Schlinge mit gestrecktem Arm	Wade, Fußschlaufen	30 Sek.	15	2	2	130
6	Bergsteiger in der Schlinge in Rückenlage	Wade, Fußschlaufen	30 Sek.	15	2	1	138

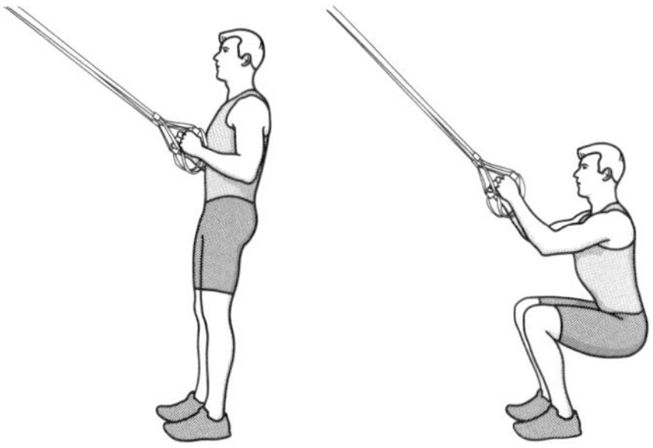

1 Kniebeuge

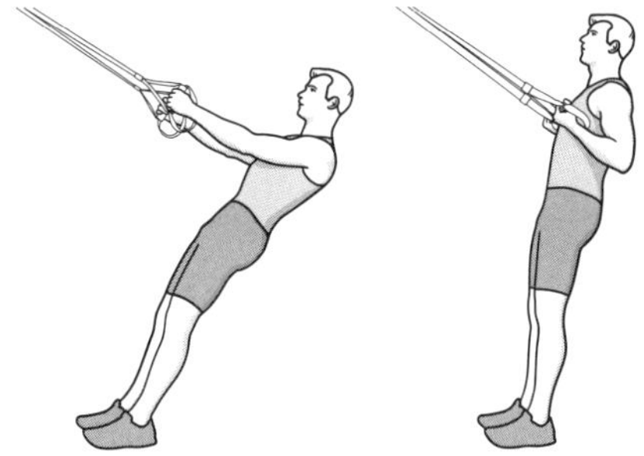

2 Rudern

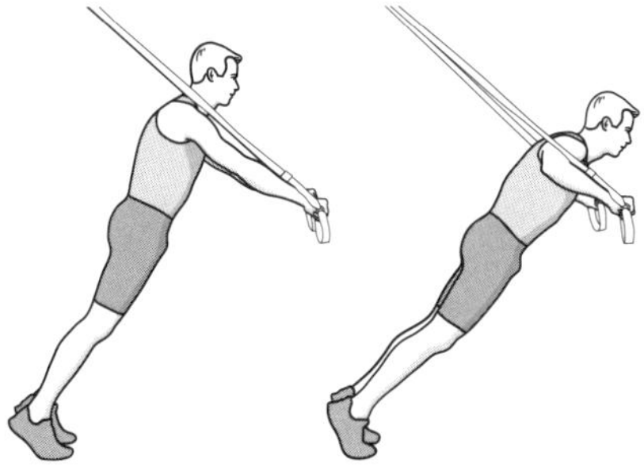

3 Liegestütz im Stand

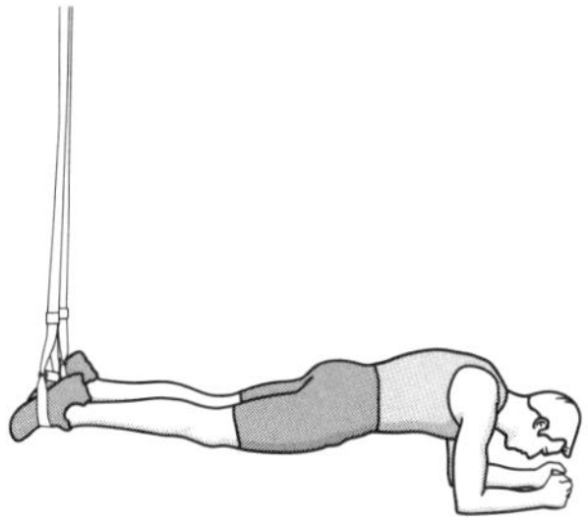

4 Unterarmstütz in der Schlinge

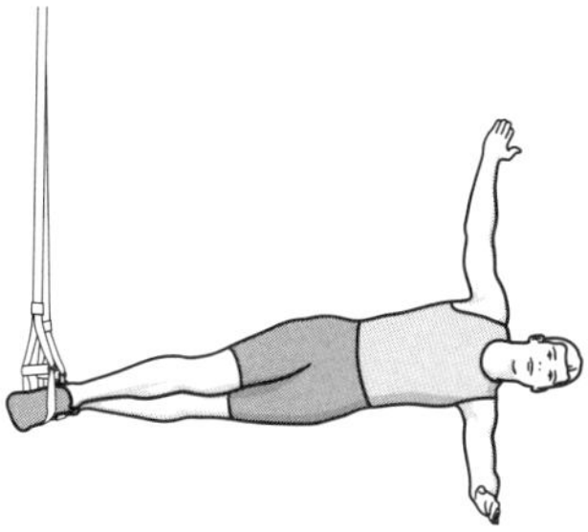

5 Seitstütz in der Schlinge mit gestrecktem Arm

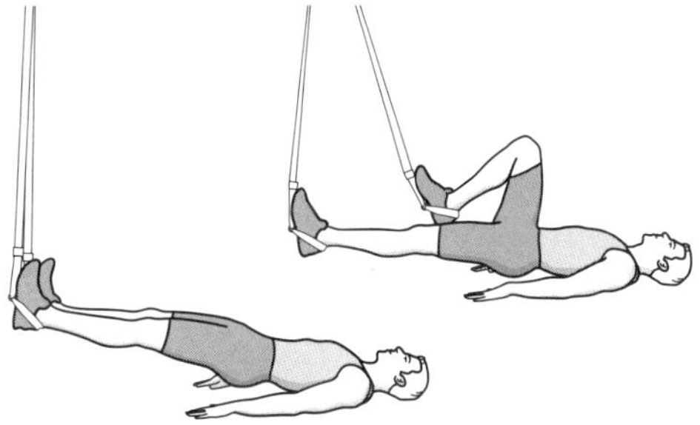

6 Bergsteiger in der Schlinge in Rückenlage

31 Express-Workout 2

Trainingsdauer: 10 Minuten

1 **2** 3

	Übungen	Einstellung	Wiederholungen/ Belastungszeit	Pause in Sek.	Sätze	Inten-sität	Seite
1	Einbeiniger Ausfallschritt	Mitte, Handgriffe	12 Wdh.	15	2	1	136
2	Vertikales Rudern	Kurz, Handgriffe	12 Wdh.	15	2	3	121
3	Liegestütz in der Schlinge	Wade, Fußschlaufen	12 Wdh.	15	2	2	125
4	Unterarmstütz in der Schlinge mit Gewichts-verlagerung	Wade, Fußschlaufen	40 Sek.	15	2	2	128
5	Seitstütz in der Schlinge mit Hüftbeuge	Wade, Fußschlaufen	12 Wdh.	15	2	2	131
6	Beckenlift in der Schlinge	Wade, Fußschlaufen	12 Wdh.	15	2	2	138

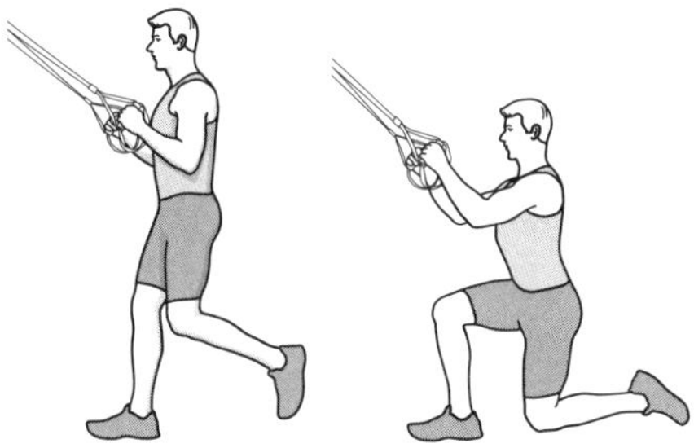

1 Einbeiniger Ausfallschritt

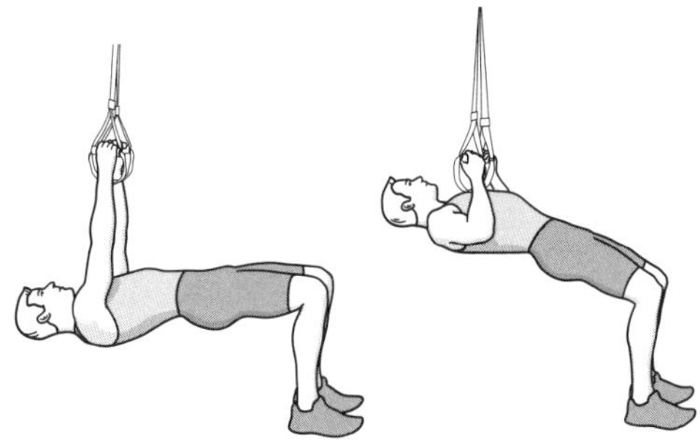

2 Vertikales Rudern

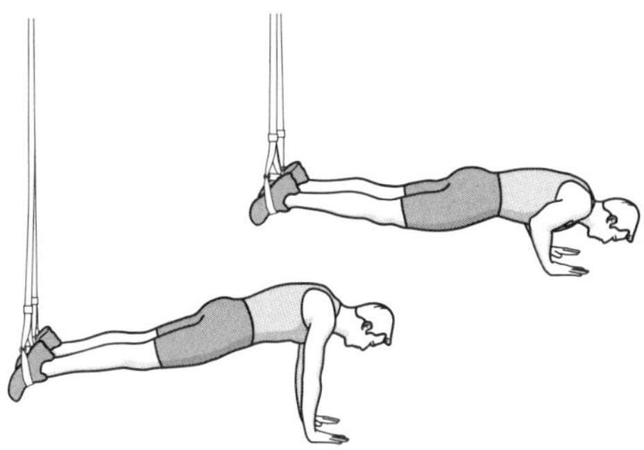

3 Liegestütz in der Schlinge

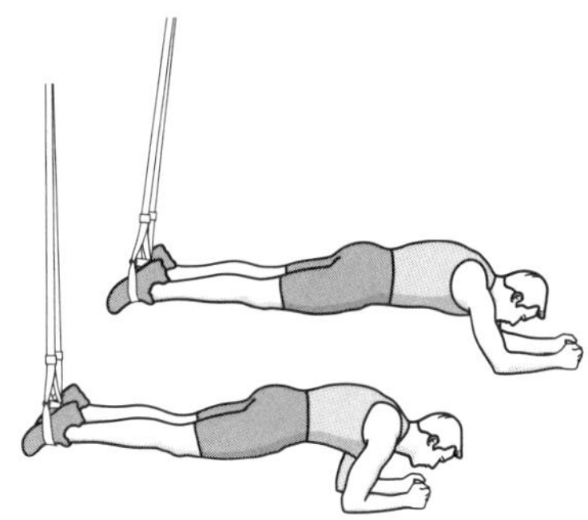

4 Unterarmstütz in der Schlinge mit Gewichtsverlagerung

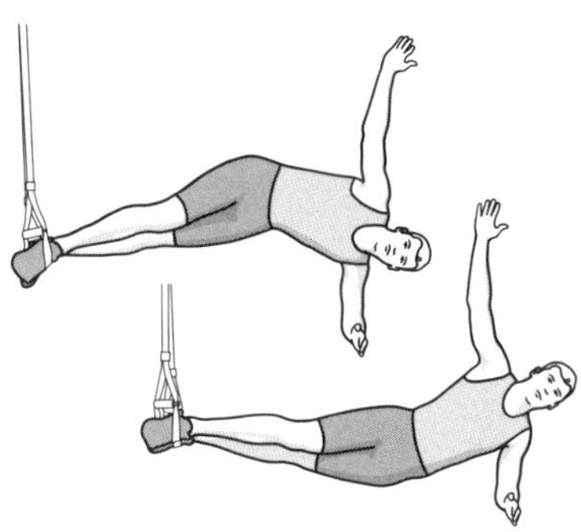

5 Seitstütz in der Schlinge mit Hüftbeuge

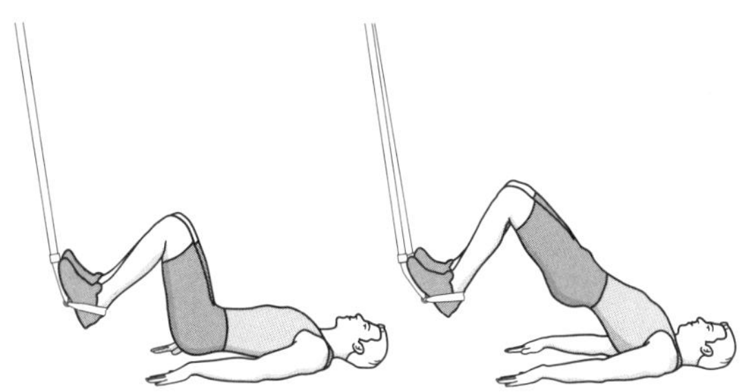

6 Beckenlift in der Schlinge

32 Laufen

Trainingsdauer: 30 Minuten

1 **2** 3

	Übungen	Einstellung	Wiederholungen/ Belastungszeit	Pause in Sek.	Sätze	Inten-sität	Seite
1	Ausfallschritt in der Schlinge	Wade, Fußschlaufen	15 Wdh.	20	2	2	137
2	Butterfly Reverse in T-Position	Mitte, Handgriffe	15 Wdh.	20	2	1	122
3	Strecken im Stand	Lang, Handgriffe	15 Wdh.	20	2	1	133
4	Bergsteiger in der Schlinge in Rückenlage	Wade, Fußschlaufen	40 Sek.	20	2	1	138
5	Seitstütz in der Schlinge mit gestrecktem Arm	Wade, Fußschlaufen	40 Sek.	20	2	2	130
6	Bergsteiger in der Schlinge	Wade, Fußschlaufen	40 Sek.	20	2	2	129
7	Beckenlift in der Schlinge	Wade, Fußschlaufen	15 Wdh.	20	2	2	138
8	Unterarmstütz in der Schlinge	Wade, Fußschlaufen	40 Sek.	20	2	1	128
Nach dem Workout: Dehnen							
9	Split	Kurz, Fußschlaufen	30–60 Sek.	0	1	2	140
10	Halbkniestand mit Rückbeuge	Mitte, Handgriffe	30–60 Sek.	0	1	1	141
11	Taube	Lang, Handgriffe	30–60 Sek.	0	1	2	141

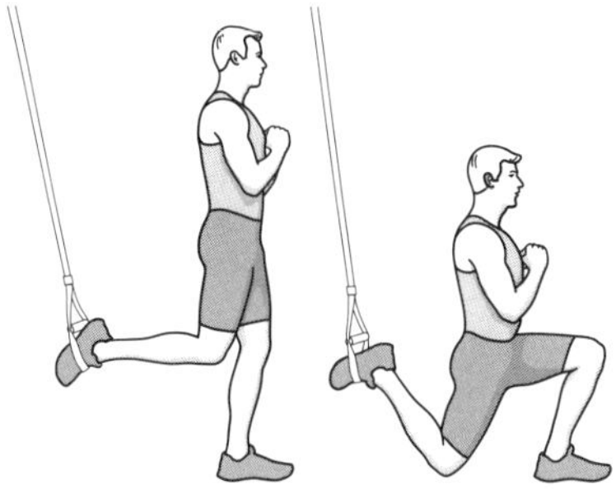

1 Ausfallschritt in der Schlinge

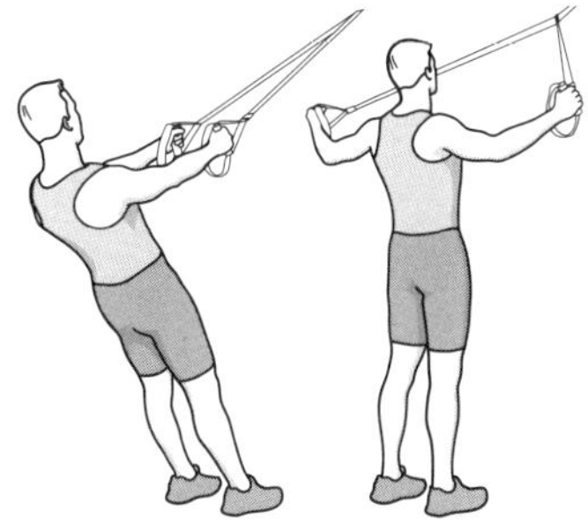

2 Butterfly Reverse in T-Position

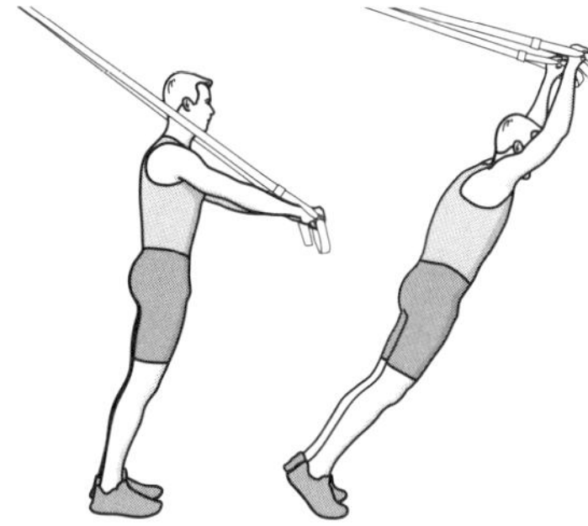

3 Strecken im Stand

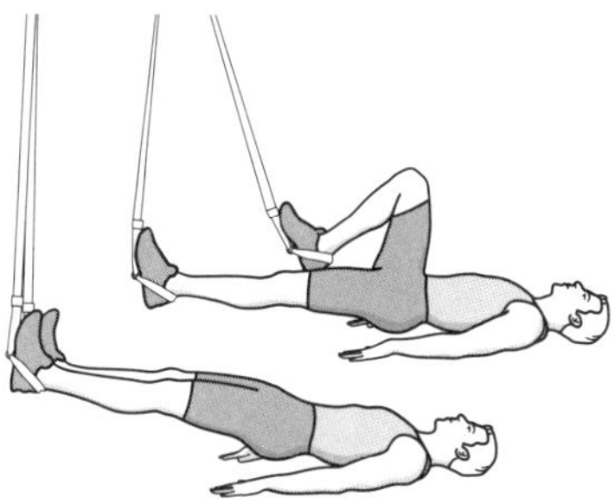

4 Bergsteiger in der Schlinge in Rückenlage

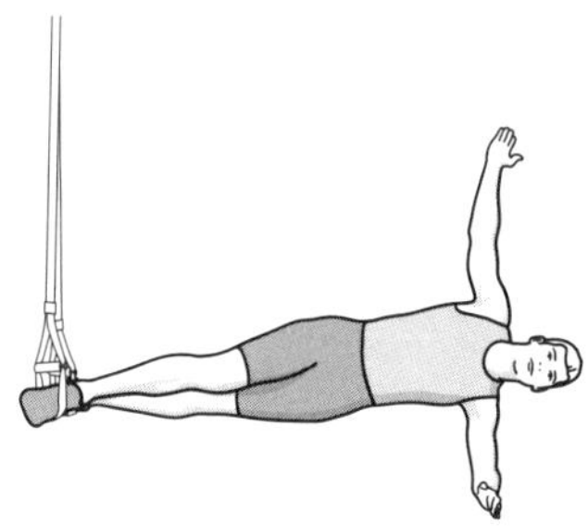

5 Seitstütz in der Schlinge mit gestrecktem Arm

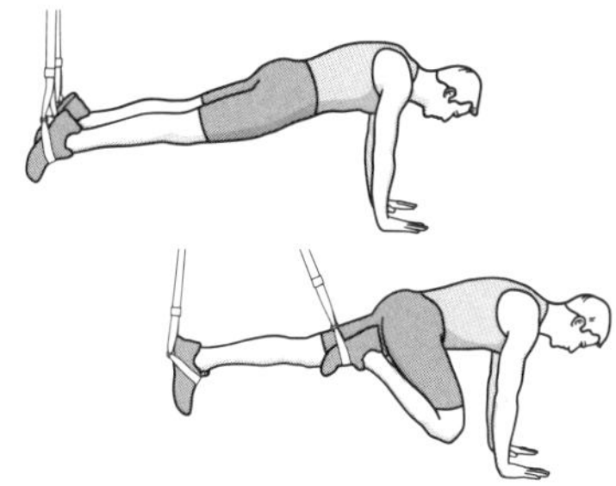

6 Bergsteiger in der Schlinge

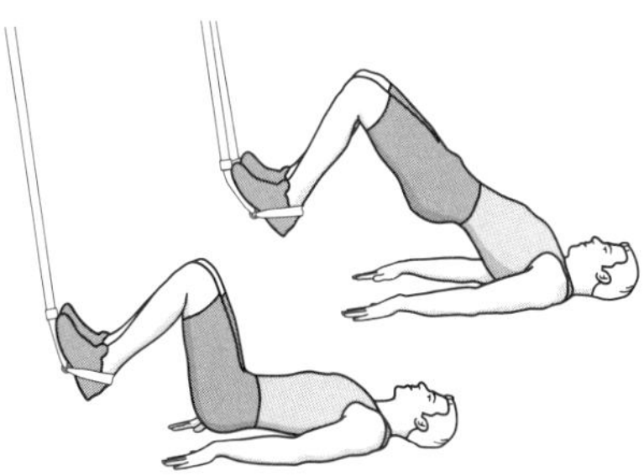

7 Beckenlift in der Schlinge

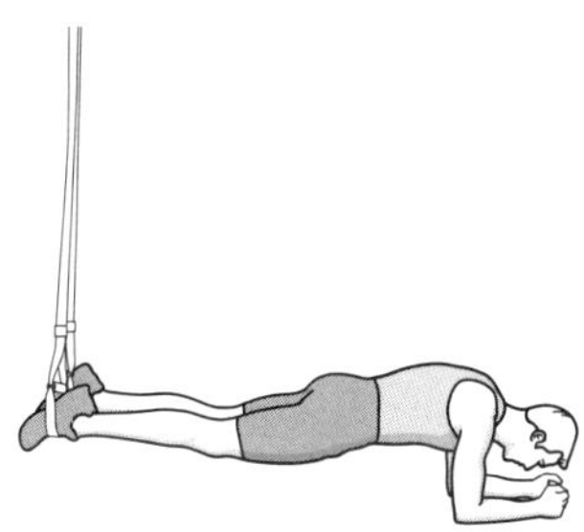

8 Unterarmstütz in der Schlinge

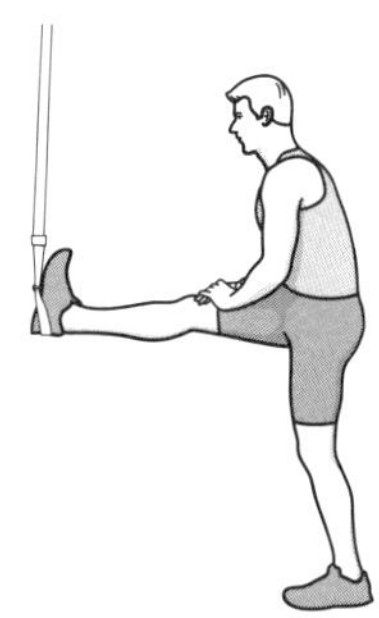

9 Split

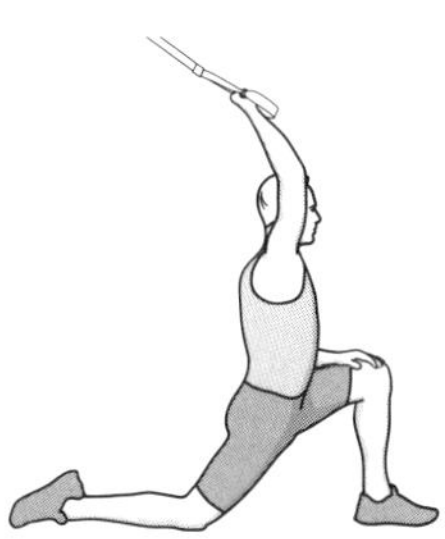

10 Halbkniestand mit Rückbeuge

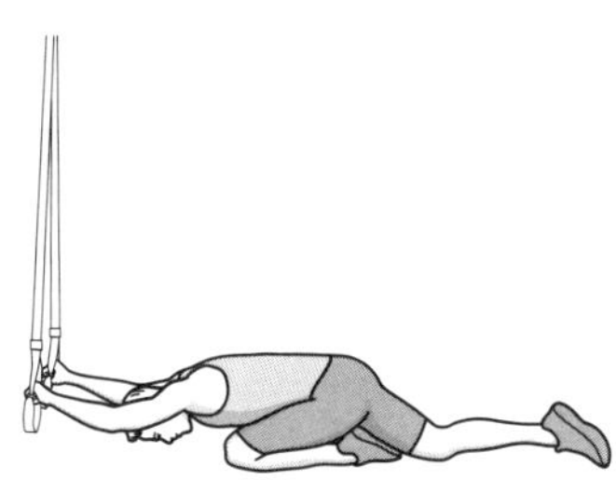

11 Taube

33 Golf

Trainingsdauer: 30 Minuten

1 **2** 3

	Übungen	Einstellung	Wiederholungen/ Belastungszeit	Pause in Sek.	Sätze	Intensität	Seite
1	Einbeiniger Ausfallschritt	Mitte, Handgriffe	12 Wdh.	20	2	1	136
2	Zurückziehen der Schulterblätter	Mitte, Handgriffe	12 Wdh.	20	2	1	123
3	Rudern	Mitte, Handgriffe	12 Wdh.	20	2	1	120
4	Butterfly Reverse in T-Position	Mitte, Handgriffe	12 Wdh.	20	2	1	122
5	Strecken im Knien	Mitte, Handgriffe	12 Wdh.	20	2	1	143
6	Seitstütz in der Schlinge mit gestrecktem Arm	Wade, Fußschlaufen	40 Sek.	20	2	2	130
7	Butterfly Reverse in X-Position	Mitte, Handgriffe	12 Wdh.	20	2	1	123
8	Einseitige Rumpfrotation im Stand	Mitte, Handgriffe	12 Wdh.	20	2	1	134
9	Unterarmstütz in der Schlinge	Wade, Fußschlaufen	40 Sek.	20	2	1	128
Nach dem Workout: Dehnen							
10	Aufgespannter Ausfallschritt	Mitte, Handgriffe	30–60 Sek.	0	1	1	143
11	Abgestufter Halbmond	Mitte, Handgriffe	30–60 Sek.	0	1	2	142
12	Tisch im versetzten Stand	Kurz, Handgriffe	30–60 Sek.	0	1	1	139

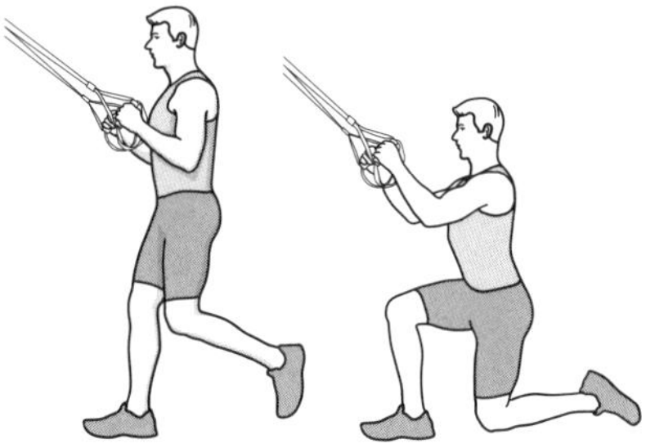

1 Einbeiniger Ausfallschritt

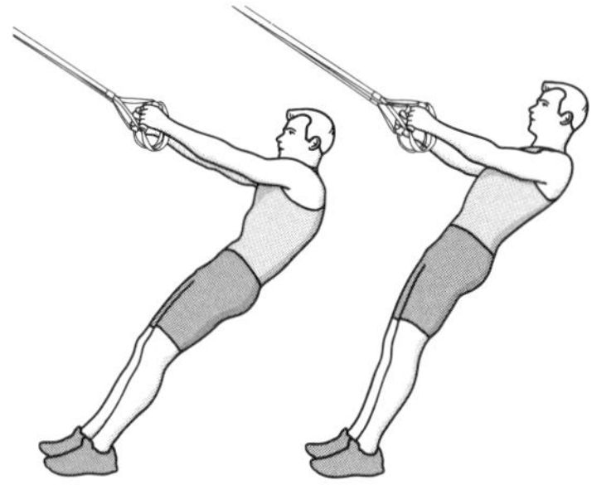

2 Zurückziehen der Schulterblätter

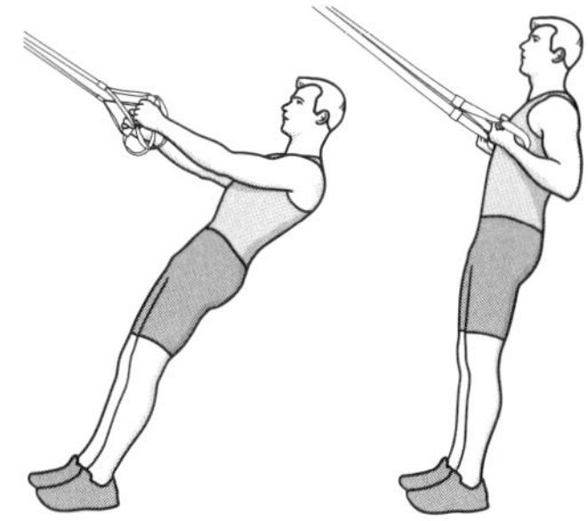

3 Rudern

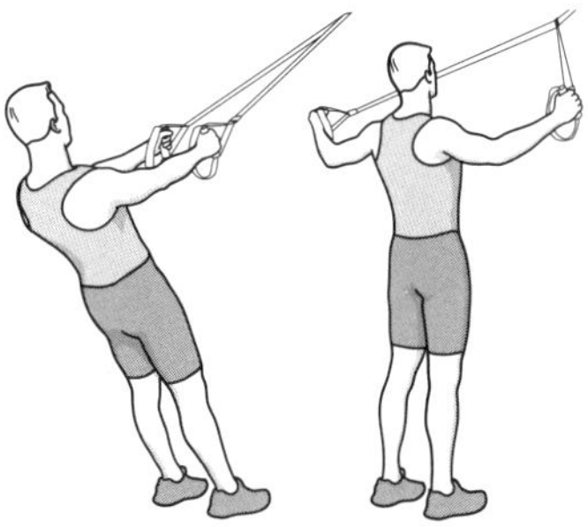

4 Butterfly Reverse in T-Position

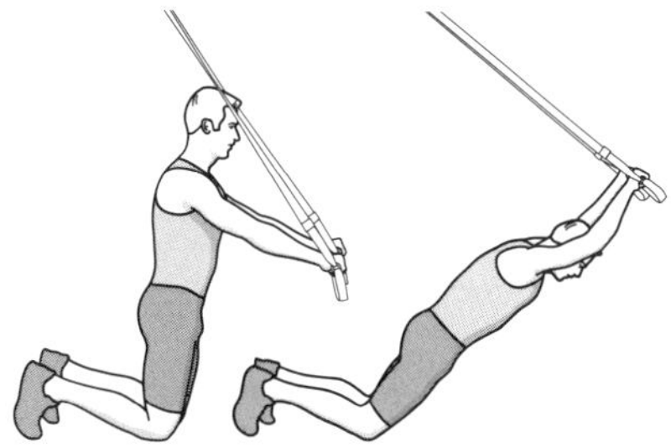

5 Strecken im Knien

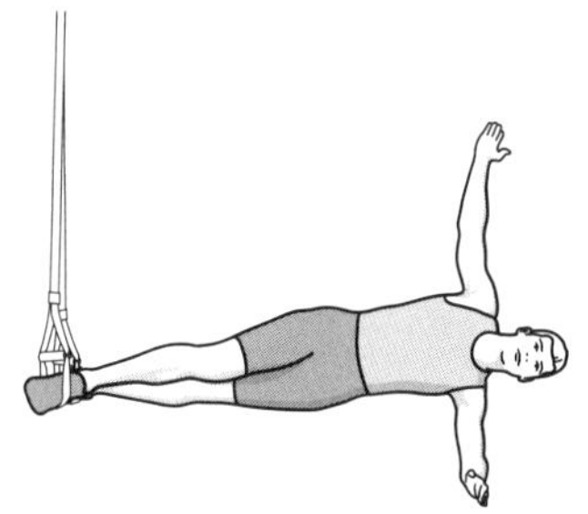

6 Seitstütz in der Schlinge mit gestrecktem Arm

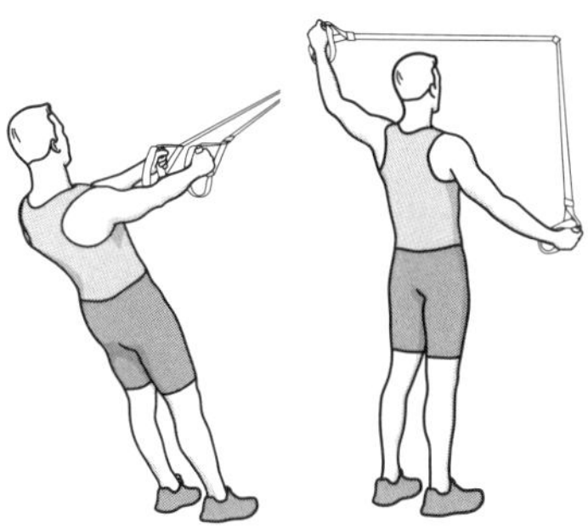

7 Butterfly Reverse in X-Position

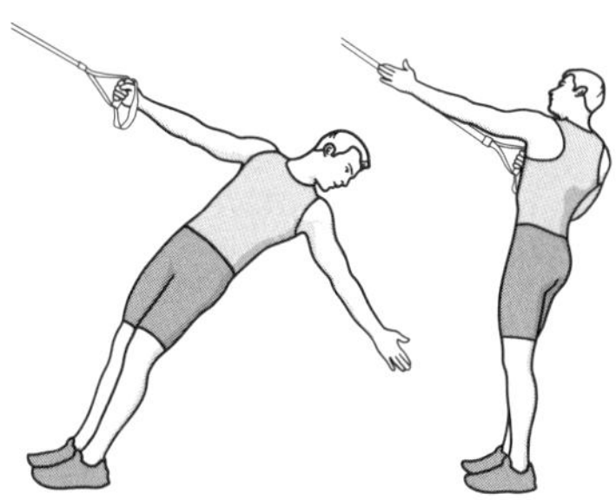

8 Einseitige Rumpfrotation im Stand

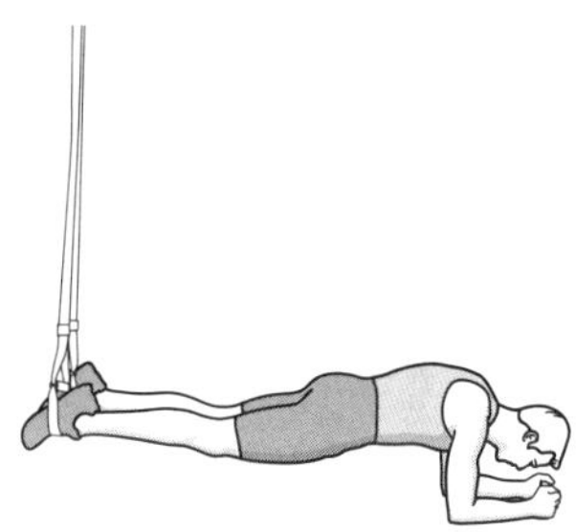

9 Unterarmstütz in der Schlinge

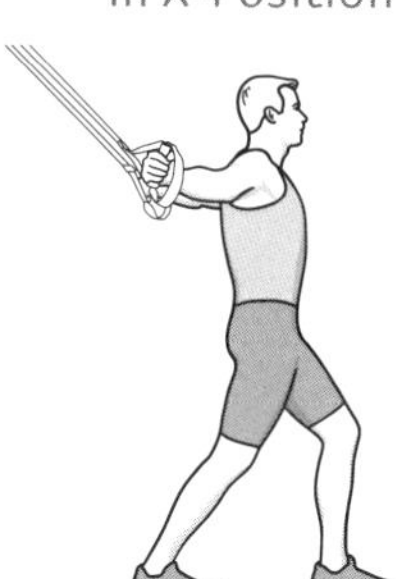

10 Aufgespannter Ausfallschritt

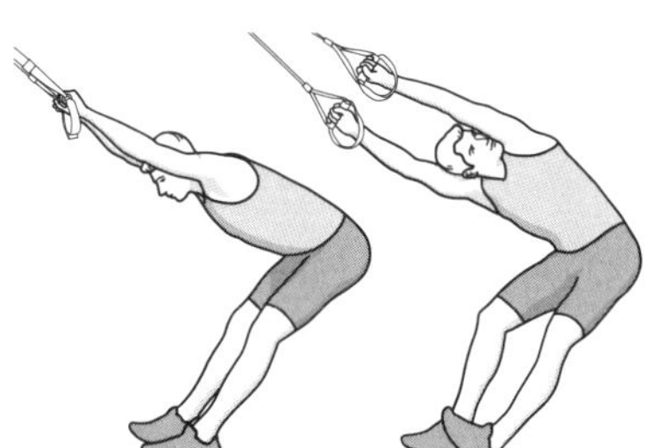

11 Abgestufter Halbmond

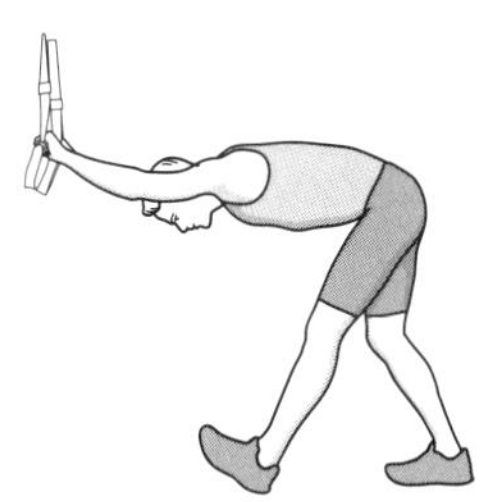

12 Tisch im versetzten Stand

34 Schwimmen

Trainingsdauer: 25 Minuten

1 **2** 3

	Übungen	Einstellung	Wiederholungen/ Belastungszeit	Pause in Sek.	Sätze	Inten-sität	Seite
1	Zurückziehen der Schulterblätter	Mitte, Handgriffe	12 Wdh.	20	2	1	123
2	Rudern im 90-Grad-Winkel	Mitte, Handgriffe	12 Wdh.	20	2	1	120
3	Butterfly Reverse in T-Position	Mitte, Handgriffe	12 Wdh.	20	2	1	122
4	Strecken im Stand	Lang, Handgriffe	12 Wdh.	20	2	1	133
5	Seitstütz in der Schlinge mit gestrecktem Arm	Wade, Fußschlaufen	40 Sek.	20	2	2	130
6	Bergsteiger in der Schlinge	Wade, Fußschlaufen	40 Sek.	20	2	2	129
7	Gestrecktes Beinsenken	Wade, Handgriffe	12 Wdh.	20	2	3	132
8	Beckenlift in der Schlinge	Wade, Fußschlaufen	12 Wdh.	20	2	2	138
9	Butterfly Reverse in Y-Position	Mitte, Handgriffe	12 Wdh.	20	2	1	122
10	Ziehen über Kreuz	Mitte, Handgriffe	12 Wdh.	20	2	1	125
11	Bizeps-Curl im Obergriff	Mitte, Handgriffe	12 Wdh.	20	2	1	126
12	Trizepspresse im Stand	Lang, Handgriffe	12 Wdh.	20	2	2	127

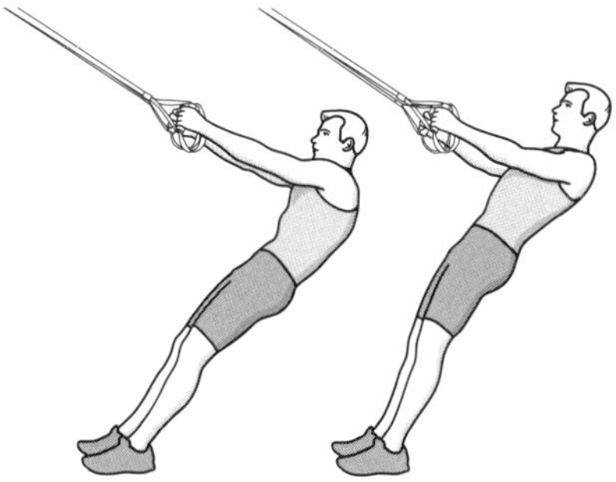

1 Zurückziehen der Schulterblätter

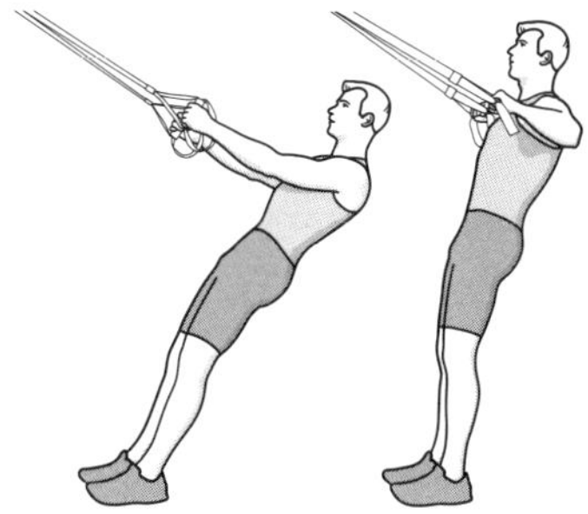

2 Rudern im 90-Grad-Winkel

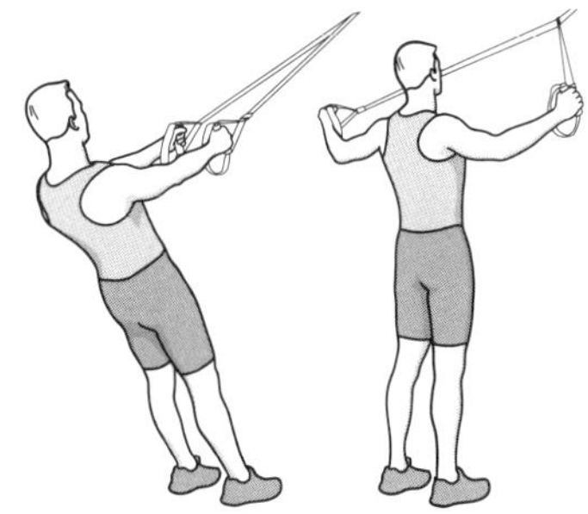

3 Butterfly Reverse in T-Position

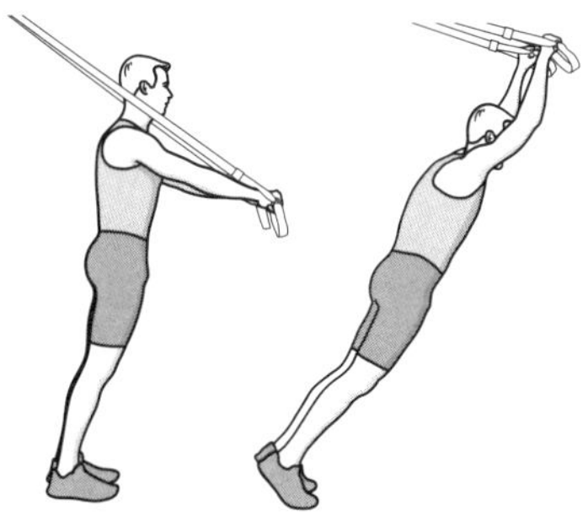

4 Strecken im Stand

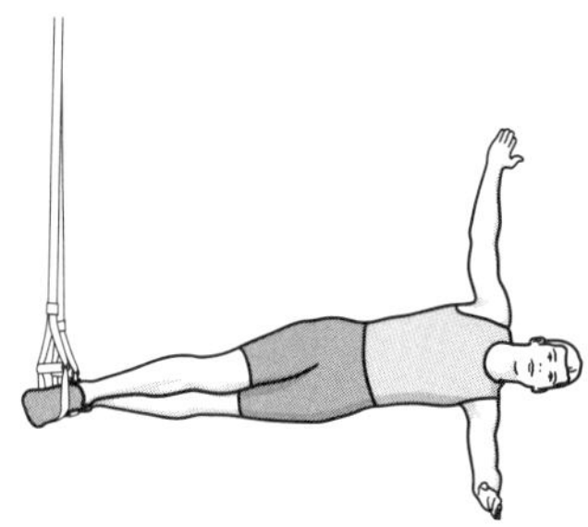

5 Seitstütz in der Schlinge mit gestrecktem Arm

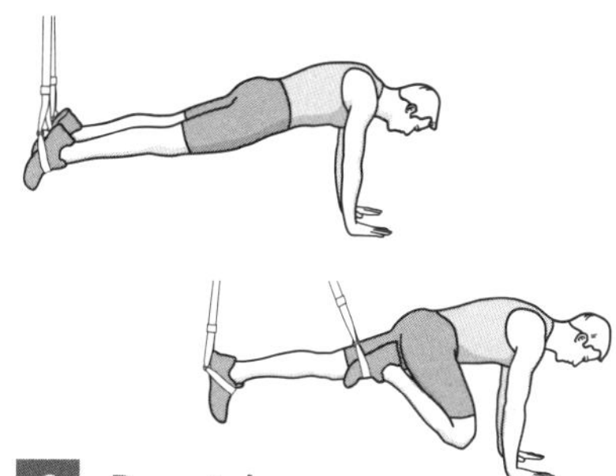

6 Bergsteiger in der Schlinge

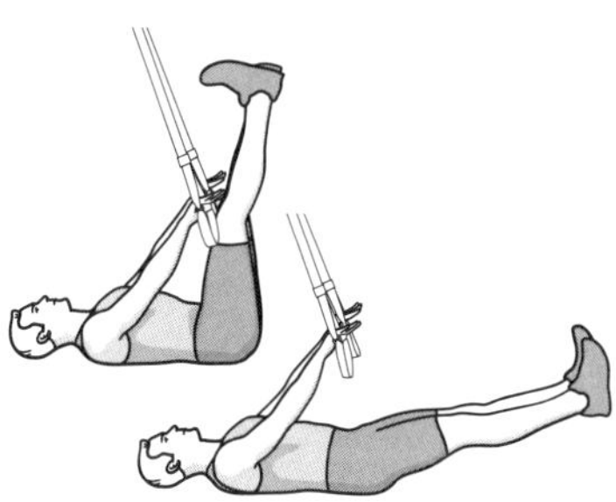

7 Gestrecktes Beinsenken

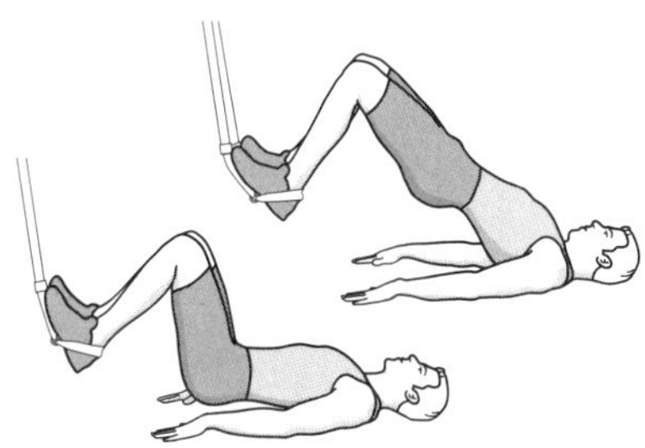

8 Beckenlift in der Schlinge

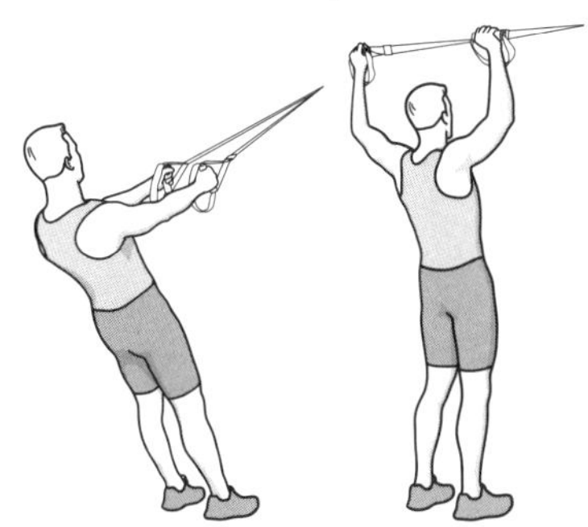

9 Butterfly Reverse in Y-Position

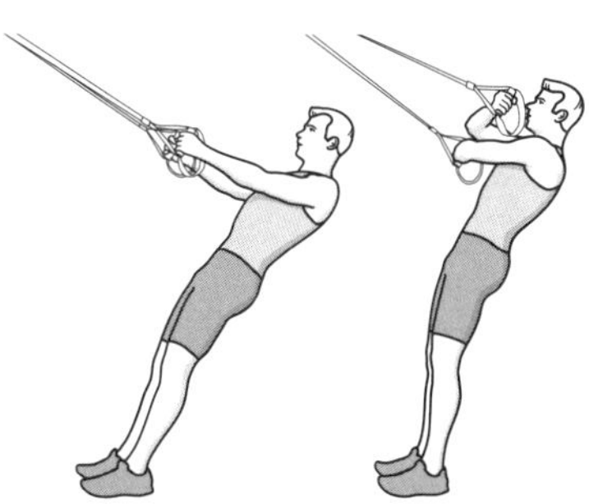

10 Ziehen über Kreuz

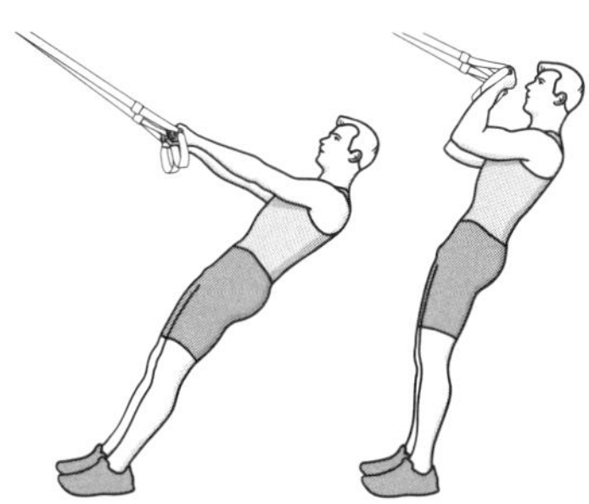

11 Bizeps-Curl im Obergriff

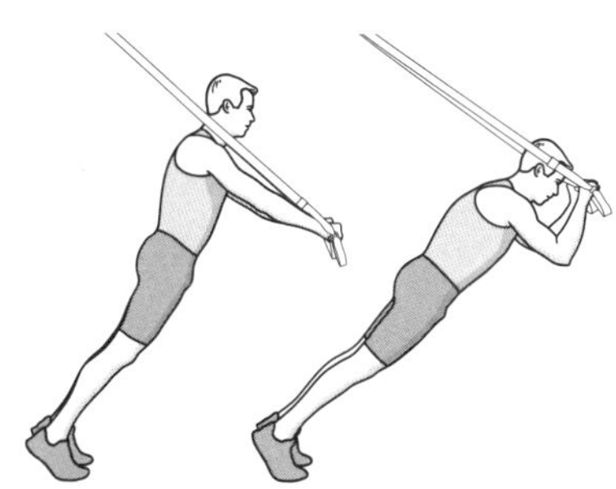

12 Trizepspresse im Stand

35 Kampfsport

Trainingsdauer: 25 Minuten

1 2 **3**

	Übungen	Einstellung	Wiederholungen/ Belastungszeit	Pause in Sek.	Sätze	Inten-sität	Seite
1	Ausfallschritt in der Schlinge	Wade, Fußschlaufen	12 Wdh.	20	2	2	137
2	Vertikales Rudern	Kurz, Handgriffe	12 Wdh.	20	2	3	121
3	Einarmige Brust-presse	Lang, Handgriffe	12 Wdh.	20	2	3	124
4	Butterfly Reverse in X-Position	Mitte, Handgriffe	12 Wdh.	20	2	1	123
5	Liegestütz in der Schlinge mit Crunch	Wade, Fußschlaufen	12 Wdh.	20	2	3	125
6	Seitstütz in der Schlinge mit Oberkörper-rotation	Wade, Fußschlaufen	12 Wdh.	20	2	3	131
7	Einbeinige Kniebeuge	Mitte, Handgriffe	12 Wdh.	20	2	2	135
8	Strecken im Stand	Lang, Handgriffe	12 Wdh.	20	2	1	133
9	Bizeps-Curl	Mitte, Handgriffe	12 Wdh.	20	2	1	126
10	Trizepspresse im Stand	Lang, Handgriffe	12 Wdh.	20	2	2	127

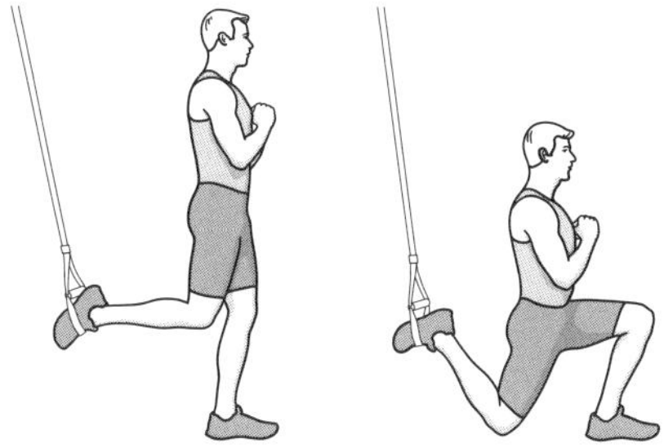

1 Ausfallschritt in der Schlinge

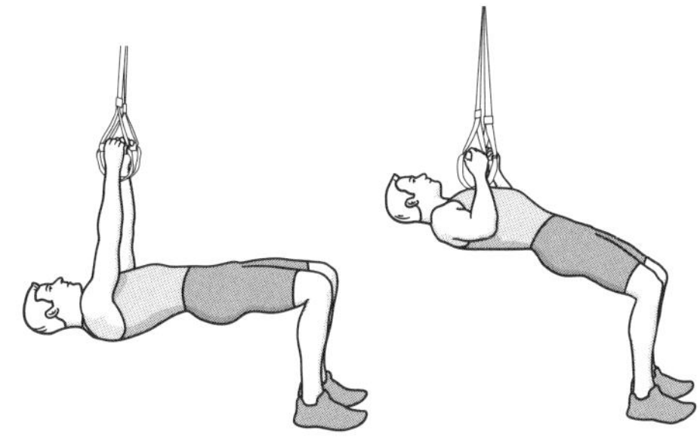

2 Vertikales Rudern

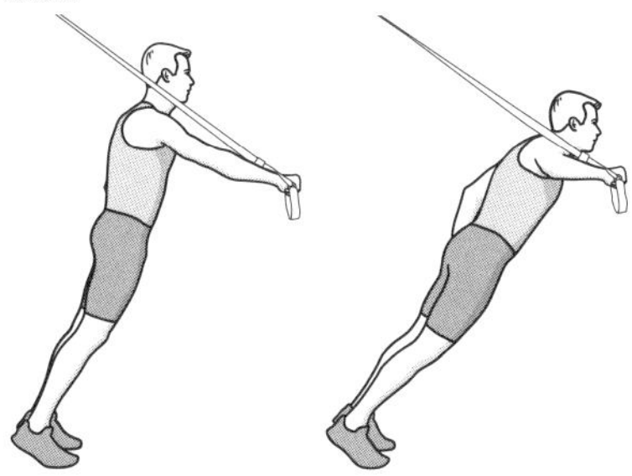

3 Einarmige Brustpresse

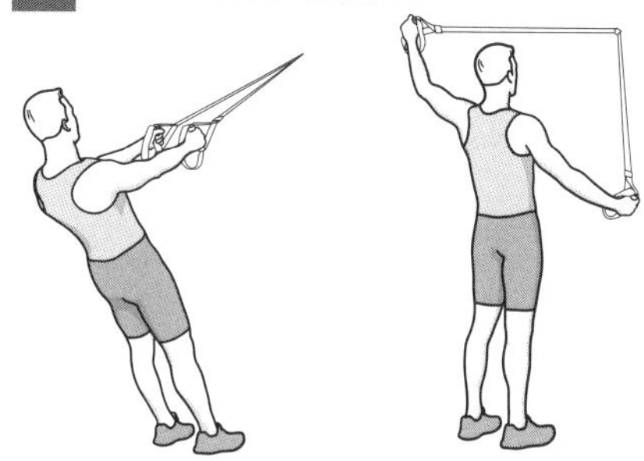

4 Butterfly Reverse in X-Position

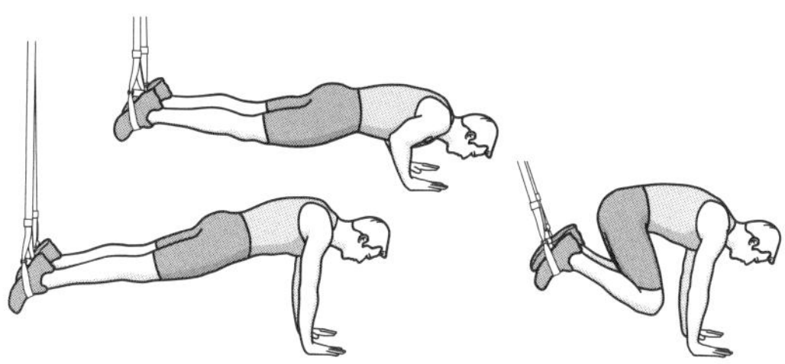

5 Liegestütz in der Schlinge mit Crunch

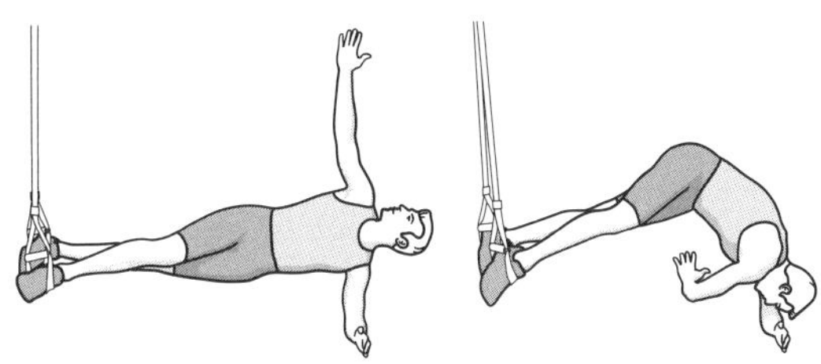

6 Seitstütz in der Schlinge mit Oberkörperrotation

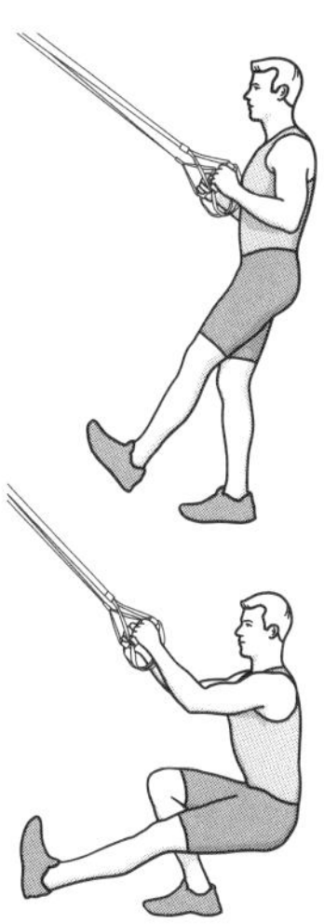

7 Einbeinige Kniebeuge

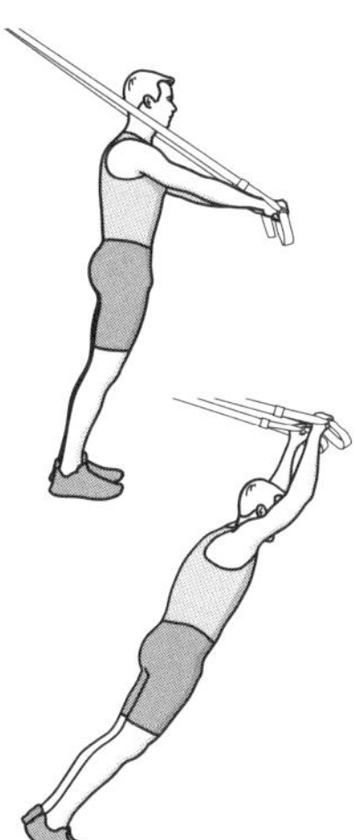

8 Strecken im Stand

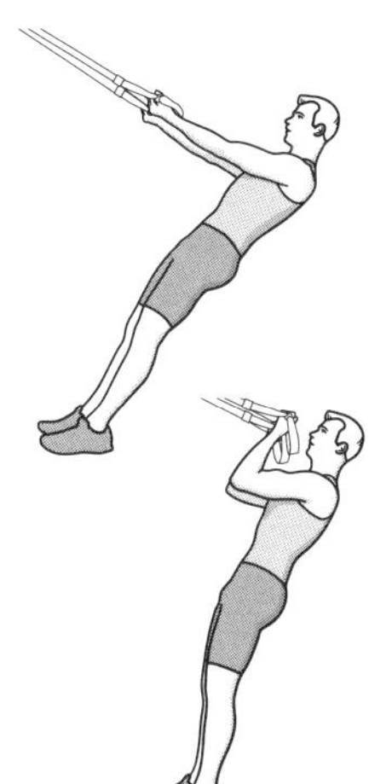

9 Bizeps-Curl

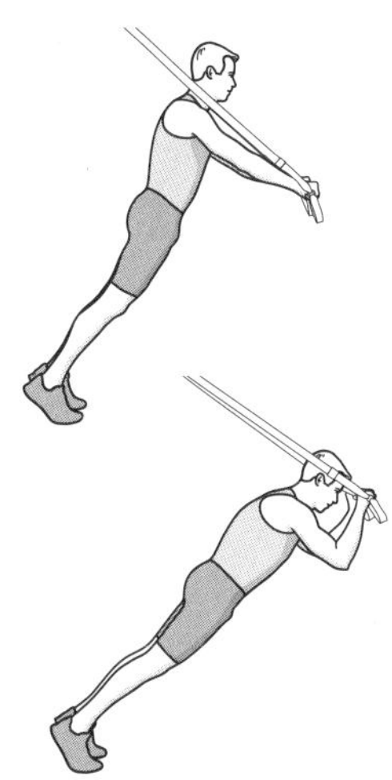

10 Trizepspresse im Stand

36 Fußball

Trainingsdauer: 30 Minuten

1 **2** 3

	Übungen	Einstellung	Wiederholungen/ Belastungszeit	Pause in Sek.	Sätze	Intensität	Seite
1	Ausfallschritt in der Schlinge	Wade, Fußschlaufen	15 Wdh.	20	2	2	137
2	Rudern	Mitte, Handgriffe	15 Wdh.	20	2	1	120
3	Unterarmstütz in der Schlinge	Wade, Fußschlaufen	40 Sek	20	2	1	128
4	Seitstütz in der Schlinge mit gestrecktem Arm	Wade, Fußschlaufen	40 Sek.	20	2	2	130
5	Lateral Lunge	Mitte, Handgriffe	15 Wdh.	20	2	2	137
6	Liegestütz im Stand	Lang, Handgriffe	15 Wdh.	20	2	1	124
7	Bergsteiger in der Schlinge	Wade, Fußschlaufen	40 Sek.	20	2	2	129
8	Bergsteiger in der Schlinge in Rückenlage	Wade, Fußschlaufen	40 Sek.	20	2	1	138
9	Seitstütz in der Schlinge mit Oberkörper-rotation	Wade, Fußschlaufen	15 Wdh.	20	2	3	131
10	Einbeiniger Ausfallschritt	Mitte, Handgriffe	15 Wdh.	20	2	1	136
11	Butterfly Reverse in T-Position	Mitte, Handgriffe	15 Wdh.	20	2	1	122
12	Strecken im Knien	Mitte, Handgriffe	15 Wdh.	20	2	1	134

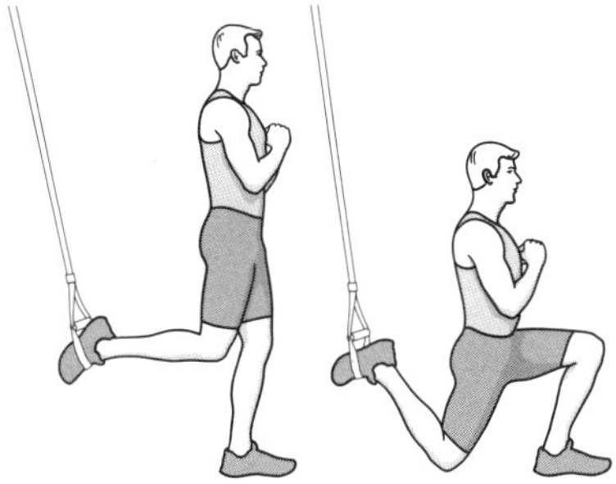

1 Ausfallschritt in der Schlinge

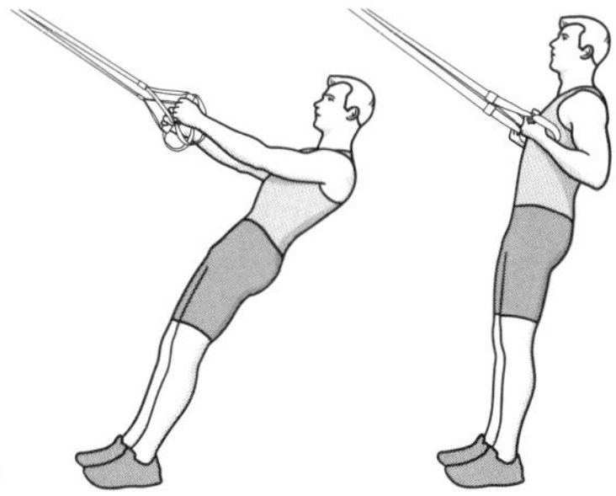

2 Rudern

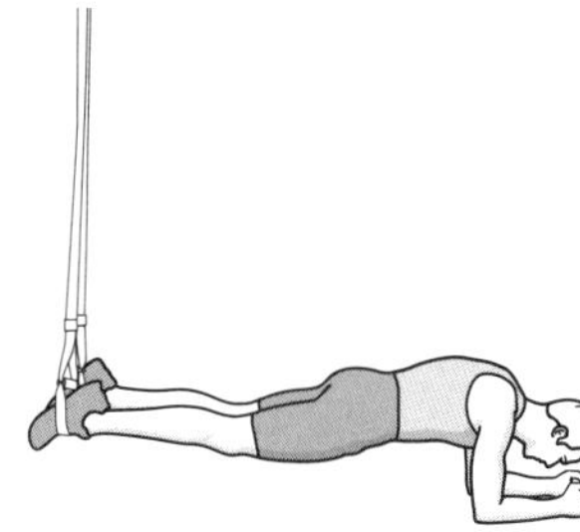

3 Unterarmstütz in der Schlinge

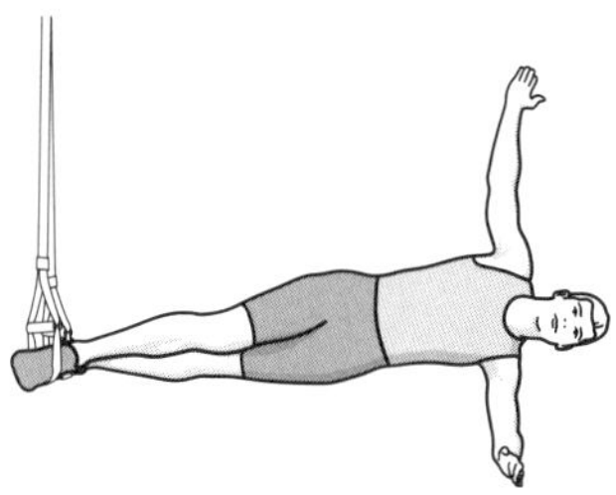

4 Seitstütz in der Schlinge mit gestrecktem Arm

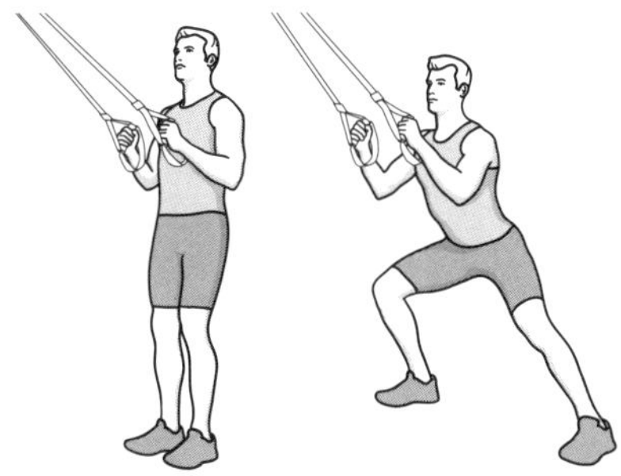

5 Lateral Lunge

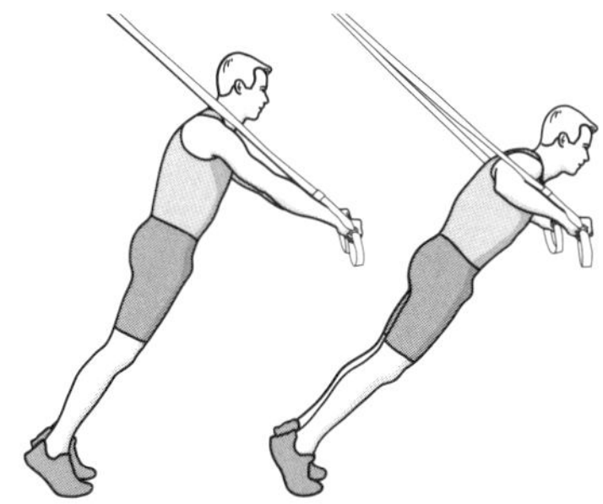

6 Liegestütz im Stand

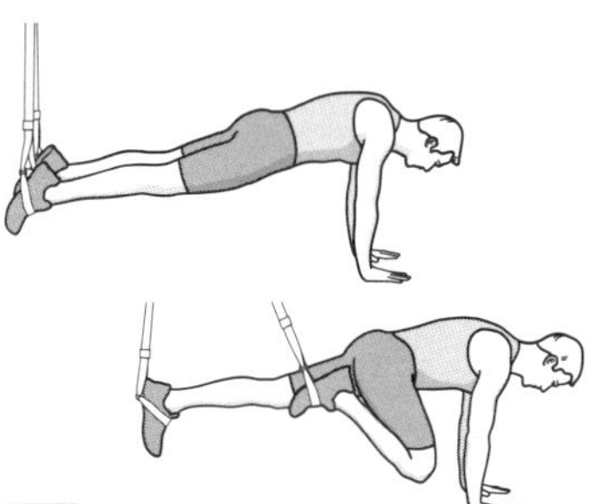

7 Bergsteiger in der Schlinge

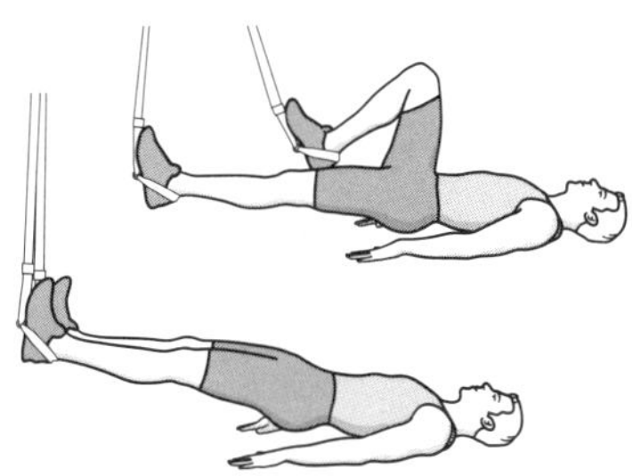

8 Bergsteiger in der Schlinge in Rückenlage

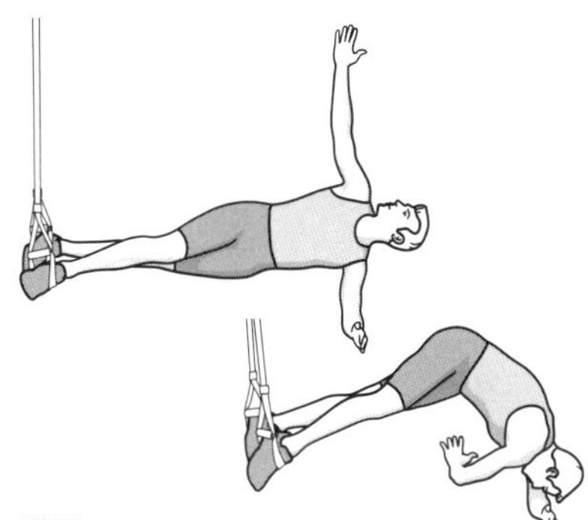

9 Seitstütz in der Schlinge mit Oberkörperrotation

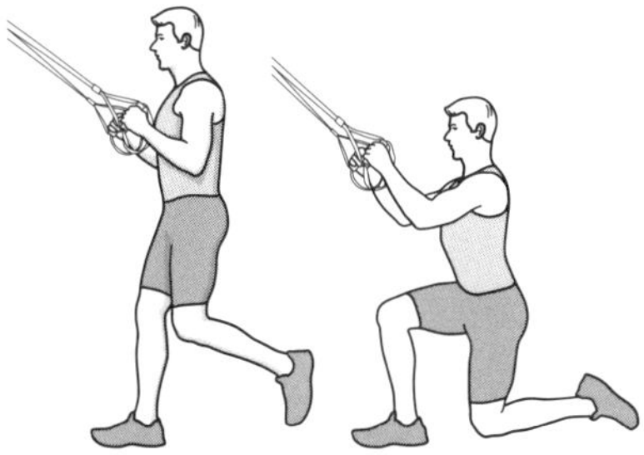

10 Einbeiniger Ausfallschritt

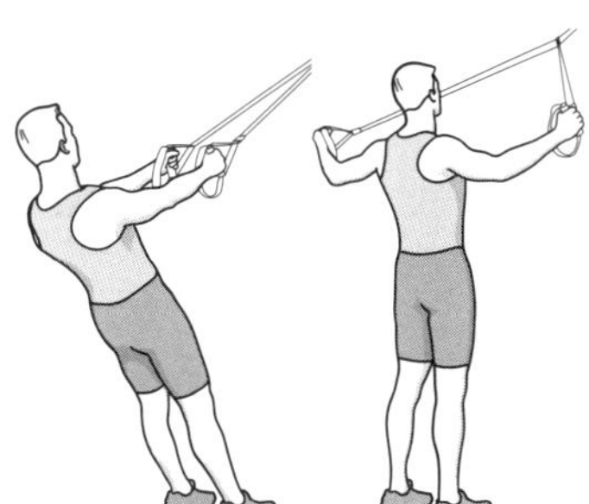

11 Butterfly Reverse in T-Position

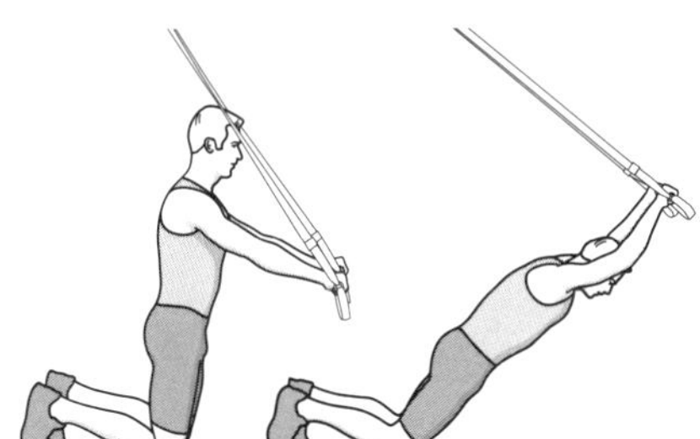

12 Strecken im Knien

37 Radfahren

Trainingsdauer: 30 Minuten

1 **2** 3

	Übungen	Einstellung	Wiederholungen/ Belastungszeit	Pause in Sek.	Sätze	Inten- sität	Seite
1	Einbeiniger Ausfallschritt	Mitte, Handgriffe	15 Wdh.	20	2	1	136
2	Rudern	Mitte, Handgriffe	15 Wdh.	20	2	1	120
3	Butterfly Reverse in T-Position	Mitte, Handgriffe	15 Wdh.	20	2	1	122
4	Liegestütz im Stand	Lang, Handgriffe	15 Wdh.	20	2	1	124
5	Bergsteiger in der Schlinge in Rückenlage	Wade, Fußschlaufen	40 Sek.	20	2	1	138
6	Unterarmstütz in der Schlinge	Wade, Fußschlaufen	40 Sek.	20	2	1	128
7	Seitstütz in der Schlinge mit gestrecktem Arm	Wade, Fußschlaufen	40 Sek.	20	2	2	130
8	Bergsteiger in der Schlinge	Wade, Fußschlaufen	40 Sek.	20	2	2	129
9	Beckenlift in der Schlinge	Wade, Fußschlaufen	15 Wdh.	20	2	2	138
10	Schwebender Vierfüßlerstand	Lang, Handgriffe	40 Sek.	20	2	3	134
Nach dem Workout: Dehnen							
11	Aufgespannter Ausfallschritt	Mitte, Handgriffe	30–60 Sek.	0	1	1	143
12	Abgestufter Halbmond	Mitte, Handgriffe	30–60 Sek.	0	1	2	142

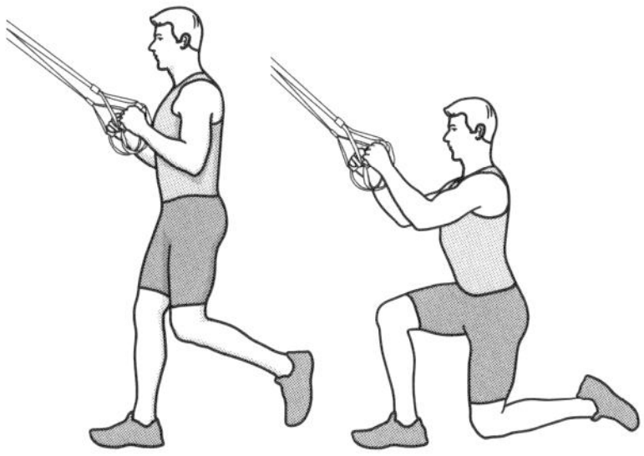

1 Einbeiniger Ausfallschritt

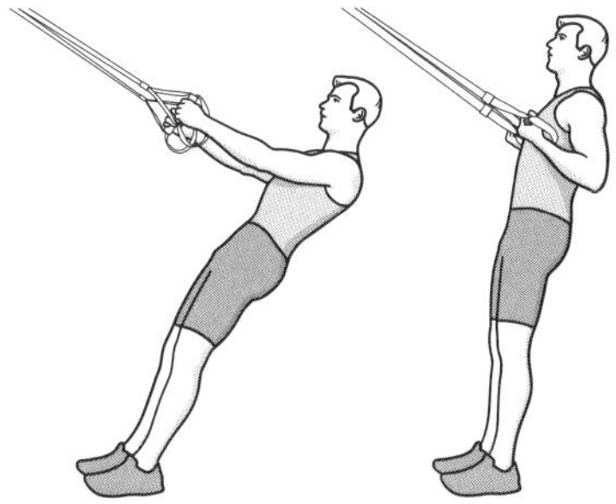

2 Rudern

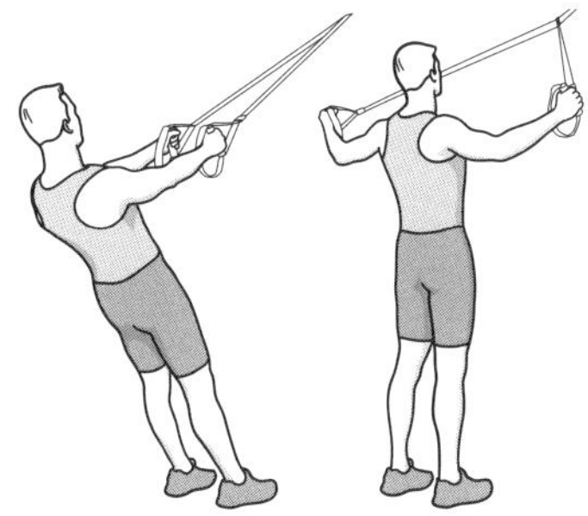

3 Butterfly Reverse in T-Position

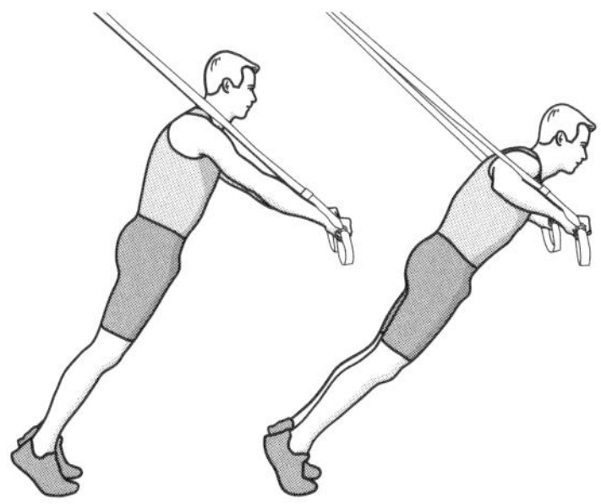

4 Liegestütz im Stand

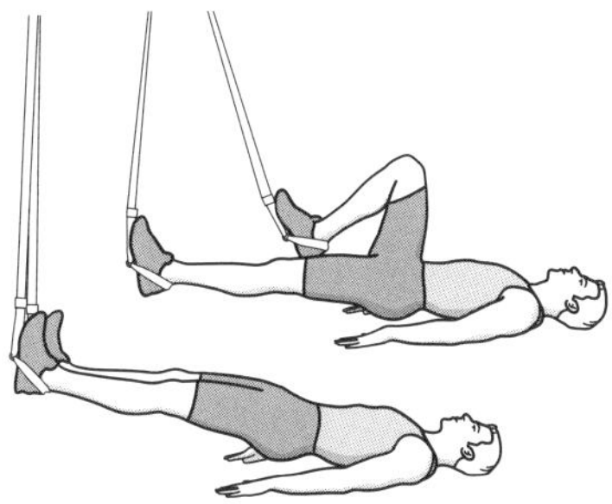

5 Bergsteiger in der Schlinge in Rückenlage

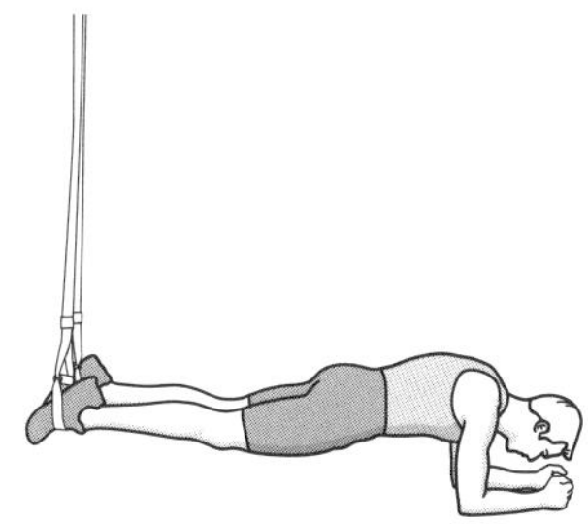

6 Unterarmstütz in der Schlinge

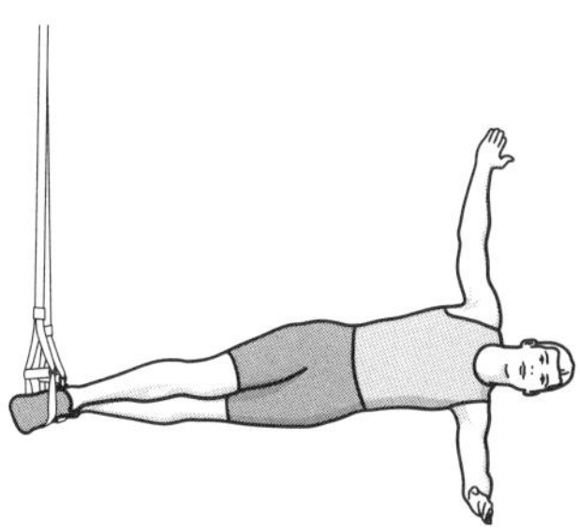

7 Seitstütz in der Schlinge mit gestrecktem Arm

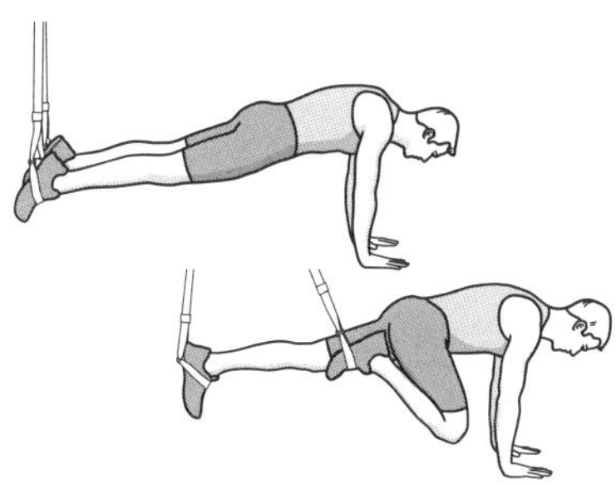

8 Bergsteiger in der Schlinge

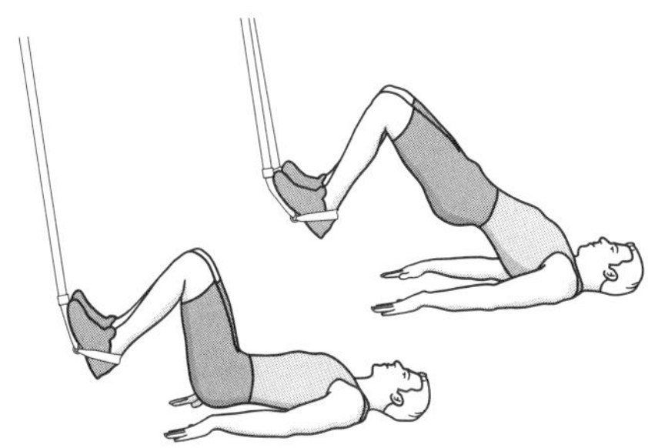

9 Beckenlift in der Schlinge

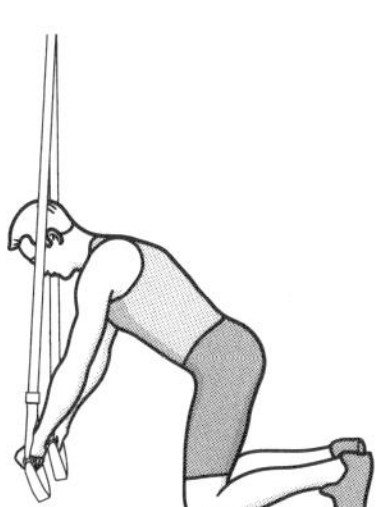

10 Schwebender Vierfüßlerstand

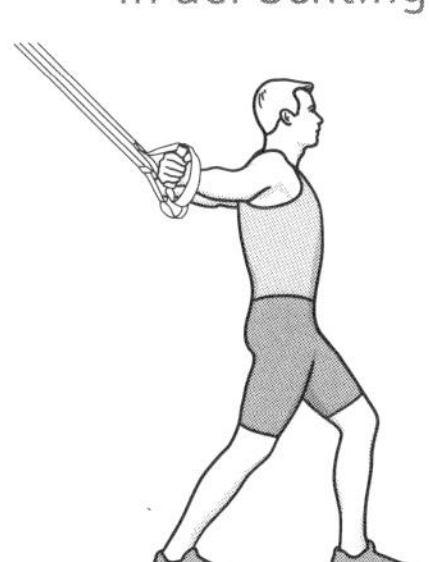

11 Aufgespannter Ausfallschritt

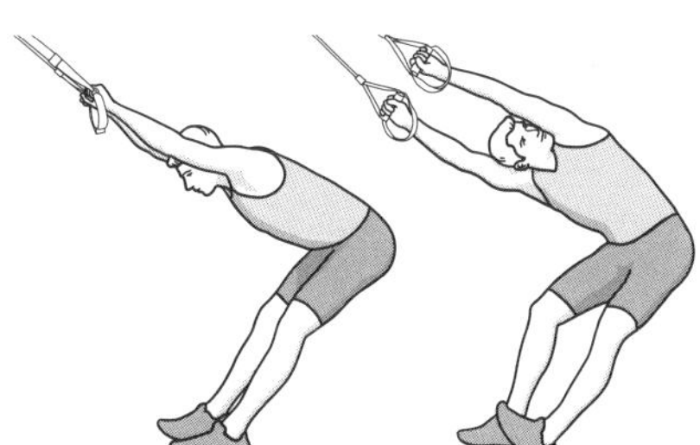

12 Abgestufter Halbmond

38 Tennis

Trainingsdauer: 30 Minuten

1 **2** 3

	Übungen	Einstellung	Wiederholungen/ Belastungszeit	Pause in Sek.	Sätze	Inten-sität	Seite
1	Ausfallschritt in der Schlinge	Wade, Fußschlaufen	12 Wdh.	20	2	2	137
2	Rudern	Mitte, Handgriffe	12 Wdh.	20	2	1	120
3	Butterfly Reverse in T-Position	Mitte, Handgriffe	12 Wdh.	20	2	1	122
4	Ziehen über Kreuz	Mitte, Handgriffe	12 Wdh.	20	2	1	125
5	Butterfly Reverse in W-Position	Mitte, Handgriffe	12 Wdh.	20	2	1	122
6	Lateral Lunge	Mitte, Handgriffe	12 Wdh.	20	2	2	137
7	Einseitige Rumpfrotation im Stand	Mitte, Handgriffe	12 Wdh.	20	2	1	137
8	Unterarmstütz in der Schlinge	Wade, Fußschlaufen	40 Sek.	20	2	1	128
9	Seitstütz in der Schlinge mit Oberkörper-rotation	Wade, Fußschlaufen	12 Wdh.	20	2	3	131
10	Strecken im Knien	Mitte, Handgriffe	12 Wdh.	20	2	1	134
			Nach dem Workout: Dehnen				
11	Aufgespannter Ausfallschritt	Mitte, Handgriffe	30–60 Sek.	0	1	1	143
12	Kniender Halbmond	Mitte, Handgriffe	30–60 Sek.	0	1	1	143
13	Taube	Lang, Handgriffe	30–60 Sek.	0	1	2	141

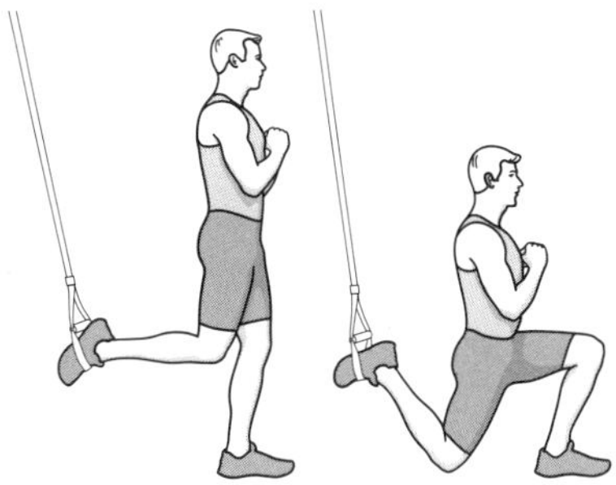

1 Ausfallschritt in der Schlinge

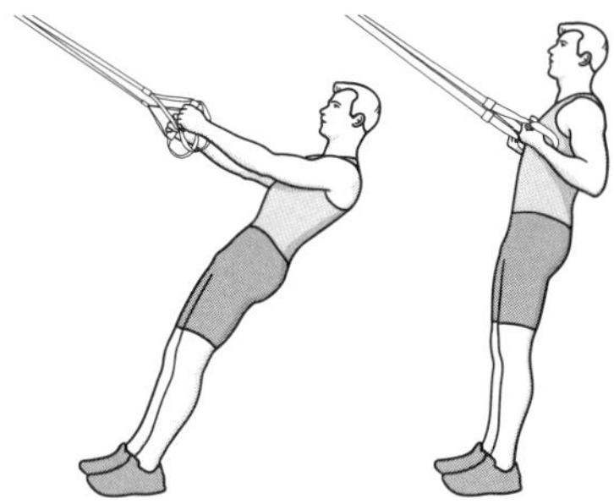

2 Rudern

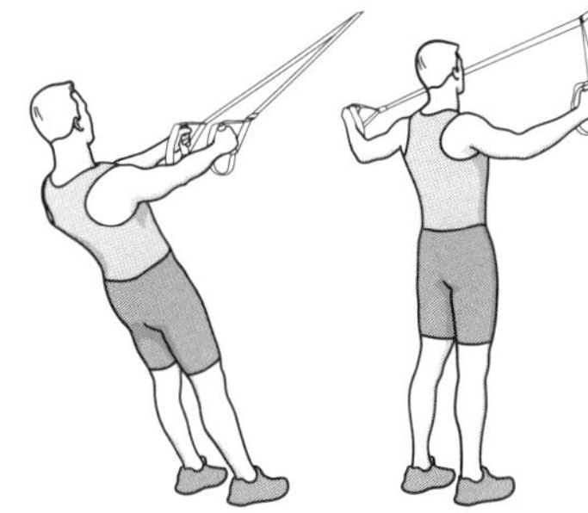

3 Butterfly Reverse in T-Position

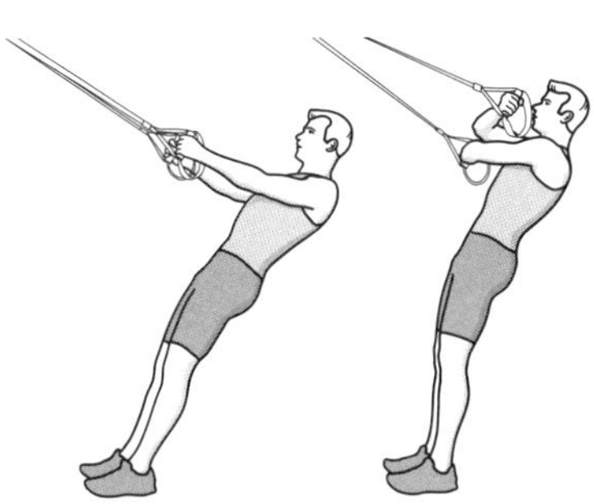

4 Ziehen über Kreuz

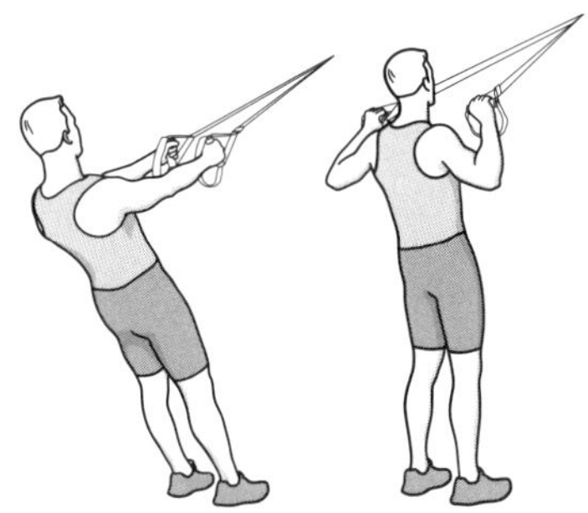

5 Butterfly Reverse in W-Position

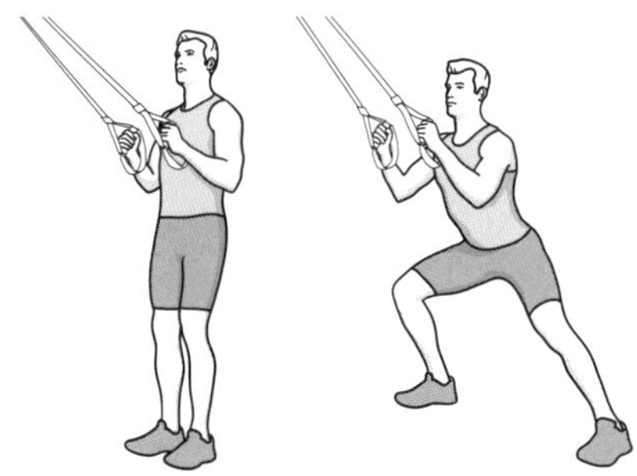

6 Lateral Lunge

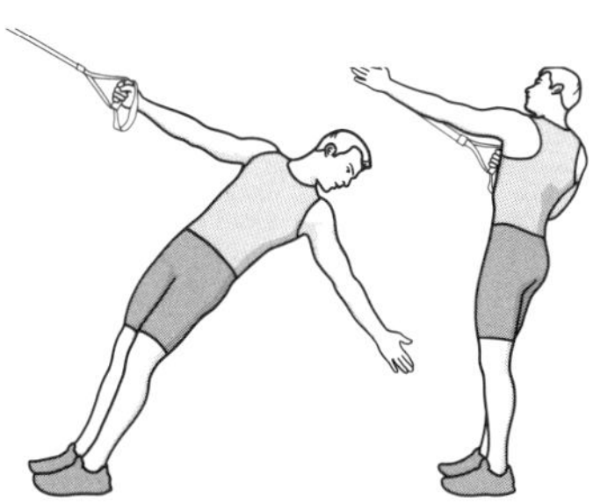

7 Einseitige Rumpfrotation im Stand

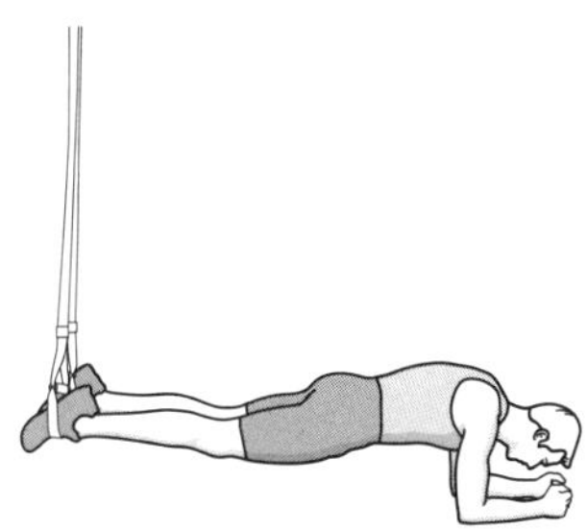

8 Unterarmstütz in der Schlinge

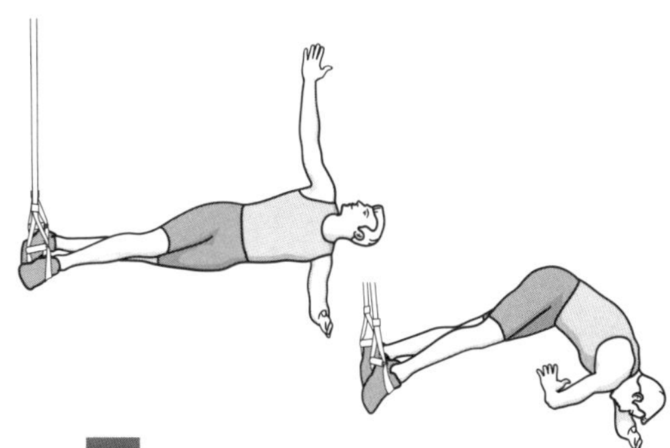

9 Seitstütz in der Schlinge mit Oberkörperrotation

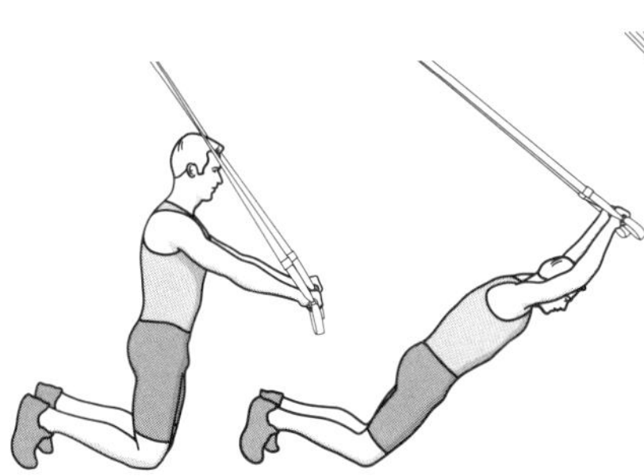

10 Strecken im Knien

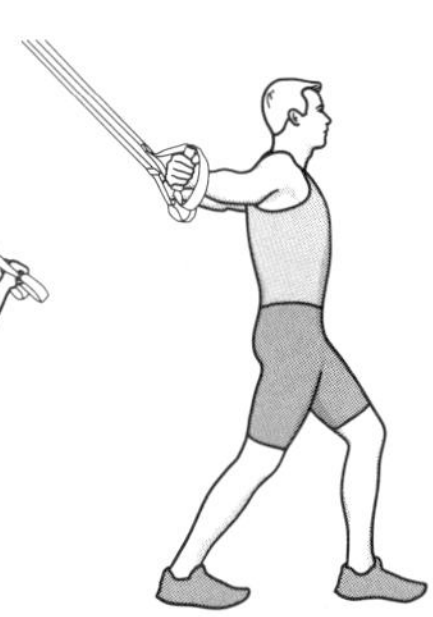

11 Aufgespannter Ausfallschritt

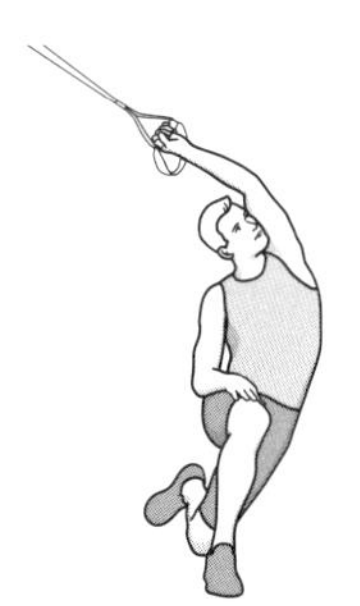

12 Kniender Halbmond

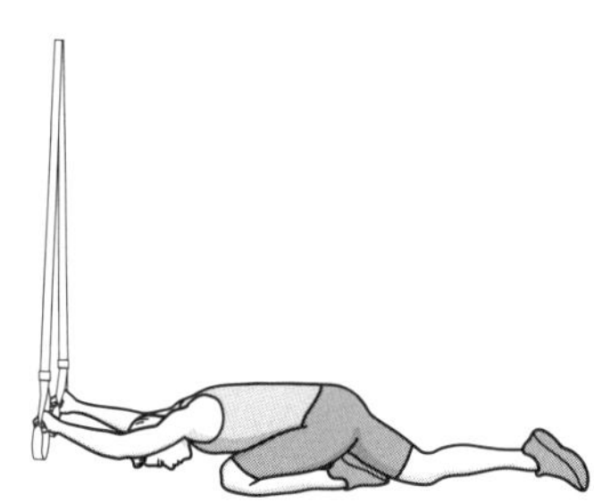

13 Taube

39 Triathlon

Trainingsdauer: 30 Minuten

1 **2** 3

	Übungen	Einstellung	Wiederholungen/ Belastungszeit	Pause in Sek.	Sätze	Inten-sität	Seite
1	Einbeiniger Ausfallschritt	Mitte, Handgriffe	15 Wdh.	20	2	1	136
2	Rudern	Mitte, Handgriffe	15 Wdh.	20	2	1	120
3	Butterfly Reverse in T-Position	Mitte, Handgriffe	15 Wdh.	20	2	1	122
4	Unterarmstütz in der Schlinge mit Gewichts-verlagerung	Wade, Fußschlaufen	40 Sek.	20	2	2	128
5	Seitstütz in der Schlinge mit gestrecktem Arm	Wade, Fußschlaufen	40 Sek.	20	2	2	130
6	Bergsteiger in der Schlinge in Rückenlage	Wade, Fußschlaufen	40 Sek.	20	2	1	138
7	Ausfallschritt in der Schlinge	Wade, Fußschlaufen	15 Wdh.	20	2	2	137
8	Strecken im Stand	Lang, Handgriffe	15 Wdh.	20	2	1	133
9	Butterfly Reverse in W-Position	Mitte, Handgriffe	15 Wdh.	20	2	1	122
10	Bergsteiger in der Schlinge	Wade, Fußschlaufen	40 Sek.	20	2	2	129
11	Beckenlift in der Schlinge	Wade, Fußschlaufen	15 Wdh.	20	2	2	138
12	Schwebender Vierfüßlerstand	Lang, Handgriffe	40 Sek.	20	2	3	134

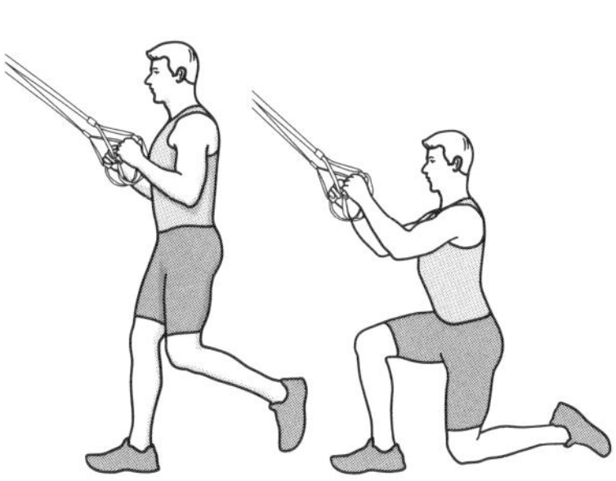

1 Einbeiniger Ausfallschritt

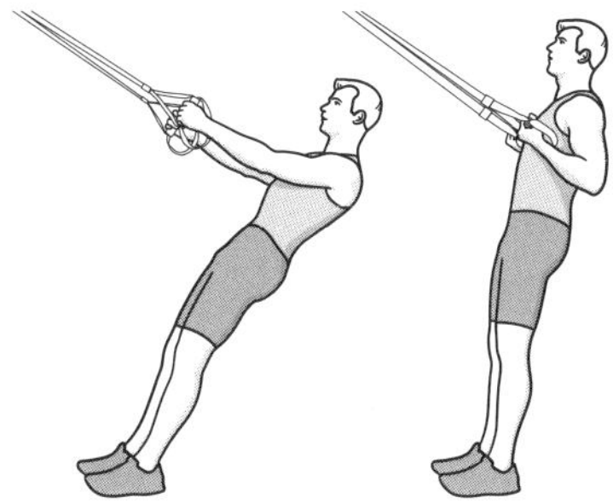

2 Rudern

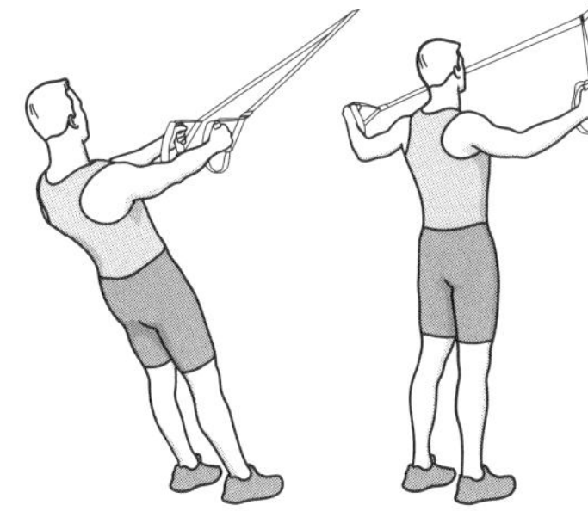

3 Butterfly Reverse in T-Position

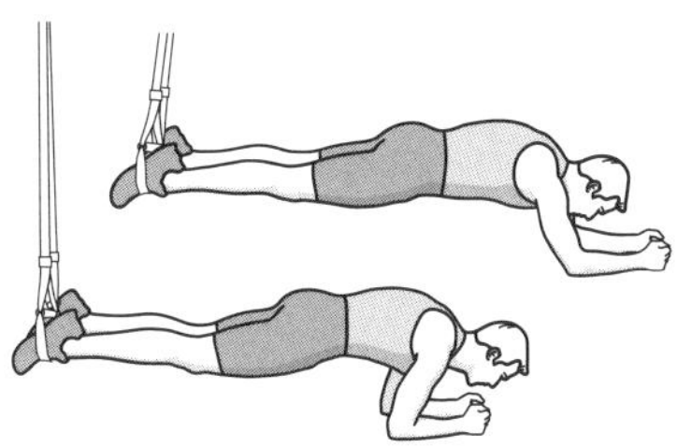

4 Unterarmstütz in der Schlinge mit Gewichtsverlagerung

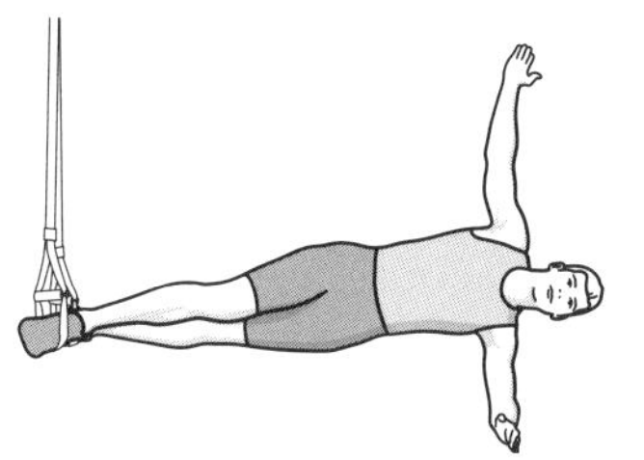

5 Seitstütz in der Schlinge mit gestrecktem Arm

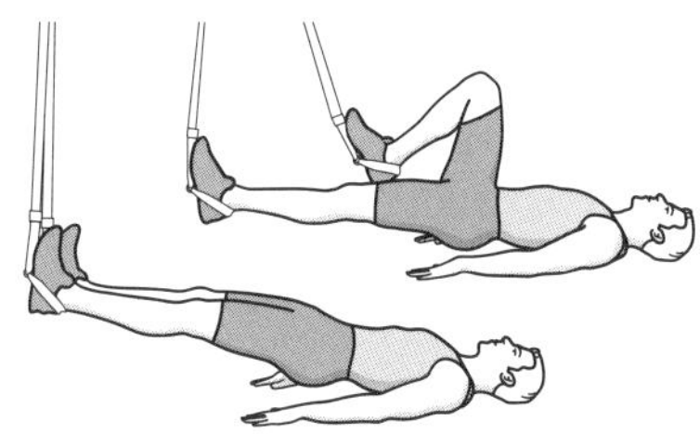

6 Bergsteiger in der Schlinge in Rückenlage

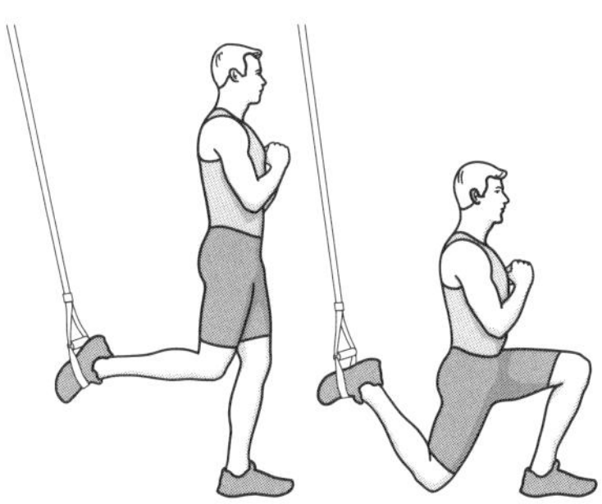

7 Ausfallschritt in der Schlinge

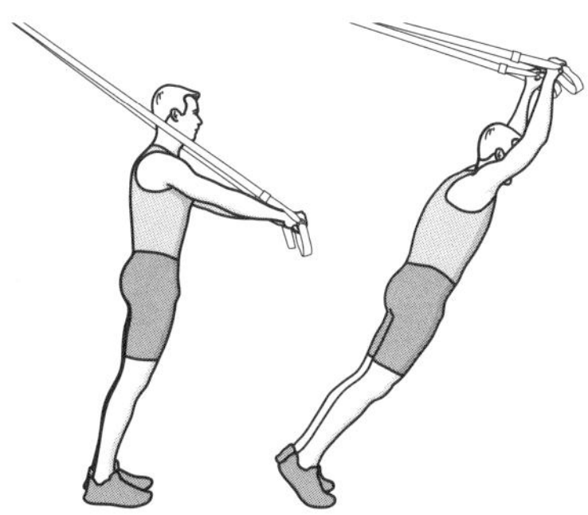

8 Strecken im Stand

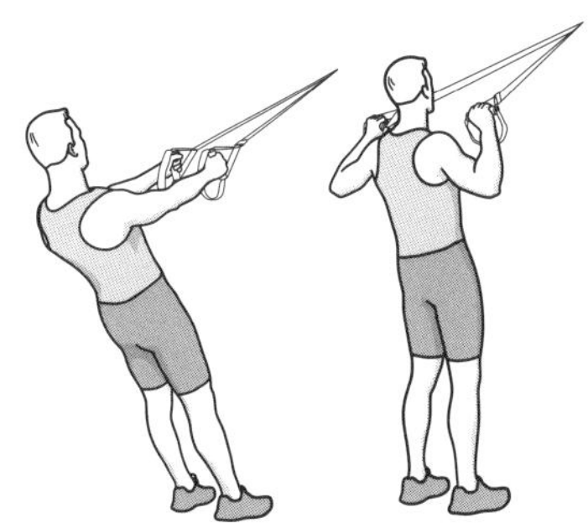

9 Butterfly Reverse in W-Position

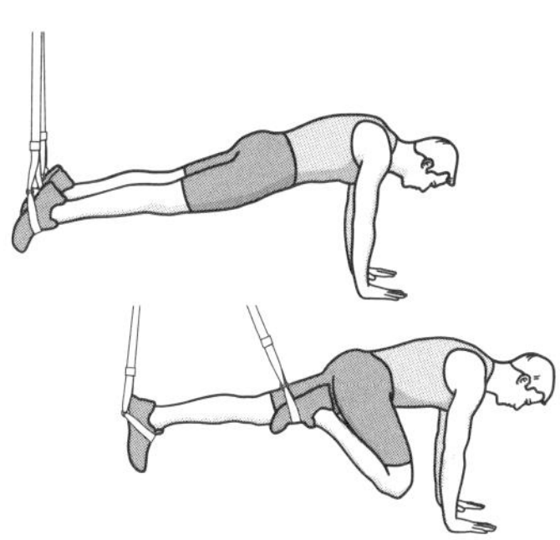

10 Bergsteiger in der Schlinge

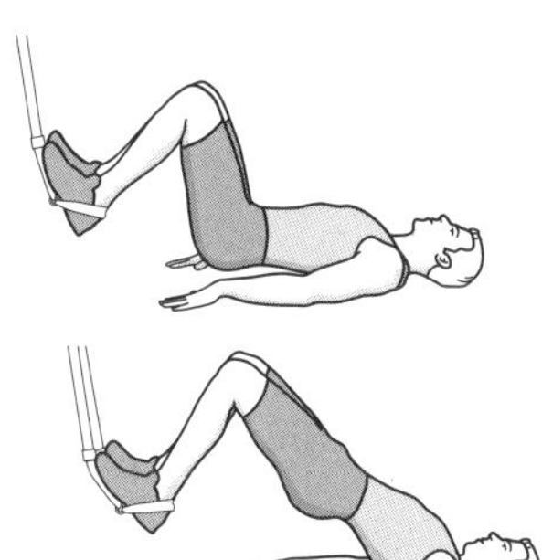

11 Beckenlift in der Schlinge

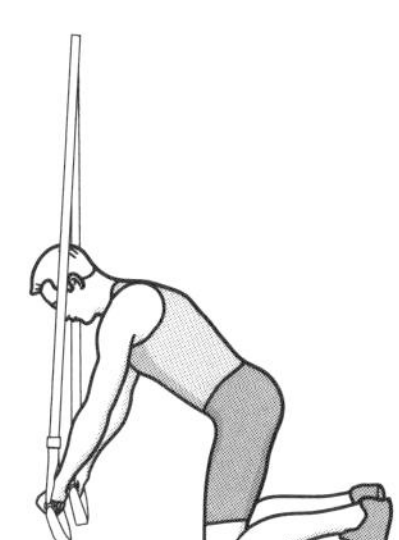

12 Schwebender Vierfüßlerstand

40 Push – Pull 1

Trainingsdauer: 20 Minuten

1 2 3

	Übungen	Einstellung	Wiederholungen/ Belastungszeit	Pause in Sek.	Sätze	Intensität	Seite
1	Rudern	Mitte, Handgriffe	12 Wdh.	30	3	1	120
2	Liegestütz im Stand	Lang, Handgriffe	12 Wdh.	30	3	1	124
3	Butterfly Reverse in T-Position	Mitte, Handgriffe	12 Wdh.	30	3	1	122
4	Brustpresse	Lang, Handgriffe	12 Wdh.	30	3	1	124
5	Bizeps-Curl	Mitte, Handgriffe	12 Wdh.	30	3	1	126
6	Trizepspresse im Knien	Lang, Handgriffe	12 Wdh.	30	3	1	127

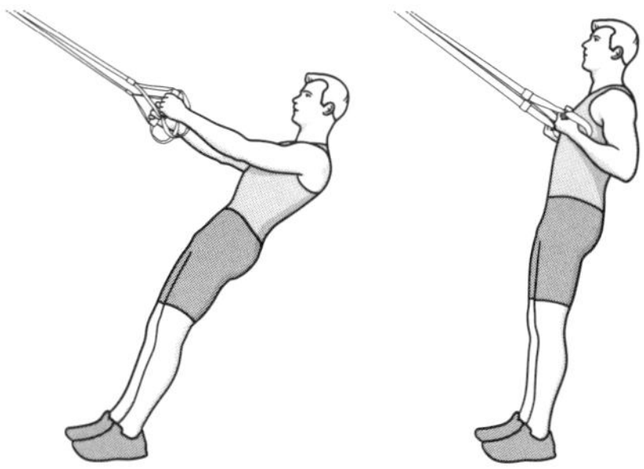

1 Rudern

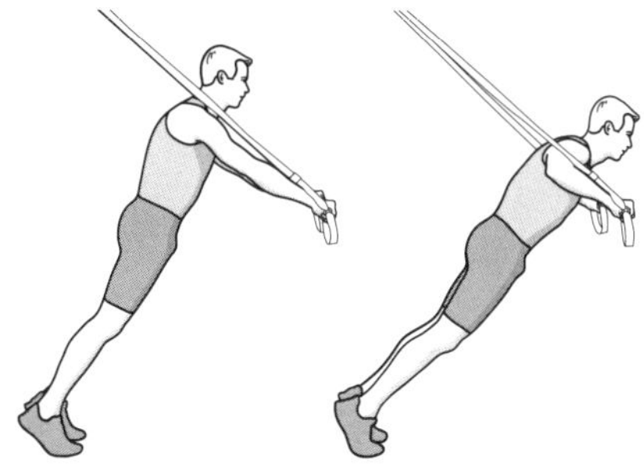

2 Liegestütz im Stand

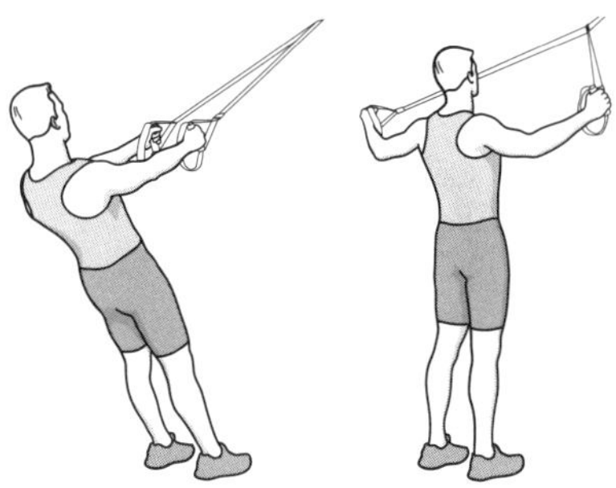

3 Butterfly Reverse in T-Position

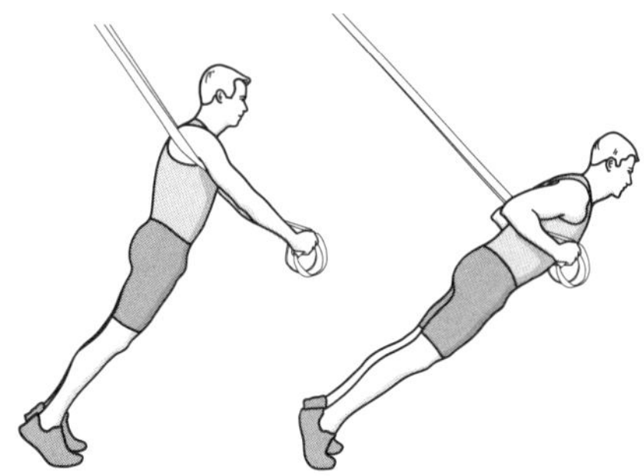

4 Brustpresse

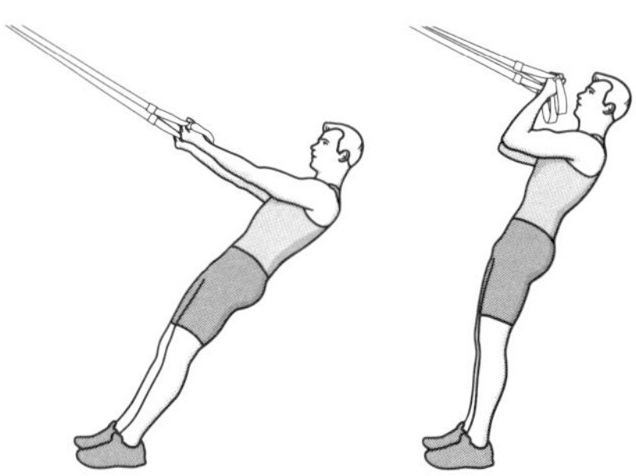

5 Bizeps-Curl

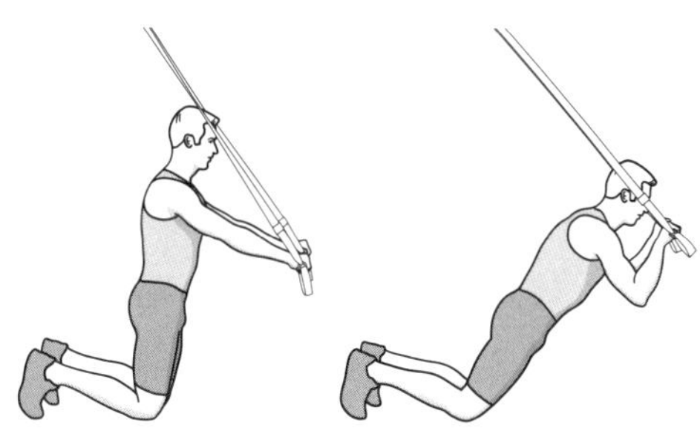

6 Trizepspresse im Knien

41 Push – Pull 2

Trainingsdauer: 20 Minuten

1 2 **3**

	Übungen	Einstellung	Wiederholungen/ Belastungszeit	Pause in Sek.	Sätze	Intensität	Seite
1	Vertikales Rudern mit gestreckten Beinen	Kurz, Handgriffe	12 Wdh.	20	3	3	121
2	Liegestütz im Stand	Lang, Handgriffe	12 Wdh.	20	3	1	124
3	Butterfly Reverse in X-Position	Mitte, Handgriffe	12 Wdh.	20	3	1	123
4	Liegestütz in der Schlinge	Wade, Fußschlaufen	12 Wdh.	20	3	2	125
5	Einarmiger Bizeps-Curl	Mitte, Handgriffe	12 Wdh.	20	3	2	127
6	Trizepspresse im Stand	Lang, Handgriffe	12 Wdh.	20	3	2	127

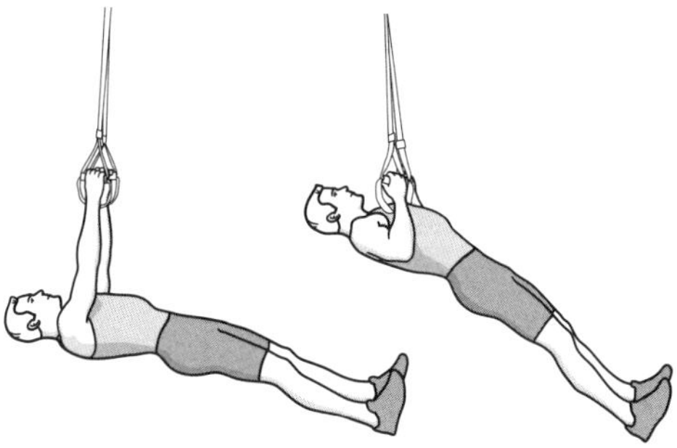

1 Vertikales Rudern mit gestreckten Beinen

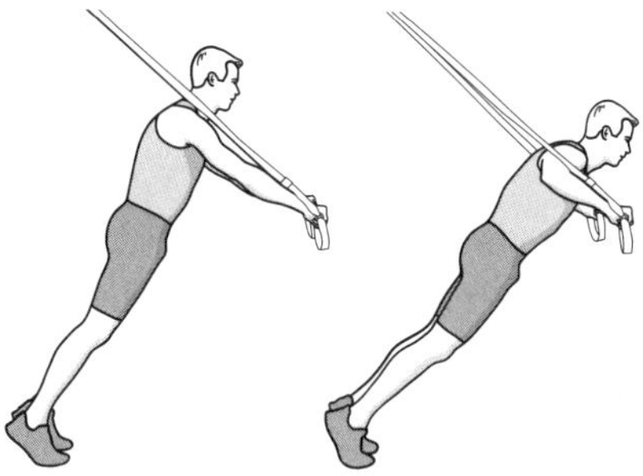

2 Liegestütz im Stand

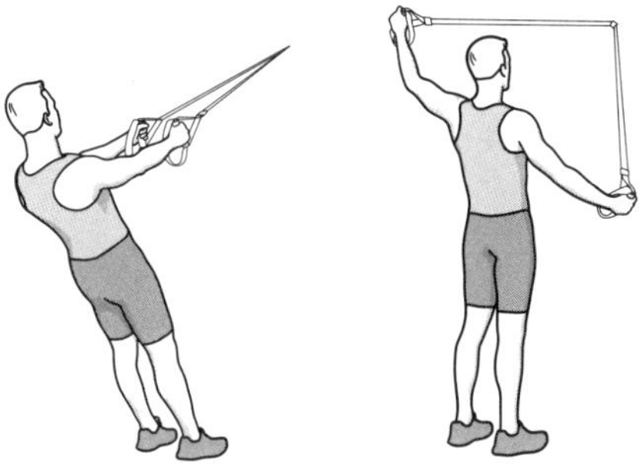

3 Butterfly Reverse in X-Position

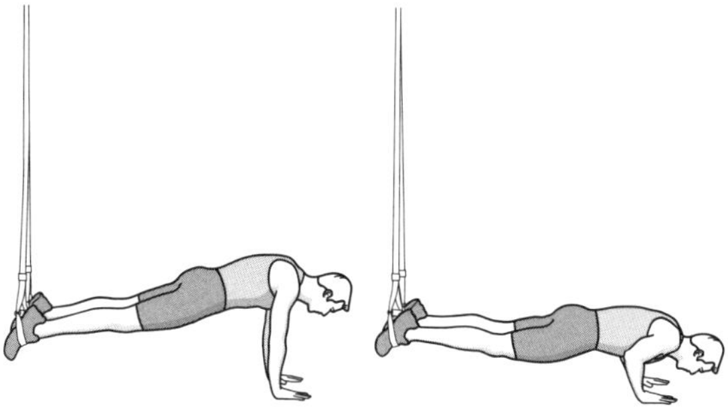

4 Liegestütz in der Schlinge

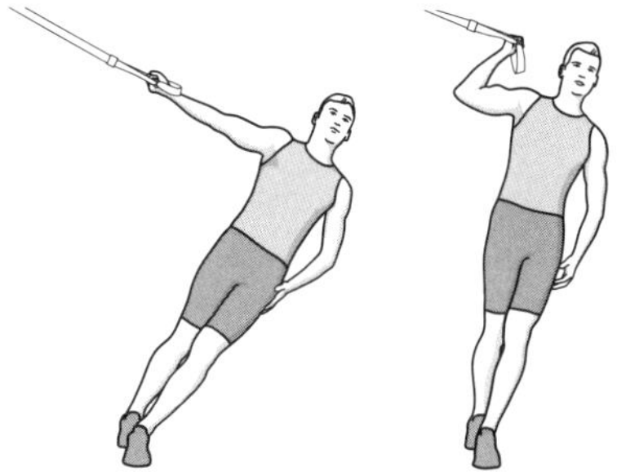

5 Einarmiger Bizeps-Curl

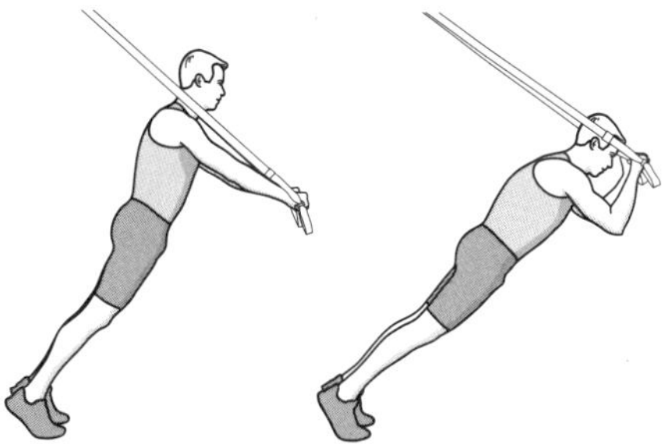

6 Trizepspresse im Stand

42 Multi-Planke 1

Trainingsdauer: 10 Minuten

1 **2** 3

	Übungen	Einstellung	Wiederholungen/ Belastungszeit	Pause in Sek.	Sätze	Inten-sität	Seite
1	Unterarmstütz in der Schlinge	Wade, Fußschlaufen	30 Sek.	20	2	1	128
2	Seitstütz in der Schlinge mit gestrecktem Arm	Wade, Fußschlaufen	30 Sek.	20	2	2	130
3	Bergsteiger in der Schlinge	Wade, Fußschlaufen	30 Sek.	20	2	2	129
4	Seitstütz in der Schlinge mit Hüftbeuge	Wade, Fußschlaufen	12 Wdh.	20	2	2	131
5	Crunch in der Schlinge im Unterarmstütz	Wade, Fußschlaufen	12 Wdh.	20	2	2	128

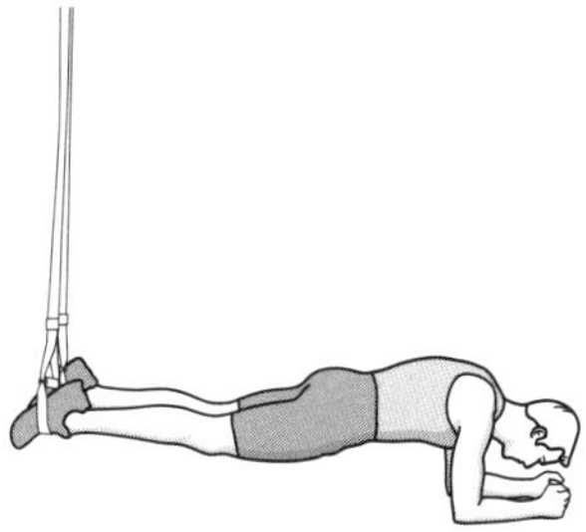

1 Unterarmstütz in der Schlinge

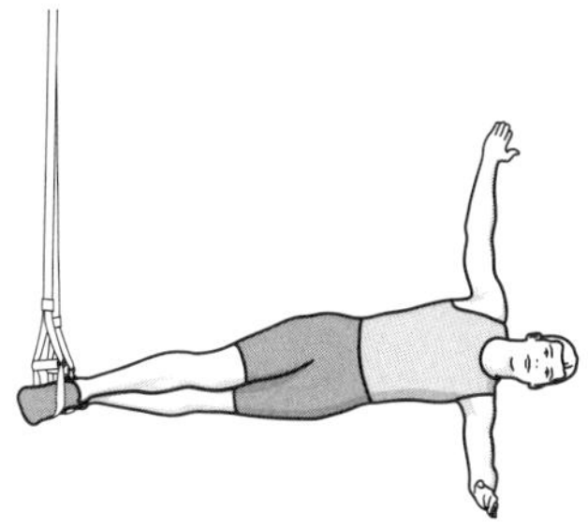

2 Seitstütz in der Schlinge mit gestrecktem Arm

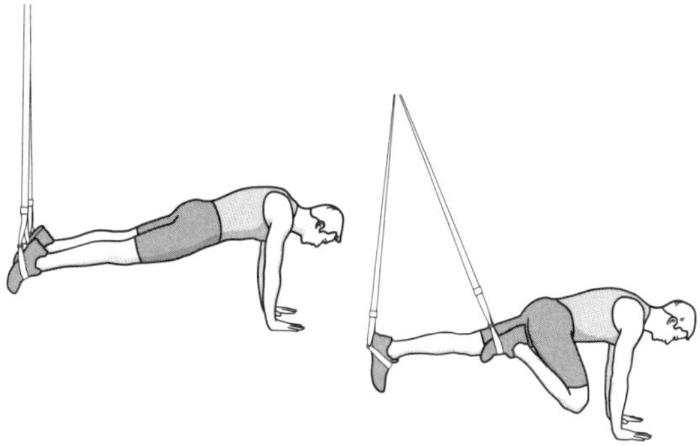

3 Bergsteiger in der Schlinge

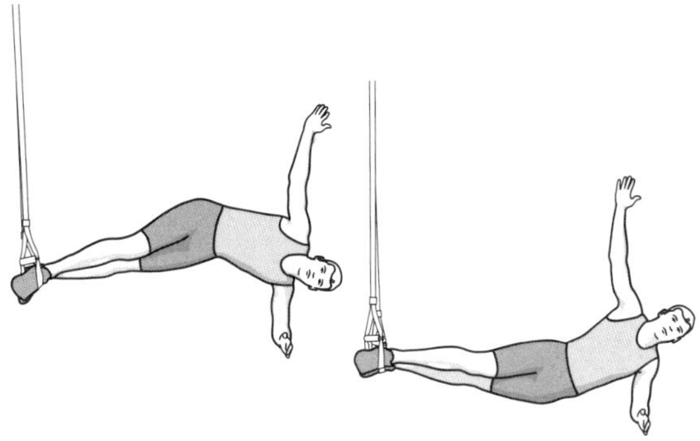

4 Seitstütz in der Schlinge mit Hüftbeuge

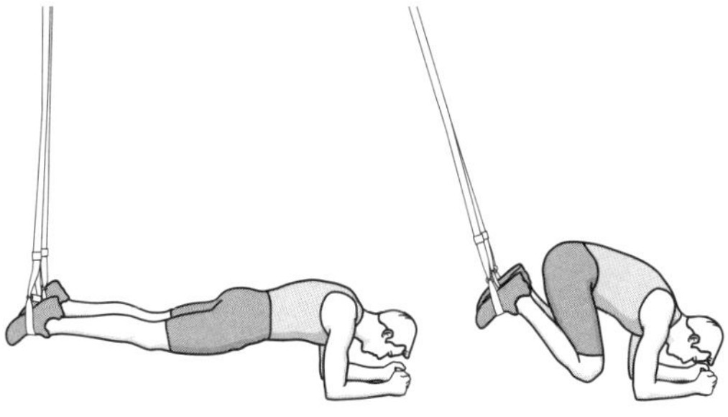

5 Crunch in der Schlinge im Unterarmstütz

43 Multi-Planke 2

Trainingsdauer: 15 Minuten

1 2 **3**

	Übungen	Einstellung	Wiederholungen/ Belastungszeit	Pause in Sek.	Sätze	Inten-sität	Seite
1	Unterarmstütz in der Schlinge mit Gewichts-verlagerung	Wade, Fußschlaufen	45 Sek.	15	2	2	128
2	Seitstütz in der Schlinge mit Oberkörper-rotation	Wade, Fußschlaufen	15 Wdh.	15	2	3	131
3	Umgekehrtes V in der Schlinge	Wade, Fußschlaufen	15 Wdh.	15	2	3	130
4	T-Stand in der Schlinge	Wade, Fußschlaufen	45 Sek.	15	2	3	130
5	Seitlicher Crunch in der Schlinge im Stütz	Wade, Fußschlaufen	45 Sek.	15	2	3	129

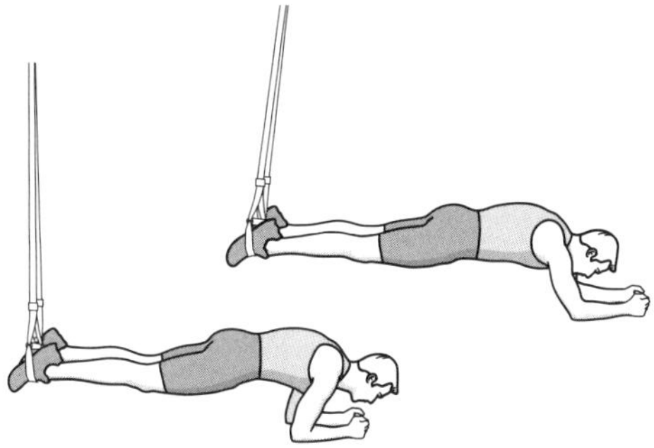

1 Unterarmstütz in der Schlinge mit Gewichtsverlagerung

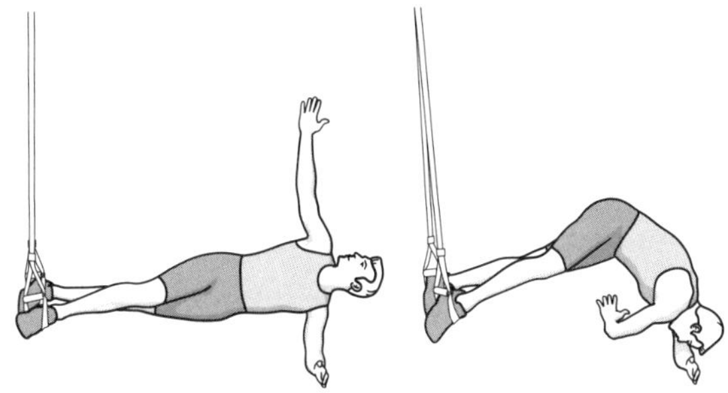

2 Seitstütz in der Schlinge mit Oberkörperrotation

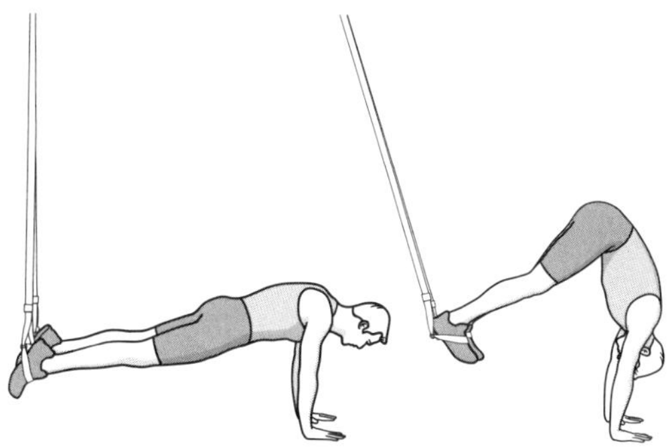

3 Umgekehrtes V in der Schlinge

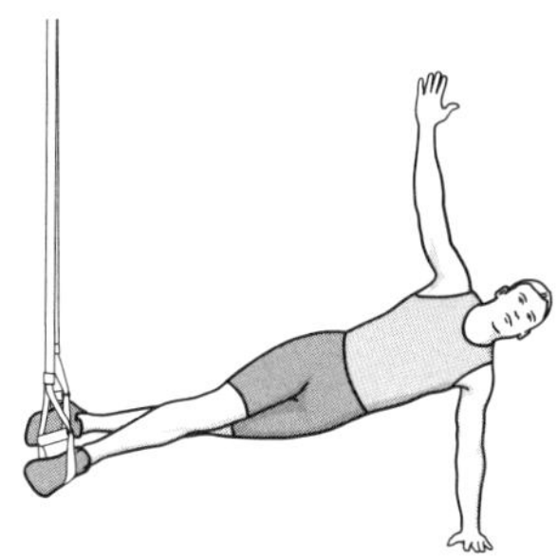

4 T-Stand in der Schlinge

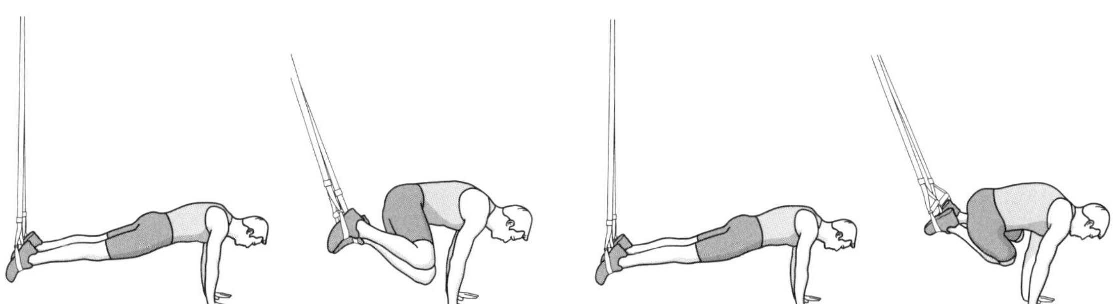

5 Seitlicher Crunch in der Schlinge im Stütz

44 Berufstätige

Trainingsdauer: 30 Minuten

1 2 3

	Übungen	Einstellung	Wiederholungen/ Belastungszeit	Pause in Sek.	Sätze	Inten-sität	Seite
1	Zurückziehen der Schulterblätter	Mitte, Handgriffe	12 Wdh.	30	2	1	123
2	Rudern	Mitte, Handgriffe	12 Wdh.	30	2	1	120
3	Kniebeuge	Mitte, Handgriffe	12 Wdh.	30	2	1	135
4	Butterfly Reverse in T-Position	Mitte, Handgriffe	12 Wdh.	30	2	1	122
5	Strecken im Stand	Lang, Handgriffe	12 Wdh.	30	2	1	133
6	Butterfly Reverse in W-Position	Mitte, Handgriffe	12 Wdh.	30	2	1	122
7	Unterarmstütz in der Schlinge	Wade, Fußschlaufen	30 Sek.	30	2	1	128
8	Seitstütz in der Schlinge mit gestrecktem Arm	Wade, Fußschlaufen	30 Sek.	30	2	2	131
9	Bergsteiger in der Schlinge in Rückenlage	Wade, Fußschlaufen	30 Sek.	30	2	1	138
Nach dem Workout: Dehnen							
10	Halbkniestand mit Rückbeuge	Mitte, Handgriffe	30–60 Sek.	0	1	1	141
11	Kniender Halbmond	Mitte, Handgriffe	30–60 Sek.	0	1	1	143
12	Taube	Lang, Handgriffe	30–60 Sek.	0	1	2	141

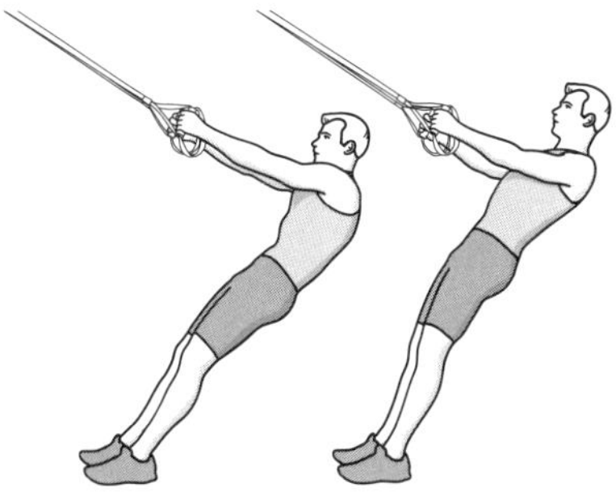

1 Zurückziehen der Schulterblätter

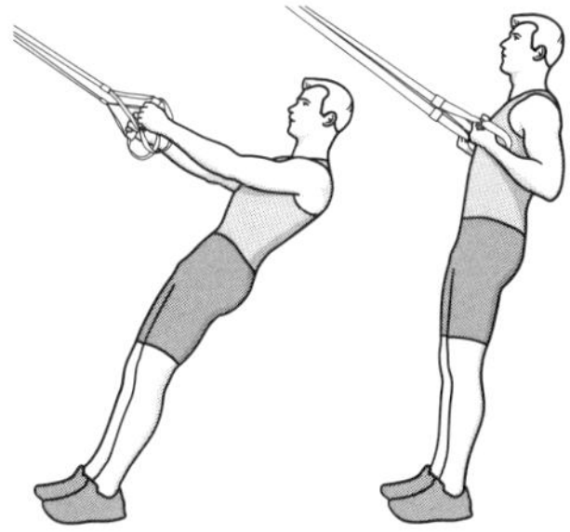

2 Rudern

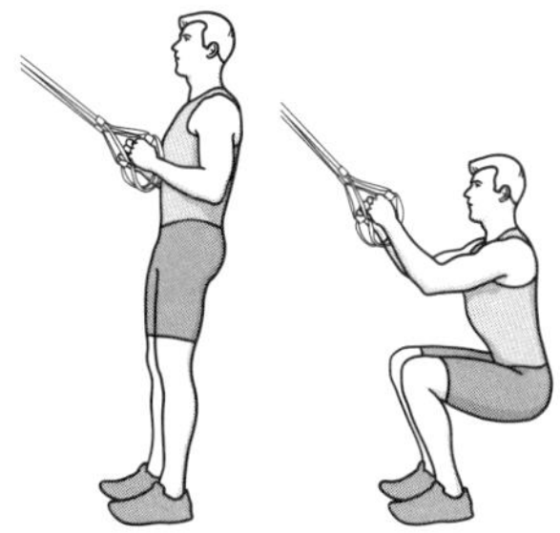

3 Kniebeuge

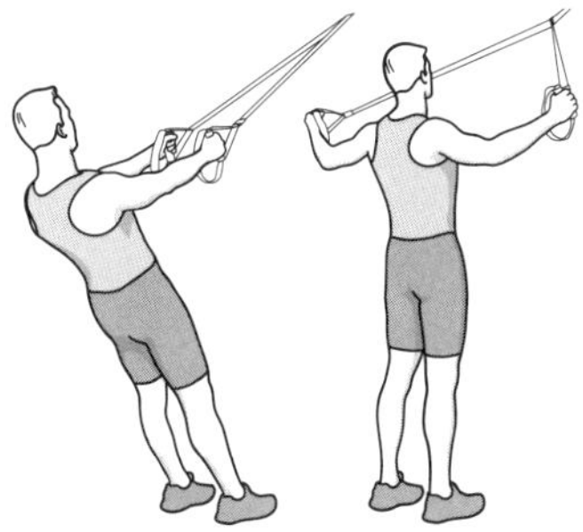

4 Butterfly Reverse in T-Position

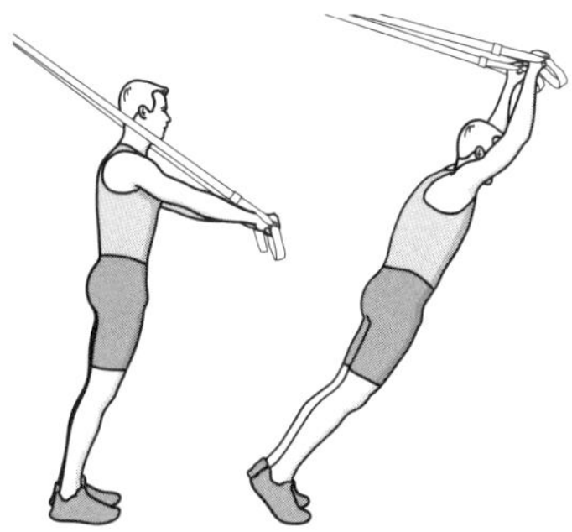

5 Strecken im Stand

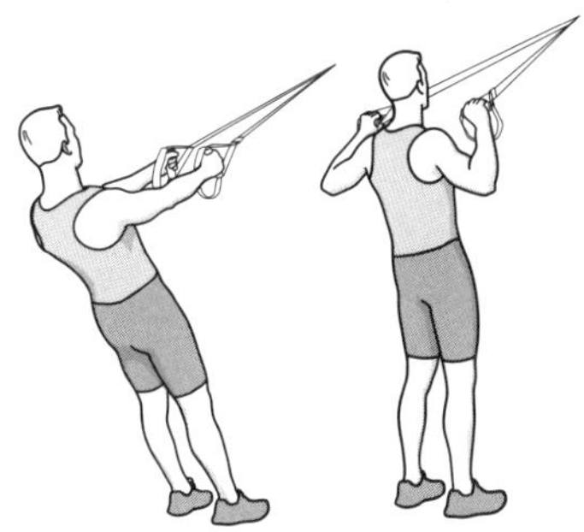

6 Butterfly Reverse in W-Position

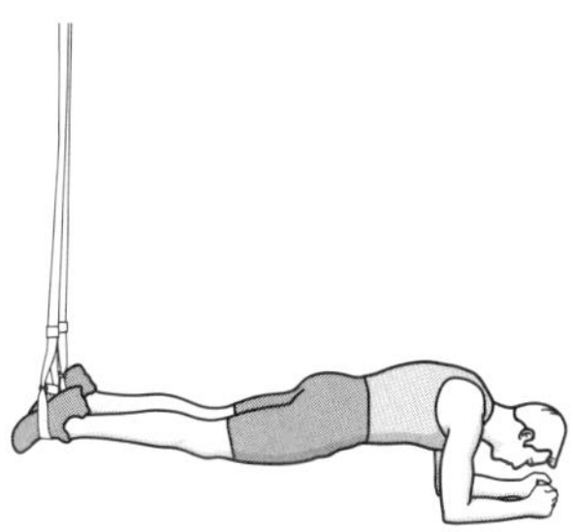

7 Unterarmstütz in der Schlinge

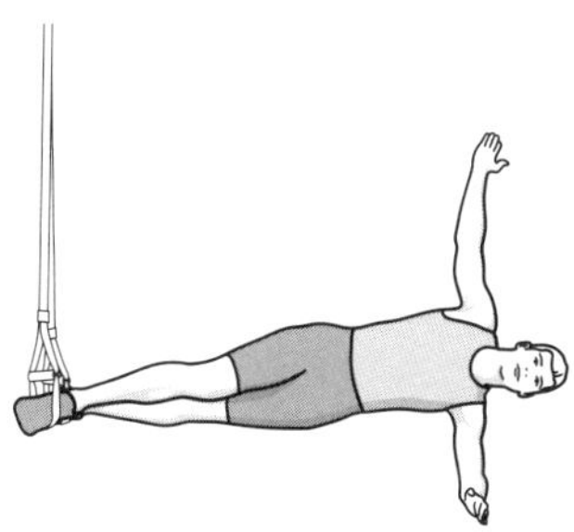

8 Seitstütz in der Schlinge mit gestrecktem Arm

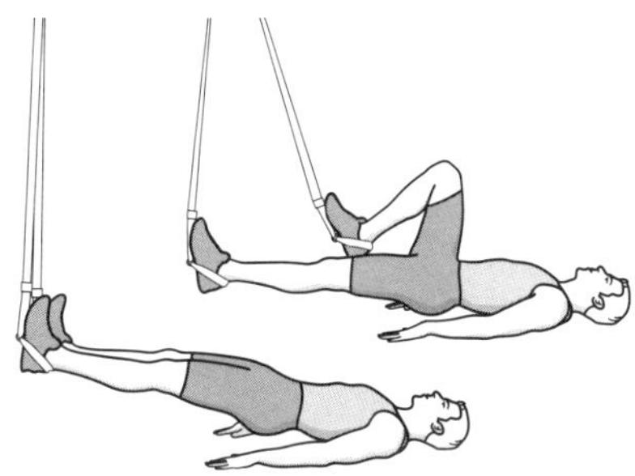

9 Bergsteiger in der Schlinge in Rückenlage

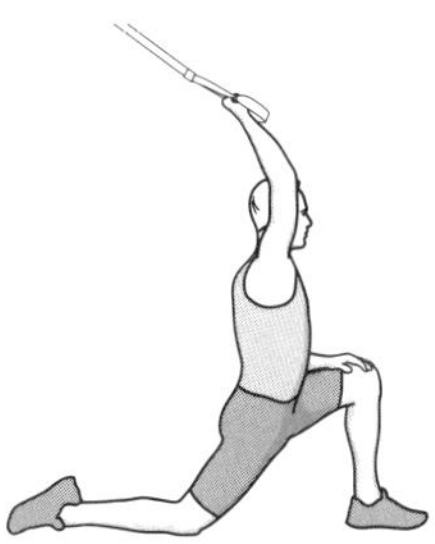

10 Halbkniestand mit Rückbeuge

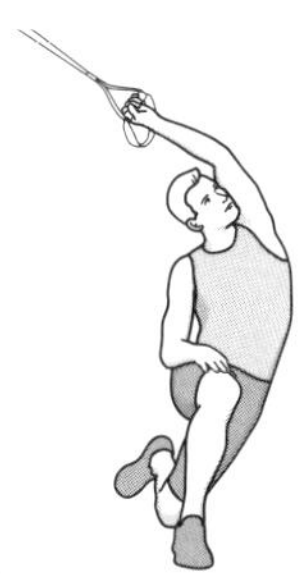

11 Kniender Halbmond

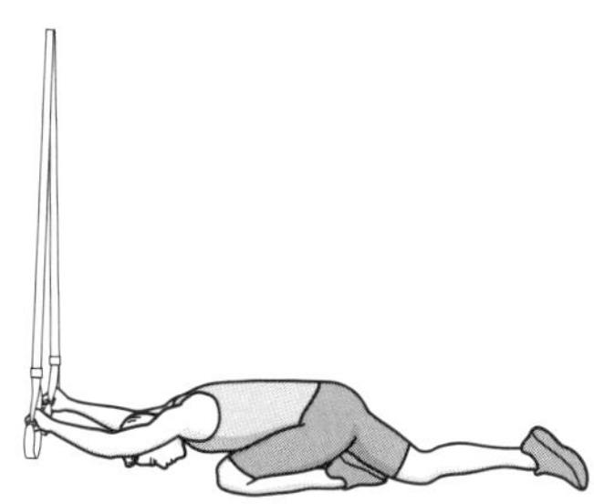

12 Taube

45 Fatburner 1

Trainingsdauer: 20 Minuten

1 **2** 3

	Übungen	Einstellung	Wiederholungen/ Belastungszeit	Pause in Sek.	Sätze	Inten- sität	Seite
1	Kniebeuge	Mitte, Handgriffe	15 Wdh.	20	2	1	135
2	Bergsteiger in der Schlinge	Wade, Fußschlaufen	30 Sek.	20	2	2	129
3	Seitstütz in der Schlinge mit gestrecktem Arm	Wade, Fußschlaufen	30 Sek.	20	2	2	130
4	Einbeiniger Ausfallschritt	Mitte, Handgriffe	15 Wdh.	20	2	1	136
5	Rudern	Mitte, Handgriffe	15 Wdh.	20	2	1	120
6	Bergsteiger in Rückenlage	Wade, Handgriffe	30 Sek.	20	2	1	133
7	Lateral Lunge	Mitte, Handgriffe	15 Wdh.	20	2	2	137
8	Liegestütz im Stand	Lang, Handgriffe	15 Wdh.	20	2	1	124

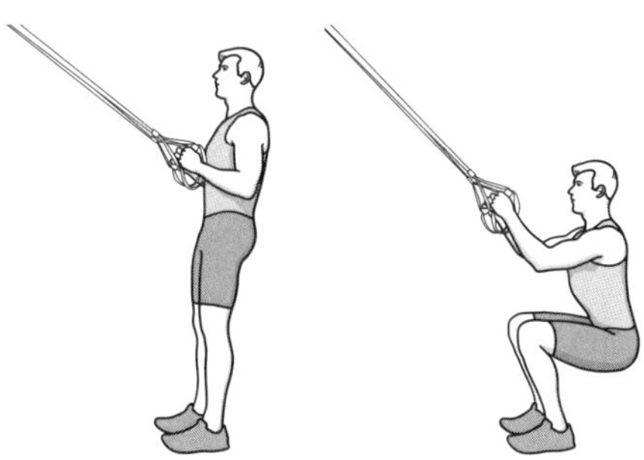

1 Kniebeuge

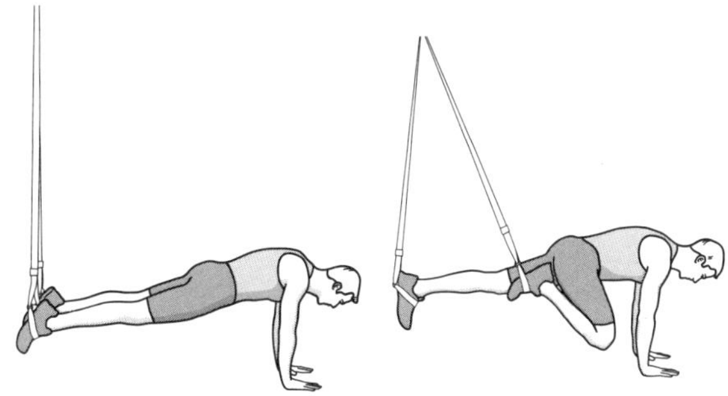

2 Bergsteiger in der Schlinge

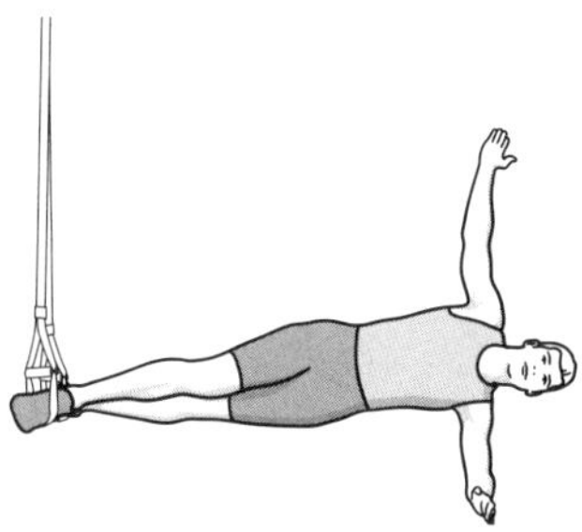

3 Seitstütz in der Schlinge mit gestrecktem Arm

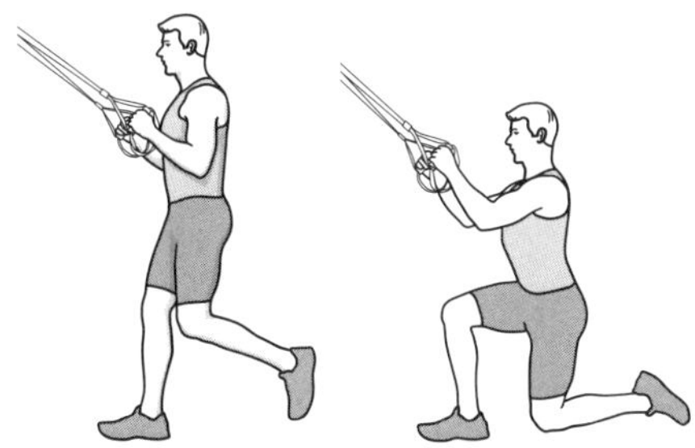

4 Einbeiniger Ausfallschritt

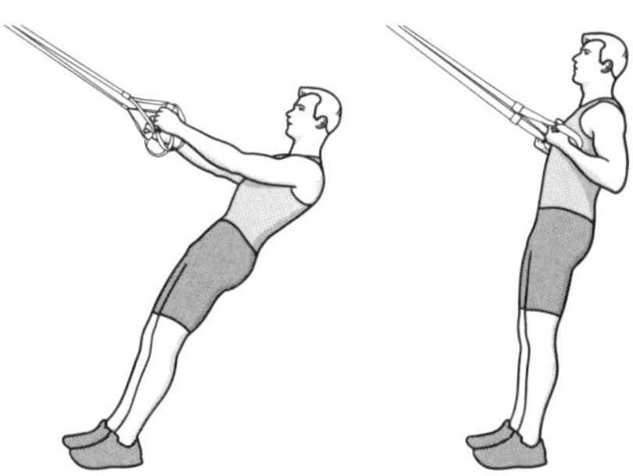

5 Rudern

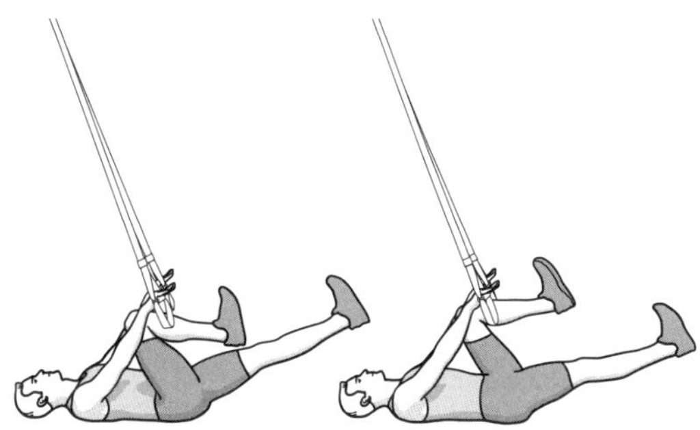

6 Bergsteiger in Rückenlage

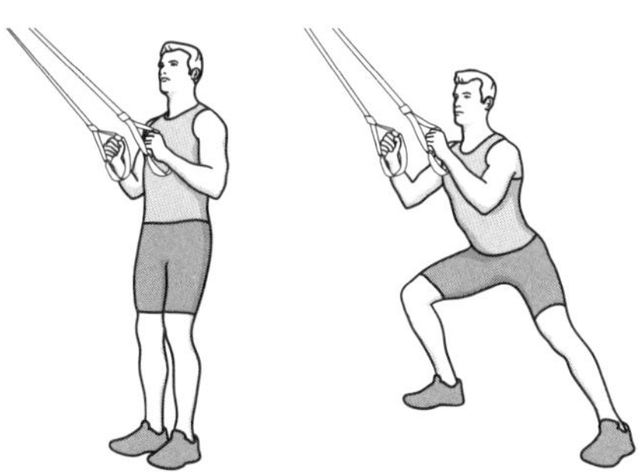

7 Lateral Lunge

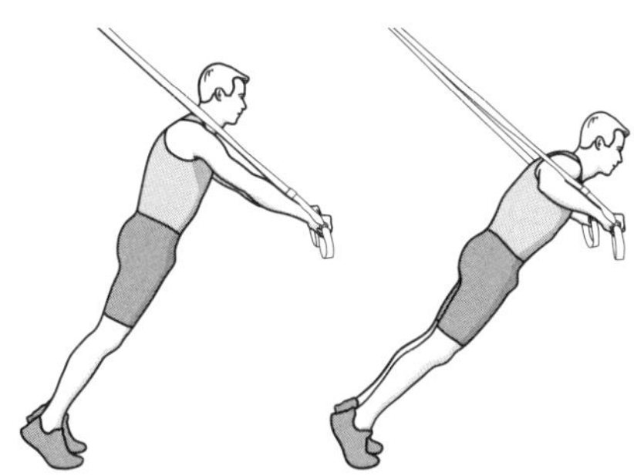

8 Liegestütz im Stand

46 Fatburner 2

Trainingsdauer: 25 Minuten

1 2 **3**

	Übungen	Einstellung	Wiederholungen/ Belastungszeit	Pause in Sek.	Sätze	Inten- sität	Seite
1	Einbeiniger Ausfallschritt	Mitte, Handgriffe	15 Wdh.	15	2	1	136
2	Rudern im 90-Grad-Winkel	Mitte, Handgriffe	15 Wdh.	15	2	1	120
3	Crunch in der Schlinge im Stütz	Wade, Fußschlaufen	15 Wdh.	15	2	2	129
4	Seitstütz in der Schlinge mit Hüftbeuge	Wade, Fußschlaufen	15 Wdh.	15	2	2	131
5	Ausfallschritt in der Schlinge	Wade, Fußschlaufen	15 Wdh.	15	2	2	137
6	Seitlicher Crunch in der Schlinge im Stütz	Wade, Fußschlaufen	45 Sek.	15	2	3	129
7	Beckenlift in der Schlinge	Wade, Fußschlaufen	15 Wdh.	15	2	2	138
8	Gestrecktes Beinsenken	Wade, Handgriffe	15 Wdh.	15	2	3	132
9	Einbeinige Kniebeuge	Mitte, Handgriffe	15 Wdh.	15	2	2	135
10	Liegestütz im Stand	Lang, Handgriffe	15 Wdh.	15	2	1	124

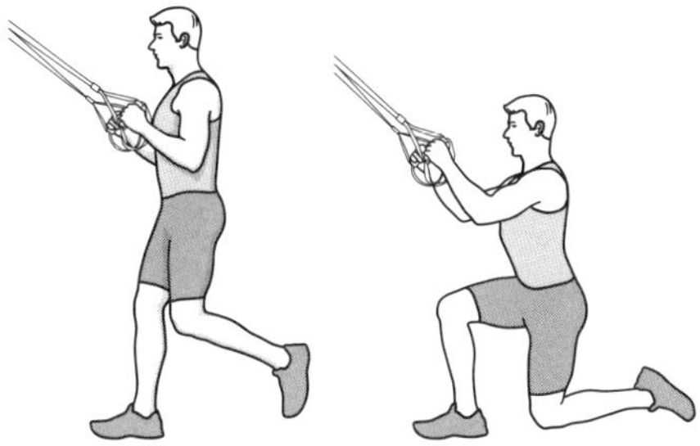

1 Einbeiniger Ausfallschritt

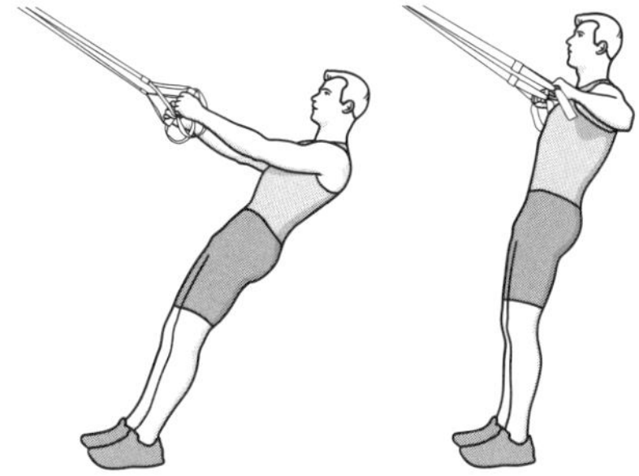

2 Rudern im 90-Grad-Winkel

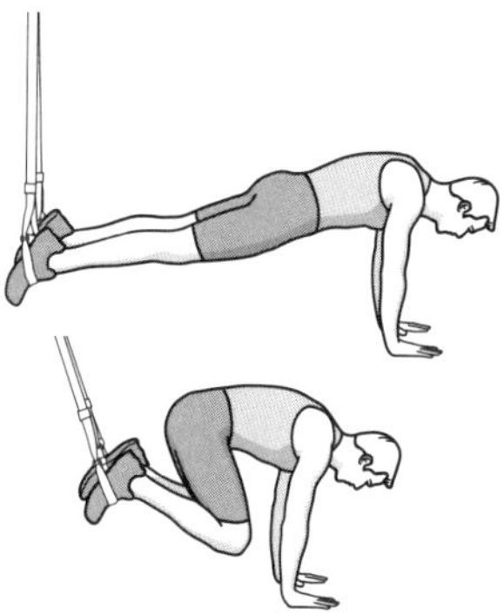

3 Crunch in der Schlinge im Stütz

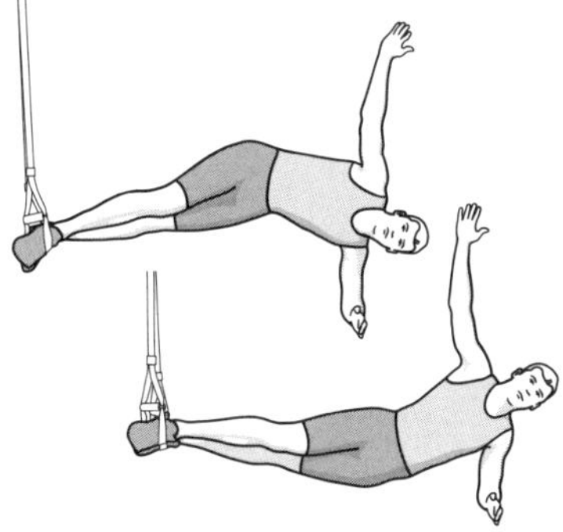

4 Seitstütz in der Schlinge mit Hüftbeuge

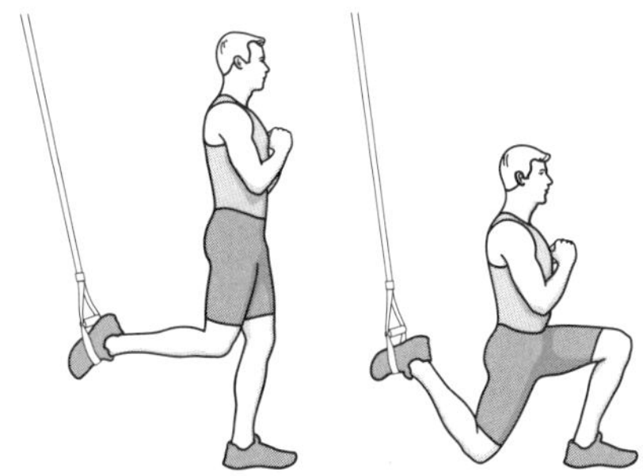

5 Ausfallschritt in der Schlinge

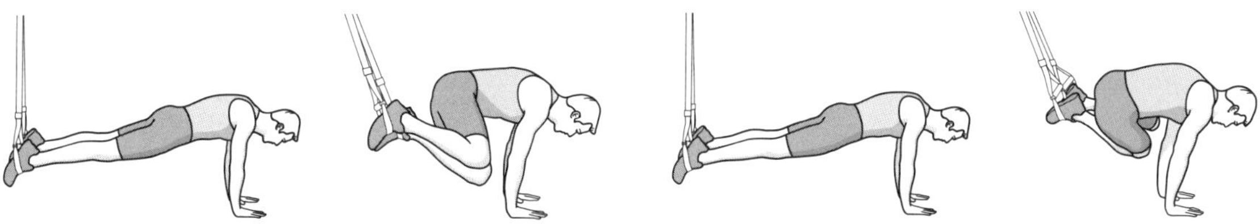

6 Seitlicher Crunch in der Schlinge im Stütz

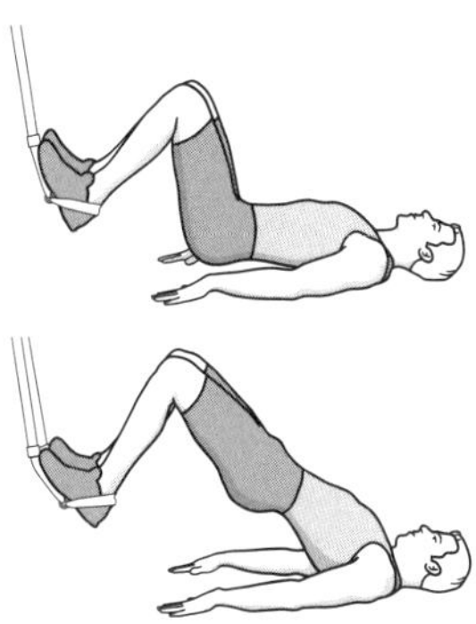

7 Beckenlift in der Schlinge

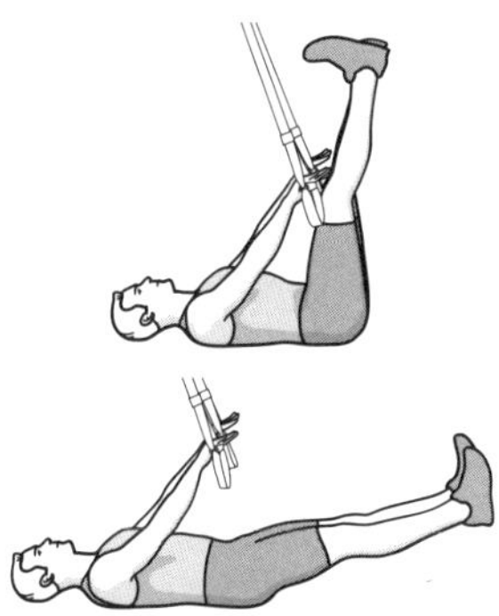

8 Gestrecktes Beinsenken

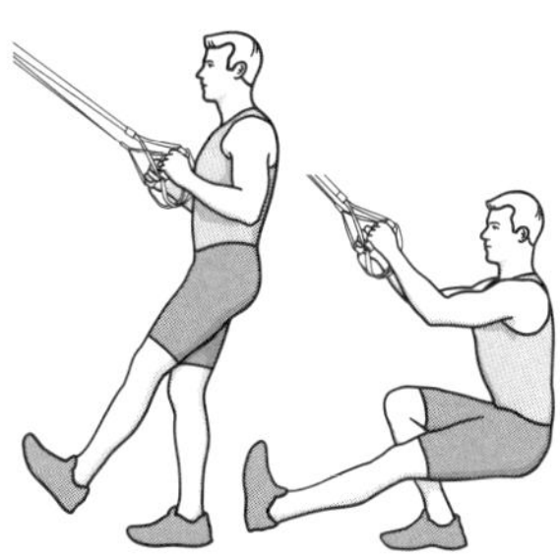

9 Einbeinige Kniebeuge

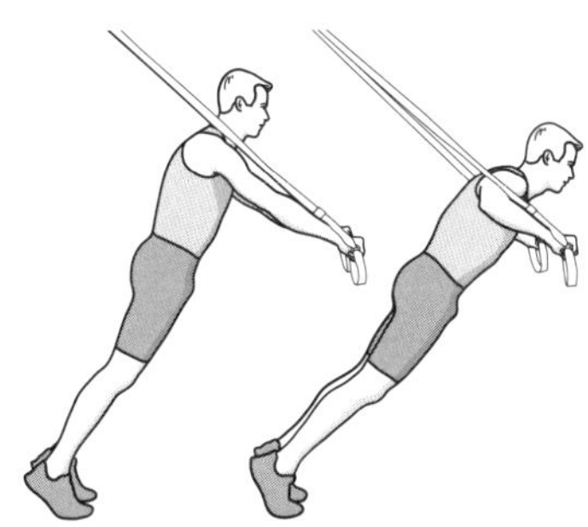

10 Liegestütz im Stand

47 Beweglichkeit und Regeneration 1

Trainingsdauer: 10 Minuten

❶ ② ③

	Übungen	Einstellung	Wiederholungen/ Belastungszeit	Pause in Sek.	Sätze	Intensität	Seite
1	Aufgespannter Ausfallschritt	Mitte, Handgriffe	30–60 Sek.	0	1	1	143
2	Tisch im versetzten Stand	Kurz, Handgriffe	30–60 Sek.	0	1	1	139
3	Halbkniestand mit Rückbeuge	Mitte, Handgriffe	30–60 Sek.	0	1	1	141
4	Kniender Halbmond	Mitte, Handgriffe	30–60 Sek.	0	1	1	143
5	Sitzende Vorbeuge	Lang, Handgriffe	30–60 Sek.	0	1	1	140

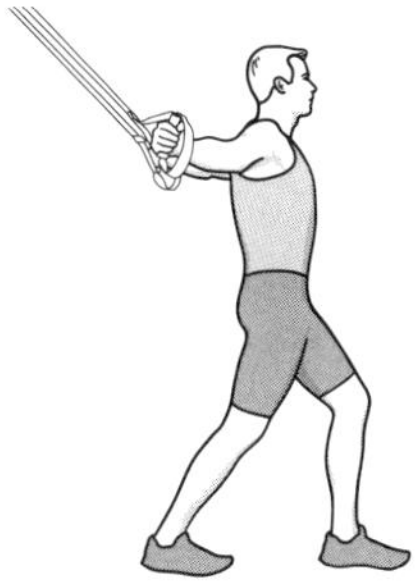

1 Aufgespannter Ausfallschritt

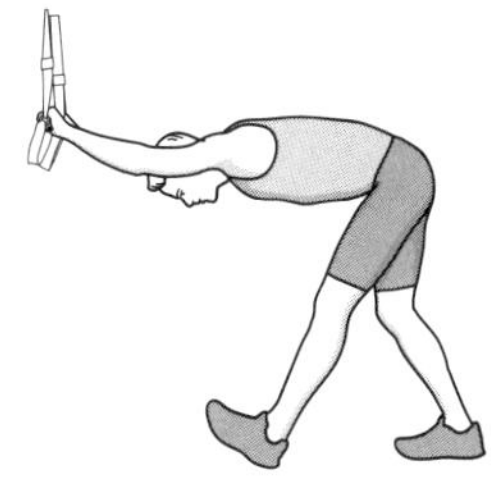

2 Tisch im versetzten Stand

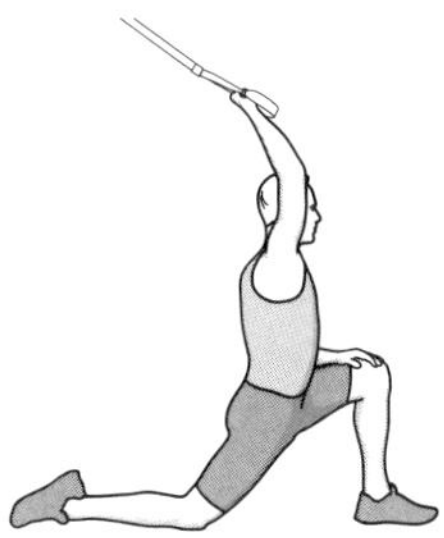

3 Halbkniestand mit Rückbeuge

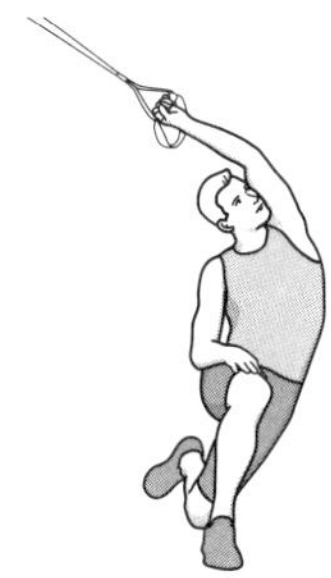

4 Kniender Halbmond

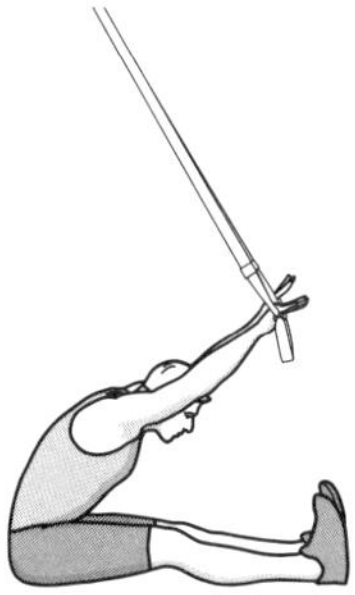

5 Sitzende Vorbeuge

48 Beweglichkeit und Regeneration 2

Trainingsdauer: 10 Minuten

❶ ② ③

	Übungen	Einstellung	Wiederholungen/ Belastungszeit	Pause in Sek.	Sätze	Inten-sität	Seite
1	Tisch	Kurz, Handgriffe	30–60 Sek.	0	1	1	139
2	Split	Kurz, Fußschlaufen	30–60 Sek.	0	1	2	140
3	Abgestufter Halbmond	Mitte, Handgriffe	30–60 Sek.	0	1	2	142
4	Aufgespannter tiefer Ausfall-schritt	Mitte, Handgriffe	30–60 Sek.	0	1	1	142
5	Päckchen	Lang, Handgriffe	30–60 Sek.	0	1	1	140

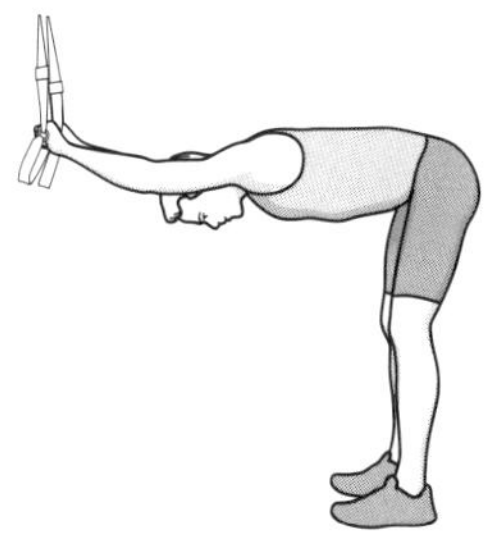

1 Tisch

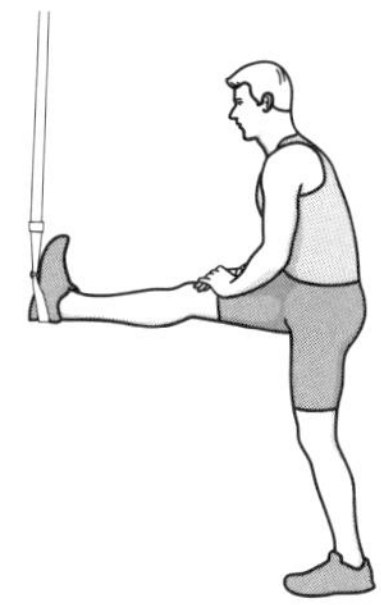

2 Split

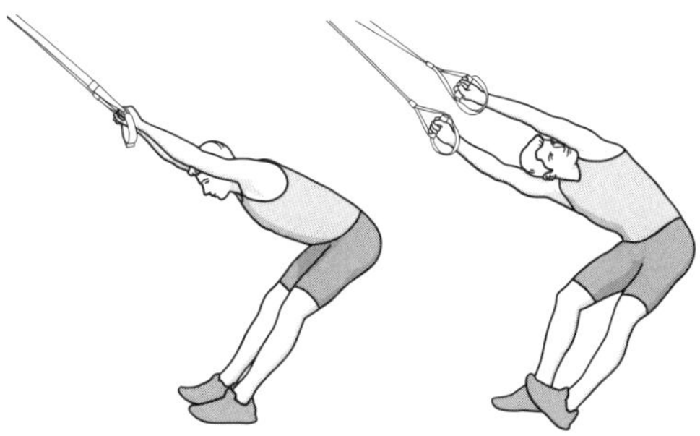

3 Abgestufter Halbmond

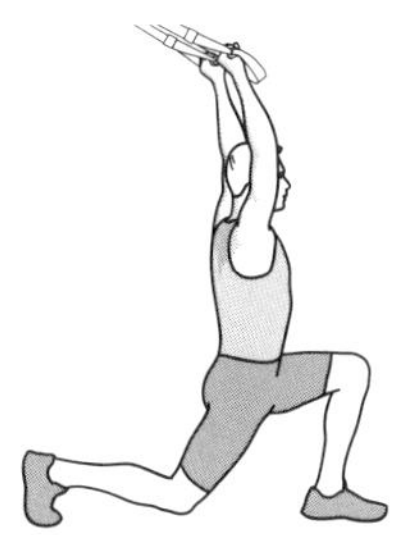

4 Aufgespannter tiefer Ausfallschritt

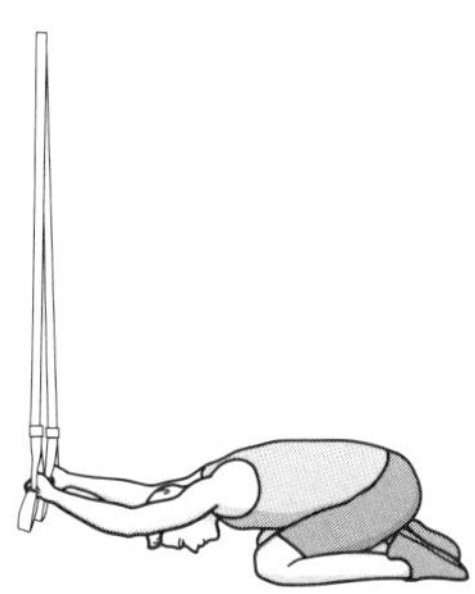

5 Päckchen

49 Morgenroutine 1

Trainingsdauer: 20 Minuten

1 2 3

	Übungen	Einstellung	Wiederholungen/ Belastungszeit	Pause in Sek.	Sätze	Intensität	Seite
1	Kniebeuge	Mitte, Handgriffe	15 Wdh.	30	2	1	135
2	Rudern	Mitte, Handgriffe	15 Wdh.	30	2	1	120
3	Liegestütz im Stand	Lang, Handgriffe	15 Wdh.	30	2	1	124
4	Unterarmstütz in der Schlinge	Wade, Handgriffe	30 Sek.	30	2	1	128
5	Bergsteiger in der Schlinge in Rückenlage	Wade, Fußschlaufen	30 Sek.	30	2	1	138
	Nach dem Workout: Dehnen						
6	Aufgespannter tiefer Ausfallschritt	Mitte, Handgriffe	30–60 Sek.	0	1	1	142
7	Kniender Halbmond	Mitte, Handgriffe	30–60 Sek.	0	1	1	142
8	Päckchen	Lang, Handgriffe	30–60 Sek.	0	1	2	140

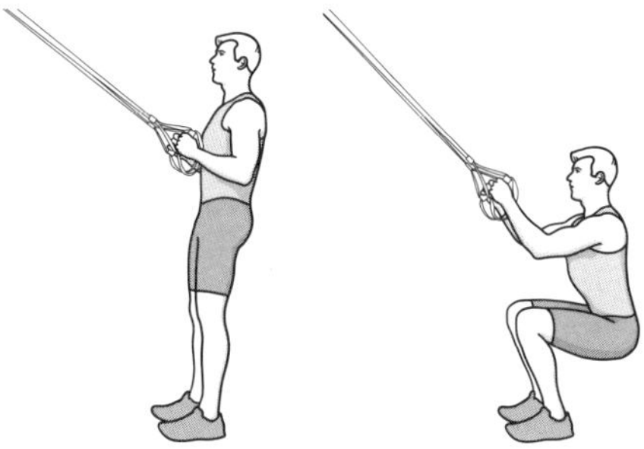

1 Kniebeuge

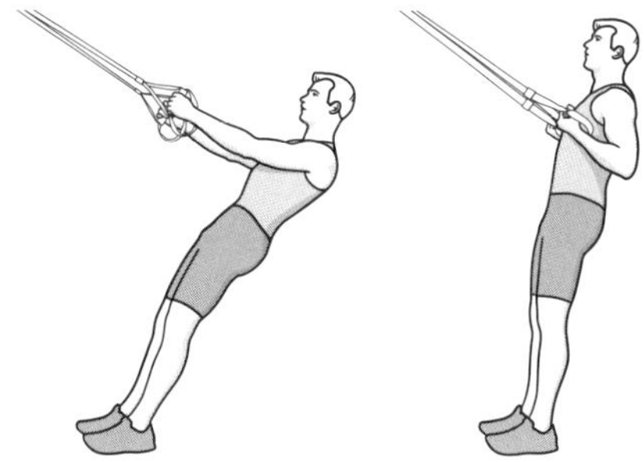

2 Rudern

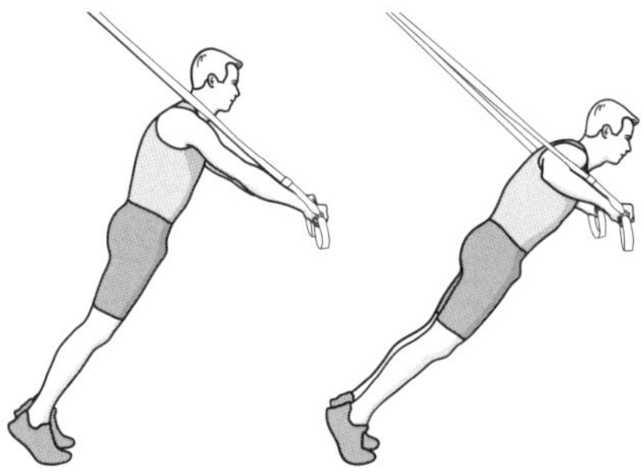

3 Liegestütz im Stand

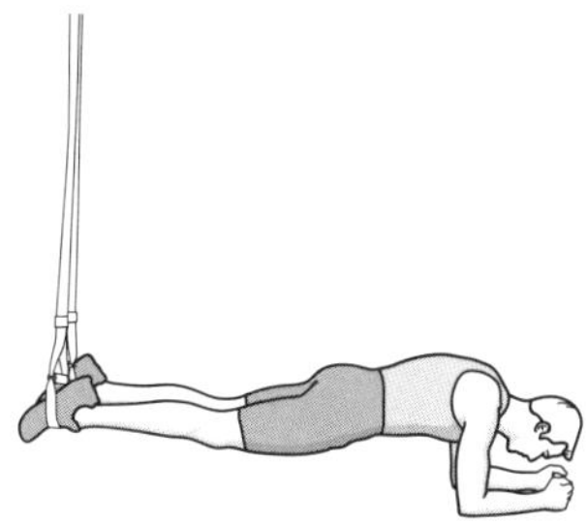

4 Unterarmstütz in der Schlinge

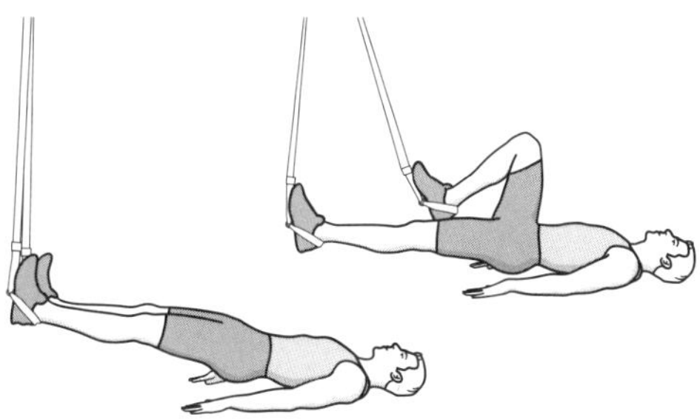

5 Bergsteiger in der Schlinge in Rückenlage

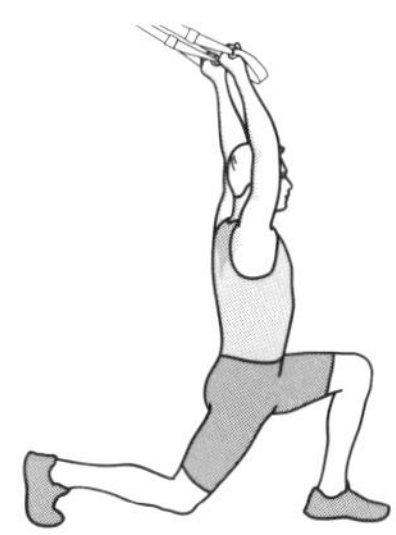

6 Aufgespannter tiefer Ausfallschritt

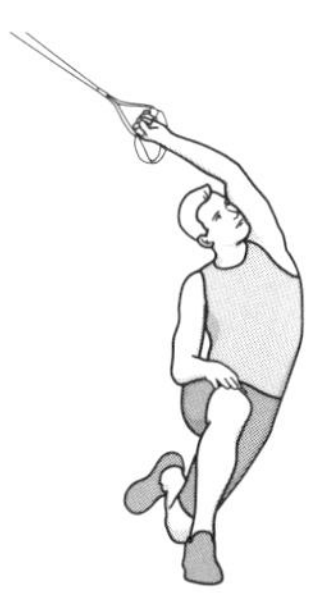

7 Kniender Halbmond

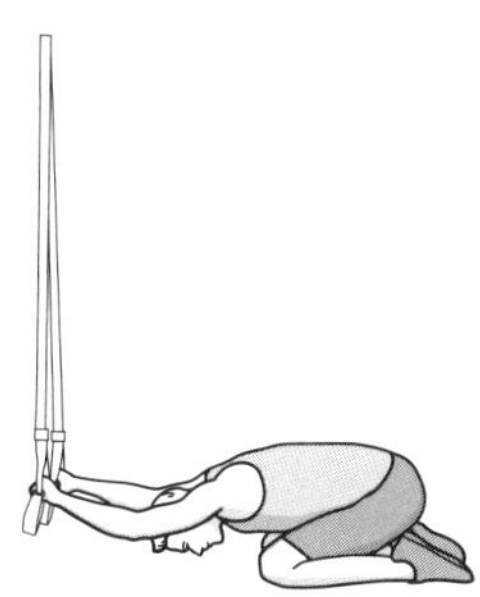

8 Päckchen

50 Morgenroutine 2

Trainingsdauer: 10 Minuten

1 2 3

	Übungen	Einstellung	Wiederholungen/ Belastungszeit	Pause in Sek.	Sätze	Intensität	Seite
1	Aufgespannter Ausfallschritt	Mitte, Handgriffe	30–60 Sek.	0	1	1	143
2	Abgestufter Halbmond	Mitte, Handgriffe	30–60 Sek.	0	1	2	142
3	Tisch	Kurz, Handgriffe	30–60 Sek.	0	1	1	139
4	Einbeinige tiefe Hocke	Mitte, Handgriffe	30–60 Sek.	0	1	2	143
5	Kniender Halbmond	Mitte, Handgriffe	30–60 Sek.	0	1	1	143
6	Taube	Lang, Handgriffe	30–60 Sek.	0	1	2	141

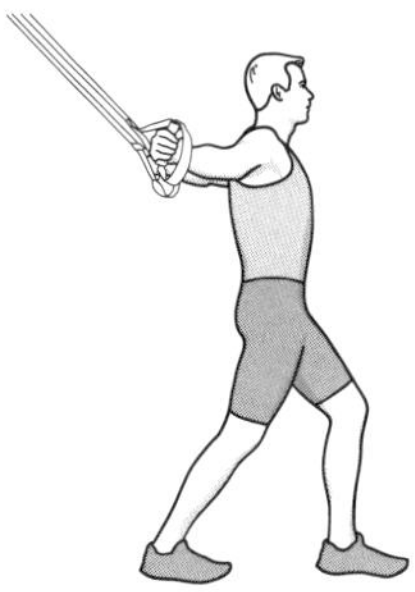

1 Aufgespannter Ausfallschritt

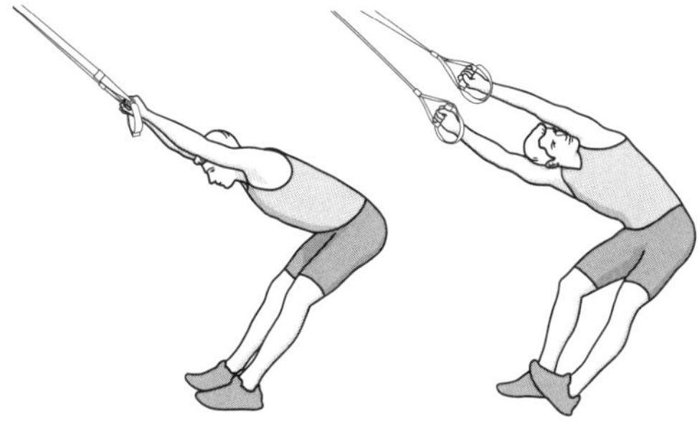

2 Abgestufter Halbmond

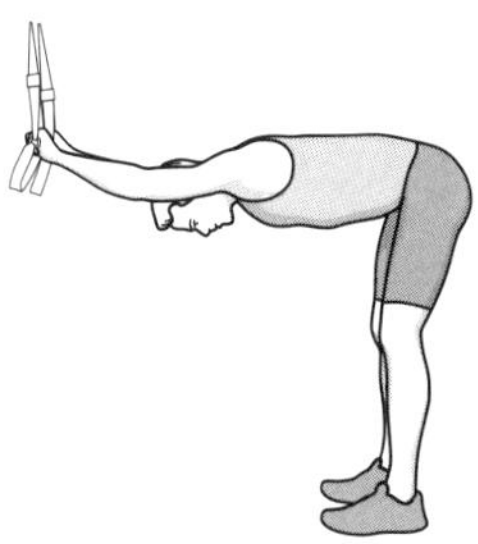

3 Tisch

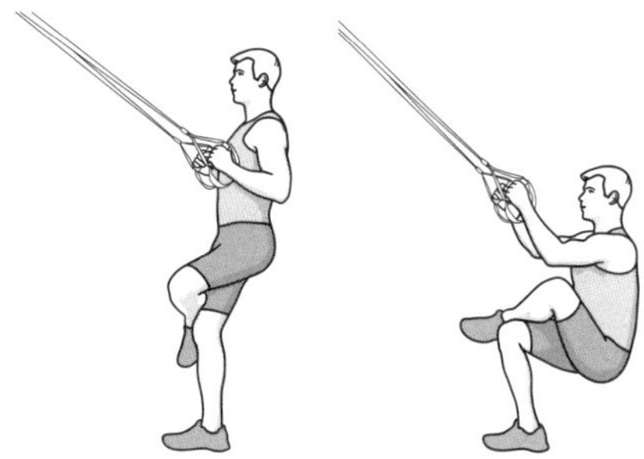

4 Einbeinige tiefe Hocke

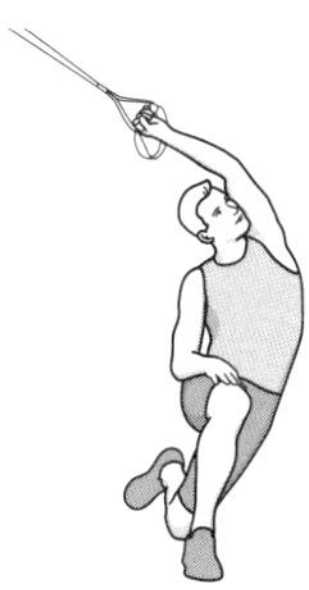

5 Kniender Halbmond

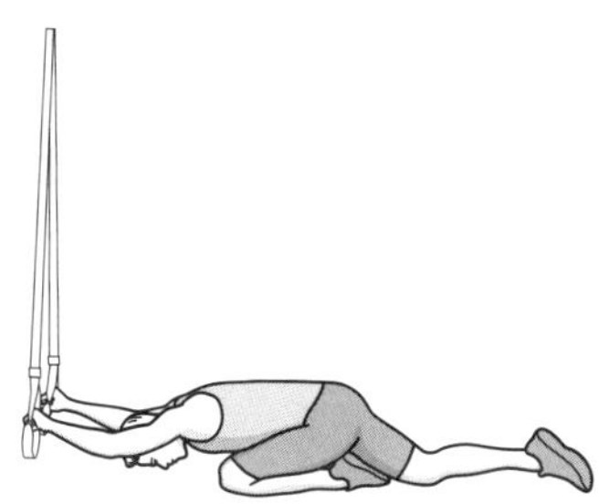

6 Taube

Die Übungen

3

Übungen für den Rücken

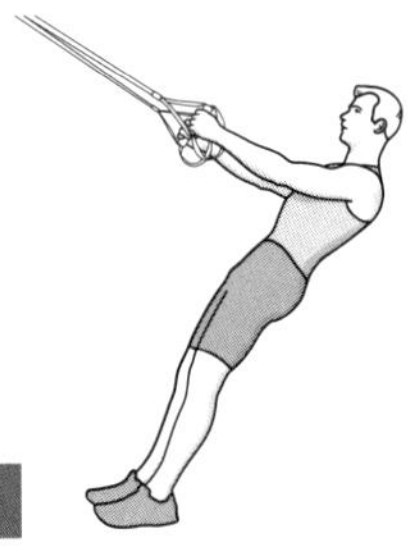
1
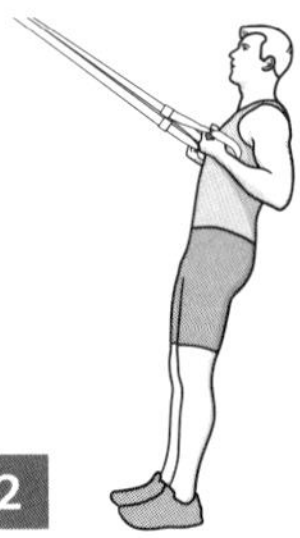
2

Rudern

1. Einen frontalen, hüftbreiten Stand zu den Schlingen einnehmen. Die Handgriffe greifen, sodass die Handflächen zueinander zeigen. So weit nach hinten lehnen, bis die Arme gestreckt sind. Mit aktivierter Rumpfmuskulatur den Körper in einer Linie halten. Die Schultern sind dabei tief.
2. So weit wie möglich nach oben ziehen, dafür die Arme beugen und die Ellbogen eng am Oberkörper entlangführen. Die Handflächen zeigen in der Endposition nach oben.

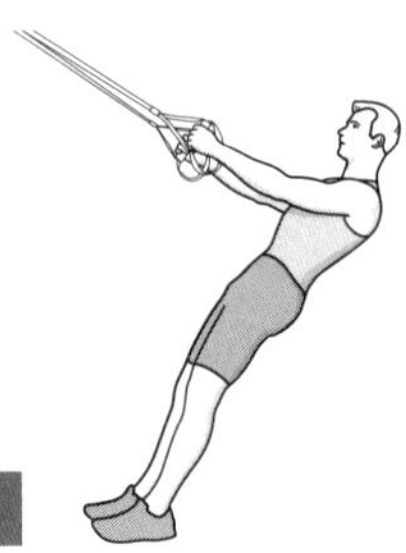
1
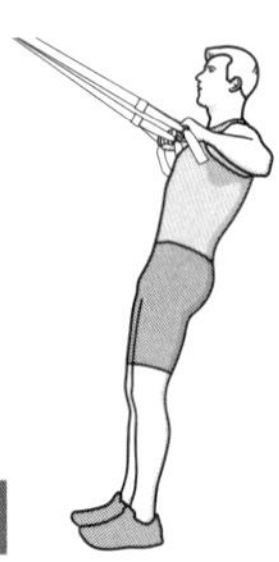
2

Rudern im 90-Grad-Winkel

1. Einen frontalen, hüftbreiten Stand zu den Schlingen einnehmen. Die Handgriffe greifen, sodass die Handflächen zueinander zeigen. So weit nach hinten lehnen, bis die Arme gestreckt sind. Mit aktivierter Rumpfmuskulatur den Körper in einer Linie halten. Die Schultern sind dabei tief.
2. So weit wie möglich nach oben ziehen, dafür die Arme beugen und die Ellbogen nach hinten oben führen, sodass sich Oberarme, Unterarme und Hände in der Endposition auf Schulterhöhe befinden. Rumpf und Oberarme stehen im 90-Grad-Winkel zueinander. Die Schulterblätter dabei aktiv zusammenziehen.

Einarmiges Rudern

1. Einen frontalen, hüftbreiten Stand zu den Schlingen einnehmen. Den Einhandgriff (siehe Seite 10) mit einer Hand greifen, sodass die Handfläche zum Körper zeigt. Der Arm befindet sich in der Verlängerung der Schlinge. Die Rumpfmuskulatur fest anspannen, um ein seitliches Wegdrehen und das Durchhängen des Körpers zu vermeiden.
2. So weit wie möglich nach oben ziehen, dafür den Arm beugen.

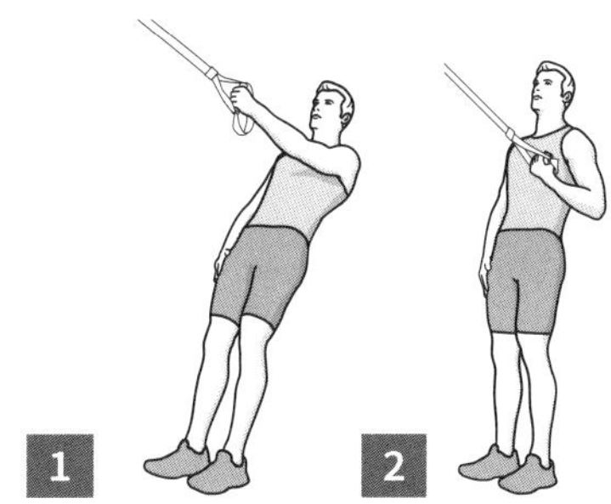

Vertikales Rudern

1. Eine Hocke direkt unter den Schlingen einnehmen. Die Handgriffe greifen. Die Handflächen zeigen dabei zueinander. Mit den Füßen so weit vom Aufhängepunkt wegwandern, bis die Arme senkrecht gestreckt sind. Oberkörper und Oberschenkel bilden eine Linie und sind waagrecht zum Boden ausgerichtet. Die Knie befinden sich im rechten Winkel.
2. So weit wie möglich nach oben ziehen, dafür die Arme beugen und die Ellbogen eng am Oberkörper entlangführen. Die Schulterblätter dabei aktiv zusammenziehen.

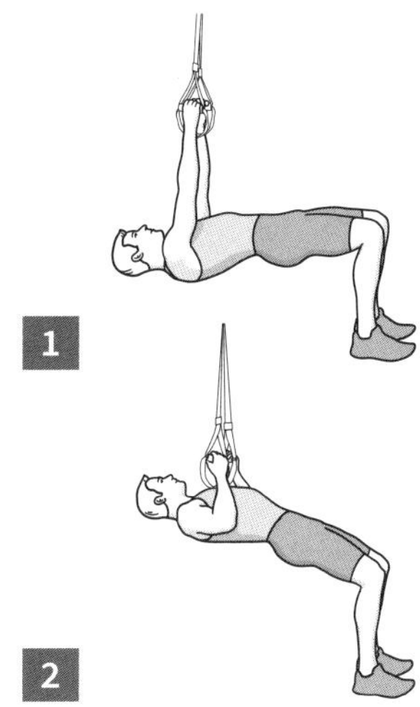

Vertikales Rudern mit gestreckten Beinen

1. Eine Hocke direkt unter den Schlingen einnehmen. Die Handgriffe greifen. Die Handflächen zeigen dabei zueinander. Mit den Füßen so weit vom Aufhängepunkt wegwandern, bis die Arme senkrecht gestreckt und die Beine komplett gestreckt sind. Nur noch die Fersen halten den Kontakt zum Boden. Der Körper befindet sich in einer Linie, vom Sprung-, Knie-, Hüft- bis hin zum Schultergelenk. Den Kopf in der Verlängerung der Wirbelsäule halten.
2. So weit wie möglich nach oben ziehen, dafür die Arme beugen und die Ellbogen eng am Oberkörper entlangführen. Die Schulterblätter dabei aktiv zusammenziehen.

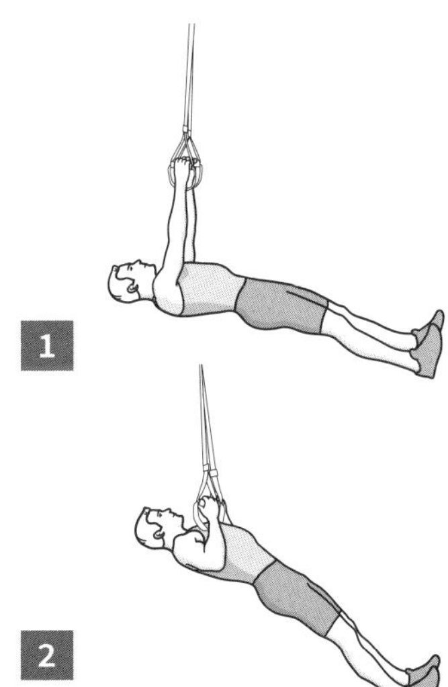

Übungen für den Rücken
Übungen für die Brust
Übungen für die Arme
Übungen für den Rumpf
Übungen für die Beine
Stretching mit dem Schlingentrainer

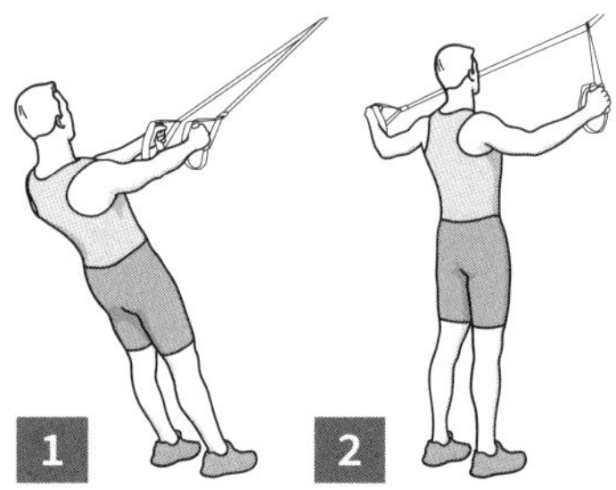

Butterfly Reverse in T-Position

1. Einen frontalen, hüftbreiten Stand zu den Schlingen einnehmen. Die Handgriffe greifen, sodass die Handflächen zueinander zeigen. So weit nach hinten lehnen, bis die Arme gestreckt sind. Mit aktivierter Rumpfmuskulatur den Körper in einer Linie halten. Die Schultern sind dabei tief.
2. Den Körper aufrichten, dafür die gestreckten Arme nach außen führen. Die Handflächen zeigen nach vorn. Der Körper bildet jetzt ein T.

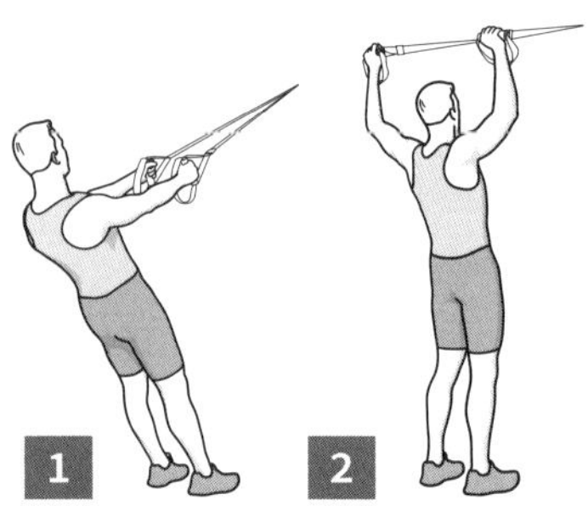

Butterfly Reverse in Y-Position

1. Einen frontalen, hüftbreiten Stand zu den Schlingen einnehmen. Die Handgriffe greifen, sodass die Handflächen zueinander zeigen. So weit nach hinten lehnen, bis die Arme gestreckt sind. Mit aktivierter Rumpfmuskulatur den Körper in einer Linie halten. Die Schultern sind dabei tief.
2. Den Körper aufrichten, dafür die gestreckten Arme nach oben und außen führen. Die Handflächen zeigen nach vorn. Der Körper bildet jetzt ein Y.

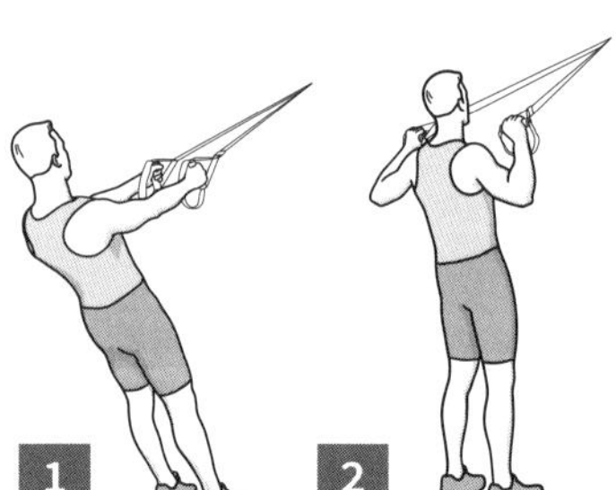

Butterfly Reverse in W-Position

1. Einen frontalen, hüftbreiten Stand zu den Schlingen einnehmen. Die Handgriffe greifen, sodass die Handflächen zueinander zeigen. Soweit nach hinten neigen, bis die Arme gestreckt sind. Mit aktivierter Rumpfmuskulatur den Körper in einer Linie halten. Die Schultern sind dabei tief.
2. Den Körper aufrichten, dafür die Arme beugen und angewinkelt neben den Oberkörper führen. Die Oberarme stehen im 45-Grad-Winkel zum Oberkörper, die Unterarme sind in etwa senkrecht aufgestellt. Die Handflächen zeigen nach vorn. Der Körper bildet jetzt ein W.

Butterfly Reverse in X-Position

1. Einen frontalen, hüftbreiten Stand zu den Schlingen einnehmen. Die Handgriffe greifen, sodass die Handflächen zueinander zeigen. So weit nach hinten lehnen, bis die Arme gestreckt sind. Mit aktivierter Rumpfmuskulatur den Körper in einer Linie halten. Die Schultern sind dabei tief.
2. Den Körper aufrichten, dafür einen Arm gestreckt nach oben, den anderen gestreckt nach unten führen. Die Handflächen zeigen nach vorn. Der Körper bildet jetzt ein X.

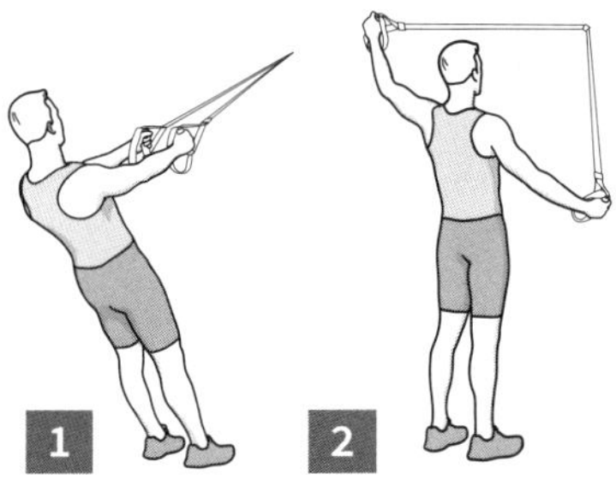

Zurückziehen der Schulterblätter

1. Einen frontalen, hüftbreiten Stand zu den Schlingen einnehmen. Die Handgriffe greifen, sodass die Handflächen zueinander zeigen. So weit nach hinten lehnen, bis die Arme gestreckt sind. Mit aktivierter Rumpfmuskulatur den Körper in einer Linie halten. Die Schulterblätter durch den Zug der Schlingen auseinandergleiten lassen, sodass sich der obere Rücken etwas rundet. Die Schultern bleiben dabei trotzdem tief.
2. Um wenige Zentimeter nach oben ziehen, dafür die Schultern nach hinten ziehen. Die Schulterblätter dabei aktiv zusammenführen. Die Arme bleiben während der kompletten Bewegungsausführung gestreckt.

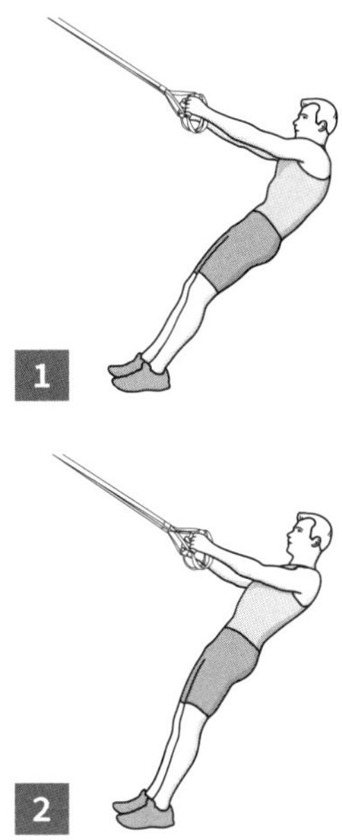

Übungen für die Brust

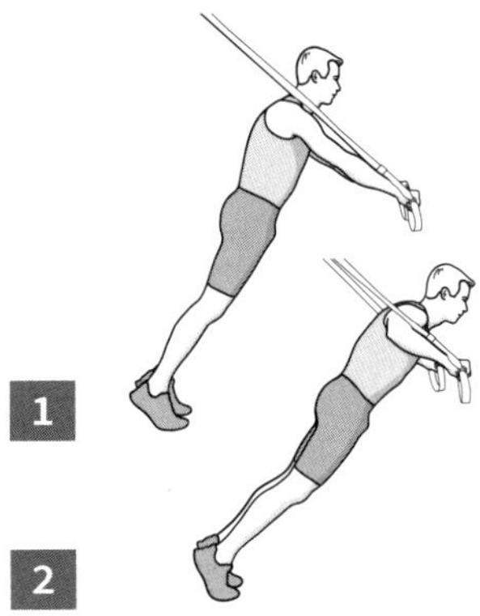

Liegestütz im Stand

1. Einen hüftbreiten Stand mit dem Rücken zum Aufhängepunkt einnehmen. Die Handgriffe greifen, sodass die Handflächen nach unten zeigen. Die Arme sind gestreckt. Mit aktivierter Rumpfmuskulatur befindet sich der Körper in einer Linie und leicht im Raum nach vorn gelehnt.
2. Den Körper absenken, dafür die Arme beugen. Die Ellbogen dabei nach außen auf Schulterhöhe führen.

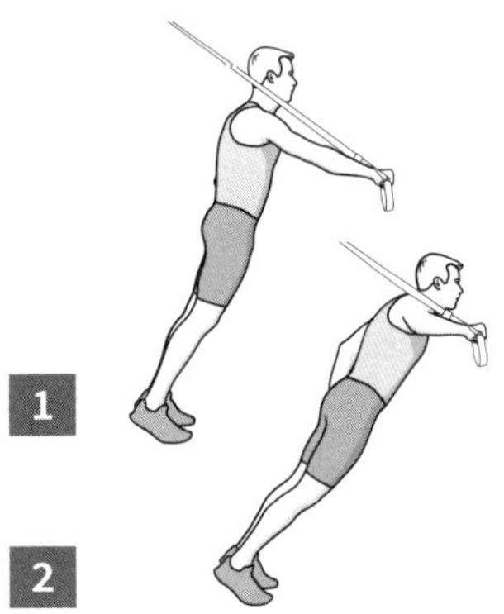

Einarmige Brustpresse

1. Einen hüftbreiten Stand mit dem Rücken zum Aufhängepunkt einnehmen. Mit einer Hand den Einhandgriff (siehe Seite 10) greifen. Die Handfläche zeigt dabei nach unten. Der Arm ist gestreckt. Mit aktivierter Rumpfmuskulatur befindet sich der Körper in einer Linie.
2. Den Körper absenken, dafür den Arm beugen. Den Ellbogen dabei nach außen auf Schulterhöhe führen.

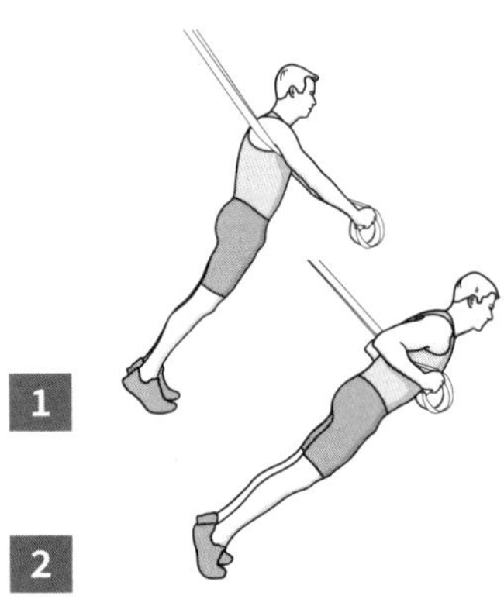

Brustpresse

1. Einen hüftbreiten Stand mit dem Rücken zum Aufhängepunkt einnehmen. Die Handgriffe greifen, sodass die Handflächen zueinander zeigen. Die Schlingen unter die Achseln klemmen. Die Arme sind gestreckt und weisen in Verlängerung der Schlingen in Richtung Boden. Der Körper ist vorgeneigt, das Gewicht auf die Fußspitzen verlagert.
2. Den Körper absenken, dafür die Arme beugen. Die Arme eng am Oberkörper vorbeiführen. Die Unterarme bleiben in Verlängerung der Schlingen, die Hände sind auf Brusthöhe. Die Schultern sind dabei tief.

Ziehen über Kreuz

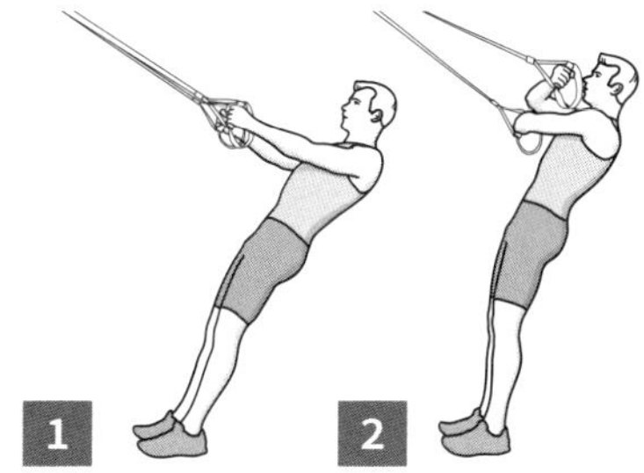

1. Einen frontalen, hüftbreiten Stand zu den Schlingen einnehmen. Die Handgriffe greifen, sodass die Handflächen zueinander zeigen. So weit nach hinten neigen, bis die Arme gestreckt sind. Mit aktivierter Rumpfmuskulatur den Körper in einer Linie halten. Die Schultern sind dabei tief.
2. Den Körper aufrichten, dafür die Arme beugen und über Kreuz zum Brustkorb ziehen.

Liegestütz in der Schlinge

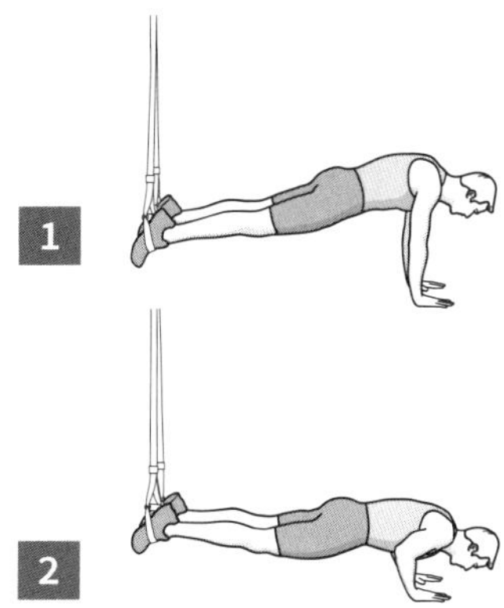

1. Aus der Bauchlage eine Liegestützposition einnehmen, die Füße in den Schlingen platzieren. Die Hände sind schulterbreit aufgesetzt. Mit aktivierter Rumpfmuskulatur befindet sich der Körper in einer Linie vom Sprung-, Knie-, Hüft- bis hin zum Schultergelenk.
2. Durch Beugung der Arme den Körper bis kurz vor Bodenkontakt absenken.

Liegestütz in der Schlinge mit Crunch

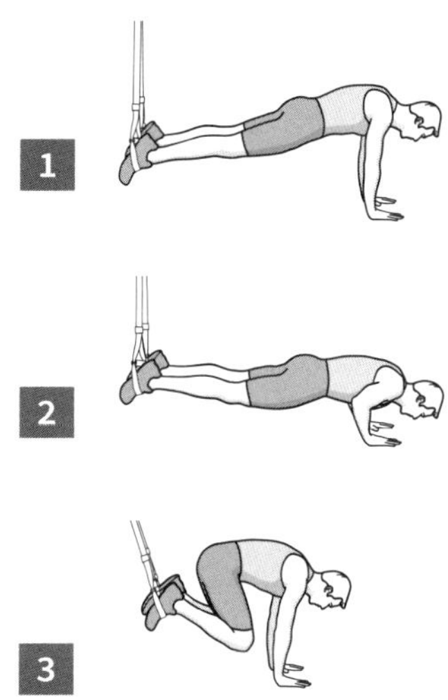

1. Aus der Bauchlage eine Liegestützposition einnehmen, die Füße in den Schlingen platzieren. Die Hände sind schulterbreit aufgesetzt. Mit aktivierter Rumpfmuskulatur befindet sich der Körper in einer Linie vom Sprung-, Knie-, Hüft- bis hin zum Schultergelenk.
2. Durch Beugung der Arme den Körper bis kurz vor Bodenkontakt absenken.
3. Den Körper durch Streckung der Arme wieder nach oben drücken. Zur gleichen Zeit beide Knie in Richtung Brustkorb ranführen. Danach wieder die Beine strecken.

Übungen für die Arme

Bizeps-Curl

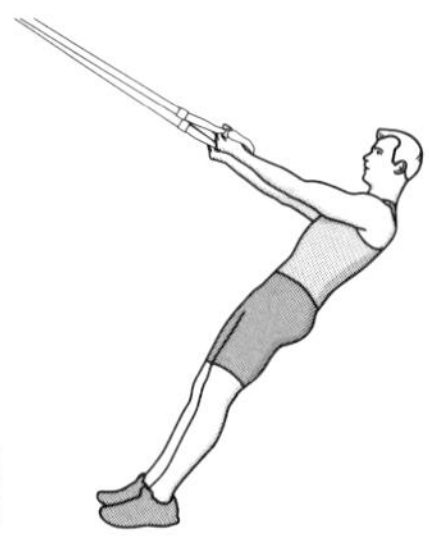
1

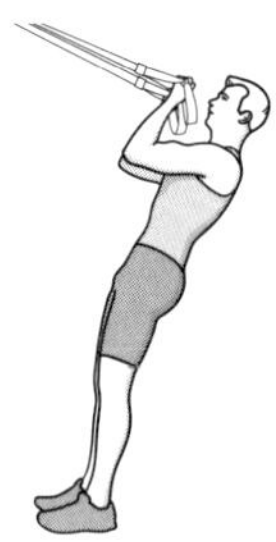
2

1. Einen frontalen, hüftbreiten Stand zu den Schlingen einnehmen. Die Handgriffe greifen, sodass die Handflächen nach oben zeigen. So weit nach hinten lehnen, bis die Arme gestreckt sind. Mit aktivierter Rumpfmuskulatur den Körper in einer Linie halten. Die Schultern sind dabei tief.

2. So weit wie möglich nach oben ziehen, dafür die Arme beugen. Die Handfläche zeigen in der Endposition in Richtung Gesicht. Die Position der Ellbogen bleibt unverändert.

Bizeps-Curl im Obergriff

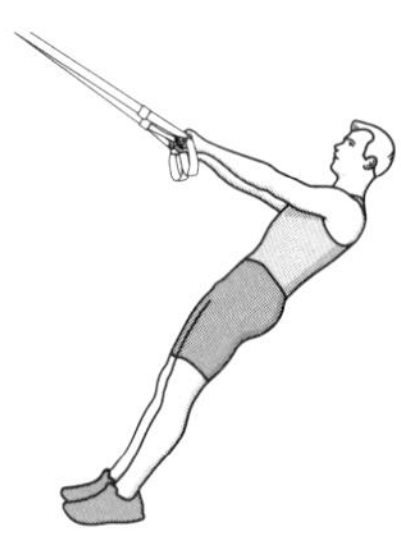
1

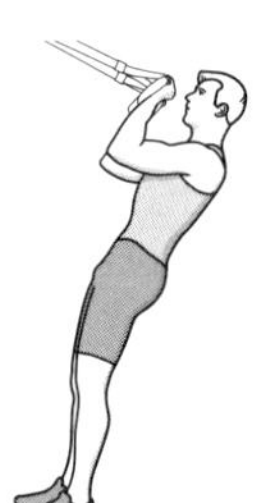
2

1. Einen frontalen, hüftbreiten Stand zu den Schlingen einnehmen. Die Handgriffe greifen, sodass die Handflächen nach unten zeigen. So weit nach hinten lehnen, bis die Arme gestreckt sind. Mit aktivierter Rumpfmuskulatur den Körper in einer Linie halten. Die Schultern sind dabei tief.

2. So weit wie möglich nach oben ziehen, indem die Arme gebeugt werden. Die Handflächen zeigen in der Endposition nach vorn. Die Position der Ellbogen bleibt unverändert.

Einarmiger Bizeps-Curl

1. Einen seitlichen Stand zum Schlingentrainer einnehmen. Die Füße befinden sich dabei in einer versetzten Position hintereinander. Den Einhandgriff (siehe Seite 10) mit der der Aufhängung des Schlingentrainers zugewandten Hand greifen, sodass die Handfläche nach oben zeigt. So weit vom Schlingentrainer weg zur Seite lehnen, bis der Arm gestreckt ist und die Verlängerung der Schlinge darstellt.
2. So weit wie möglich nach oben ziehen, dafür den Arm beugen. Die Handfläche zeigt in der Endposition in Richtung Gesicht. Die Position des Ellbogens bleibt unverändert.

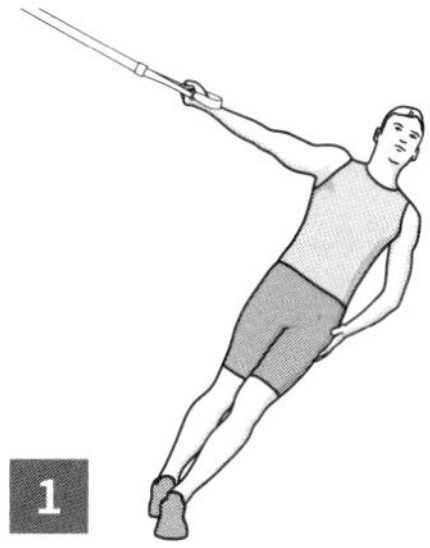
1

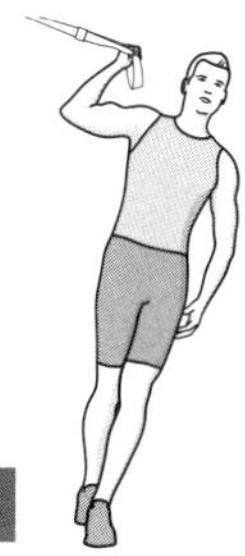
2

Trizepspresse im Stand

1. Einen hüftbreiten Stand mit dem Rücken zum Aufhängepunkt einnehmen. Die Handgriffe greifen, sodass die Handflächen nach unten zeigen und der Körper sich nach vorne lehnt. Die Arme sind gestreckt. Mit aktivierter Rumpfmuskulatur befindet sich der Körper in einer Linie.
2. Durch Beugung der Arme den Körper absenken. Die Ellbogen behalten während der kompletten Bewegungsausführung einen schulterbreiten Abstand. Die Handflächen zeigen in der Endposition nach vorn.

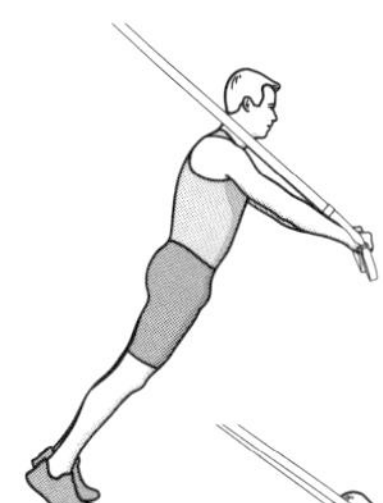
1

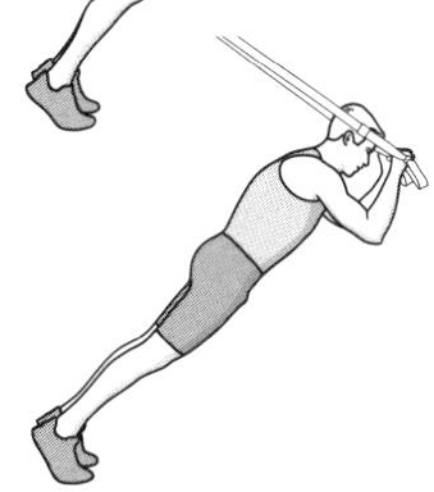
2

Trizepspresse im Knien

1. Eine kniende Position mit dem Rücken zum Aufhängepunkt einnehmen. Die Knie sind hüftbreit aufgesetzt. Mit den gestreckten Armen die Handgriffe greifen. Die Handflächen zeigen dabei nach unten.
2. Durch Beugung der Arme den Körper absenken. Die Ellbogen behalten während der kompletten Bewegungsausführung einen schulterbreiten Abstand. Die Handflächen zeigen in der Endposition nach vorn.

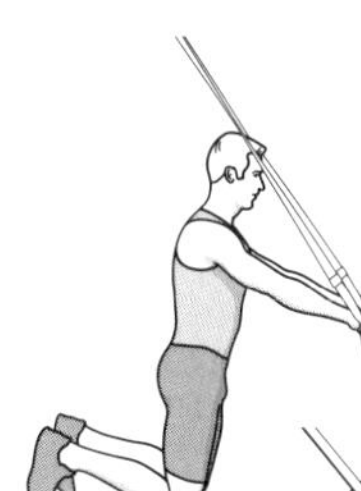
1

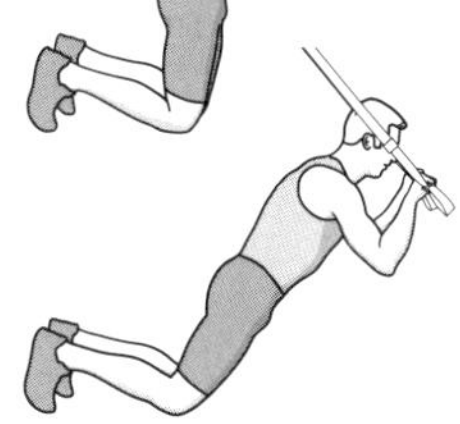
2

Übungen für den Rumpf

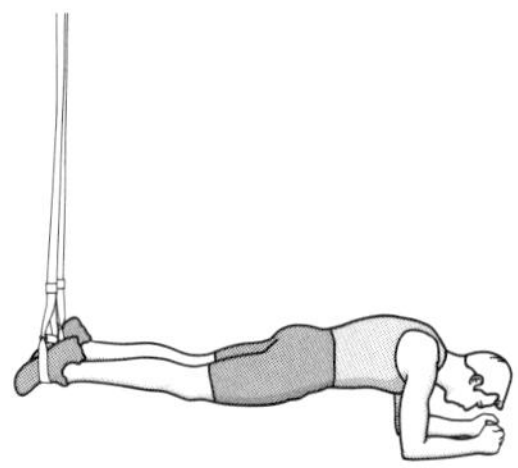

Unterarmstütz in der Schlinge

Aus der Bauchlage einen Unterarmstütz einnehmen (zum Einstieg siehe Seite 11). Die Ellbogen befinden sich dabei jeweils direkt unterhalb der Schultergelenke. Den Körper durch eine aktivierte Rumpfmuskulatur in einer Linie halten, vom Sprung-, Knie-, Hüft- bis hin zum Schultergelenk.

1

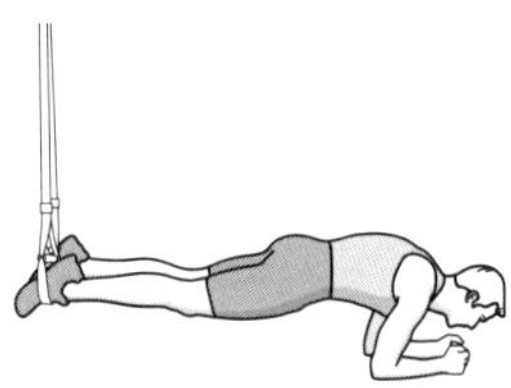

2

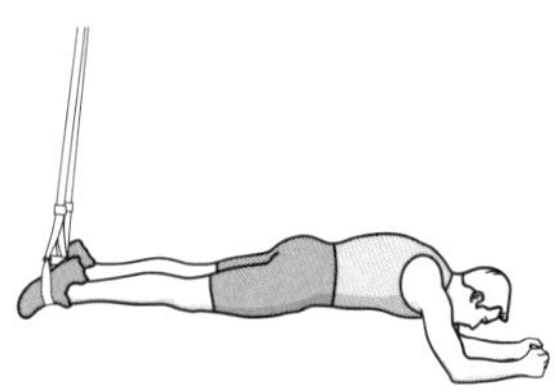

Unterarmstütz in der Schlinge mit Gewichtsverlagerung

1. Aus der Bauchlage einen Unterarmstütz einnehmen (zum Einstieg siehe Seite 11). Die Ellbogen befinden sich dabei jeweils direkt unterhalb der Schultergelenke. Den Körper durch eine aktivierte Rumpfmuskulatur in einer Linie halten, vom Sprung-, Knie-, Hüft- bis hin zum Schultergelenk.
2. Den Körper vor und zurück schieben. Die Bewegung erfolgt rein aus dem Schultergelenk.

1

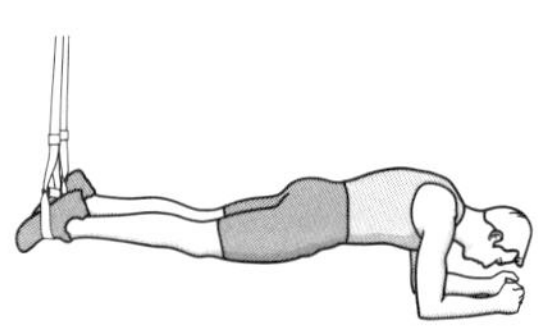

2

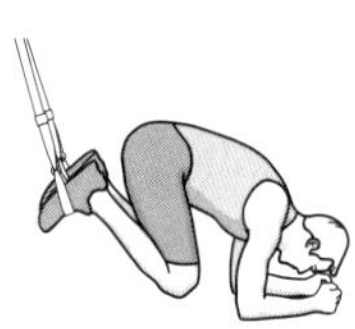

Crunch in der Schlinge im Unterarmstütz

1. Aus der Bauchlage einen Unterarmstütz einnehmen (zum Einstieg siehe Seite 11). Die Ellbogen befinden sich dabei jeweils direkt unterhalb der Schultergelenke. Den Körper durch eine aktivierte Rumpfmuskulatur in einer Linie halten, vom Sprung-, Knie-, Hüft- bis hin zum Schultergelenk.
2. Einen Crunch ausführen, dafür die Knie in Richtung Brustkorb ziehen. Danach die Beine wieder strecken.

Crunch in der Schlinge im Stütz

1. Aus der Bauchlage eine Liegestützposition einnehmen (zum Einstieg siehe Seite 11). Die Hände sind schulterbreit aufgesetzt. Mit aktivierter Rumpfmuskulatur befindet sich der Körper in einer Linie, vom Sprung-, Knie-, Hüft- bis hin zum Schultergelenk.
2. Einen Crunch ausführen, dafür die Knie in Richtung Brustkorb ziehen. Danach die Beine wieder strecken.

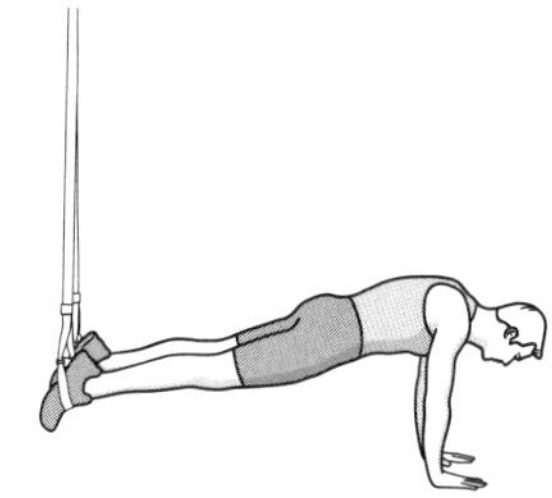
1

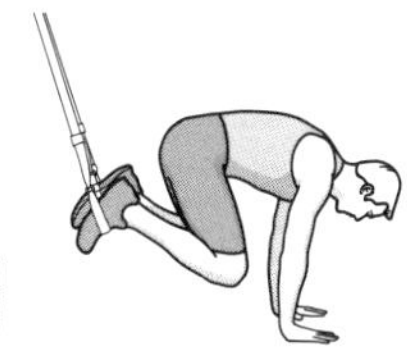
2

Seitlicher Crunch in der Schlinge im Stütz

1. Aus der Bauchlage eine Liegestützposition einnehmen (zum Einstieg siehe Seite xxx). Die Hände sind schulterbreit aufgesetzt. Mit aktivierter Rumpfmuskulatur befindet sich der Körper in einer Linie, vom Sprung-, Knie-, Hüft- bis hin zum Schultergelenk.
2. Einen Crunch zur Seite ausführen, hierzu beide Knie zum rechten Ellbogen ziehen. Die Schultern bleiben dabei parallel zum Boden und weiterhin über den Händen ausgerichtet.
3. Die Beine wieder in die Ausgangsposition strecken.
4. Einen Crunch zur anderen Seite ausführen, hierzu beide Knie zum linken Ellbogen ziehen. Auch hier bleiben die Schultern parallel zum Boden und weiterhin über den Händen ausgerichtet.

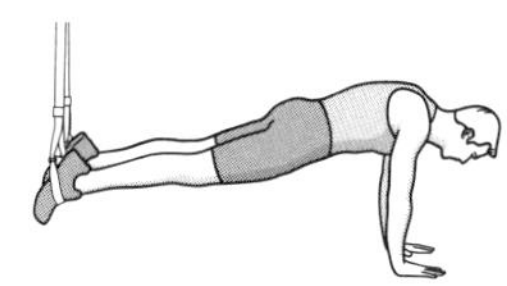
1

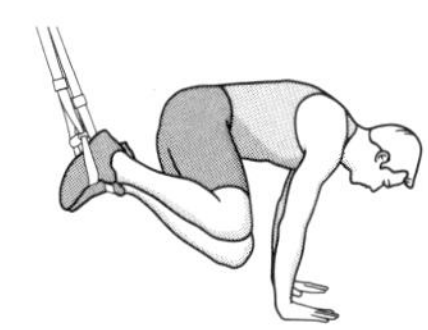
2

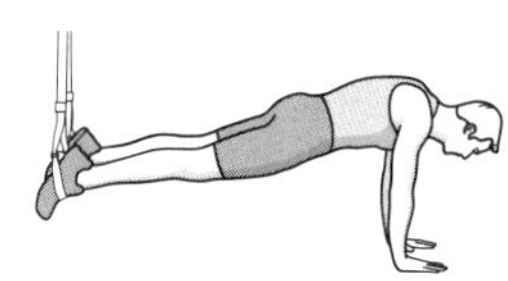
3

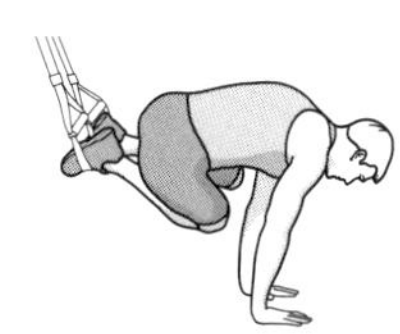
4

Bergsteiger in der Schlinge

1. Aus der Bauchlage eine Liegestützposition einnehmen (zum Einstieg siehe Seite 11). Die Hände sind schulterbreit aufgesetzt. Mit aktivierter Rumpfmuskulatur befindet sich der Körper in einer Linie, vom Sprung-, Knie-, Hüft- bis hin zum Schultergelenk.
2. Im fliegenden Wechsel das rechte und das linke Knie in Richtung Brustkorb ziehen.

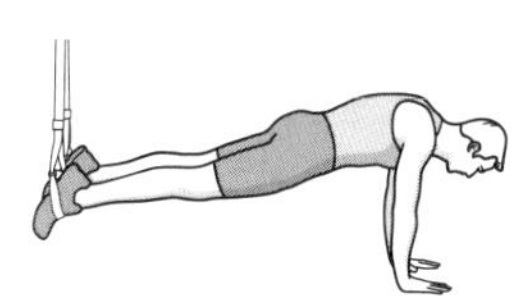
1

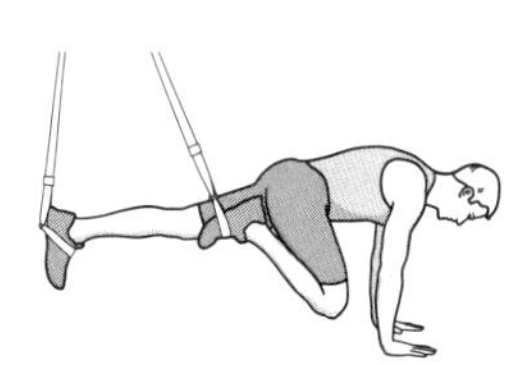
2

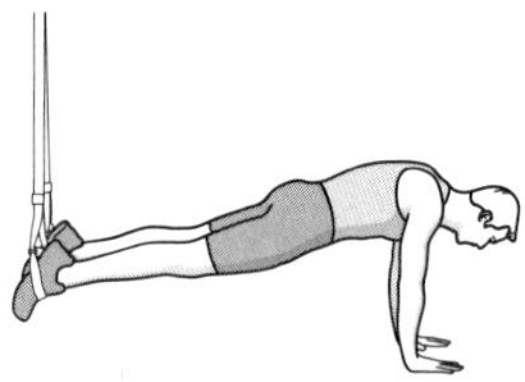

1

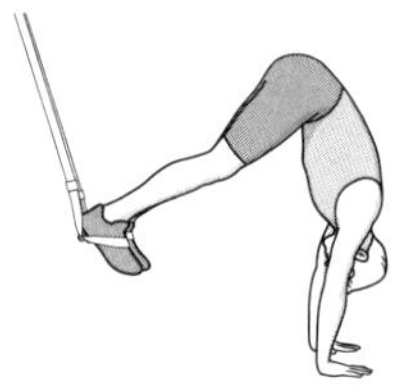

2

Umgekehrtes V in der Schlinge

1. Aus der Bauchlage eine Liegestützposition einnehmen, die Füße in den Fußschlaufen platzieren. Die Hände sind schulterbreit aufgesetzt. Mit aktivierter Rumpfmuskulatur befindet sich der Körper in einer Linie, vom Sprung-, Knie-, Hüft- bis hin zum Schultergelenk.
2. Das Becken so weit wie möglich nach oben schieben, indem die Bauch- und Hüftbeugemuskulatur aktiviert wird. Beine und Arme bleiben gestreckt. Danach wieder langsam absenken.

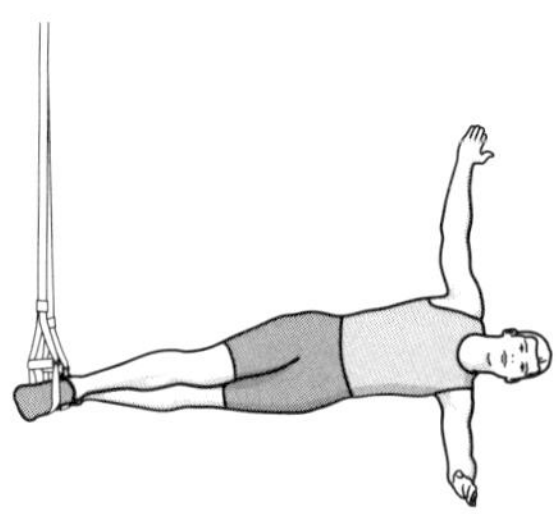

Seitstütz in der Schlinge mit gestrecktem Arm

Auf die Seite legen, die Füße in den Fußschlaufen platzieren. Die Beine befinden sich versetzt hintereinander, das obere Bein ist dabei vor dem unteren Bein. Auf den unteren Unterarm abstützen und das Becken anheben. Der Ellbogen befindet sich direkt unter dem Schultergelenk. Den freien Arm senkrecht nach oben strecken. Den Rumpf auf Spannung halten, sodass sich das Becken auf einer Höhe zwischen Oberschenkel und Oberkörper befindet.

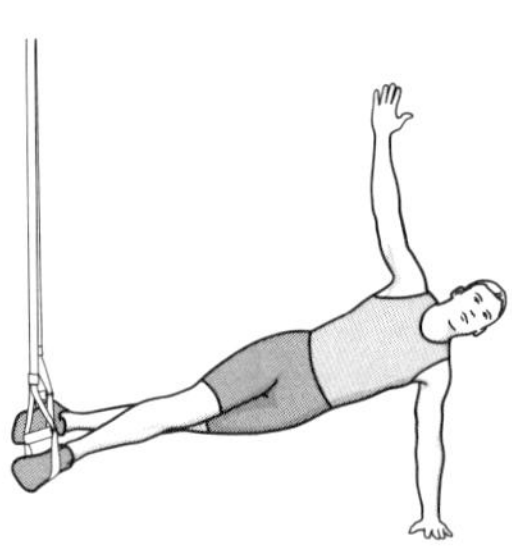

T-Stand in der Schlinge

Auf die Seite legen und die Füße in den Fußschlaufen platzieren. Die Beine befinden sich versetzt hintereinander. Der Fuß des oberen Beins steht vor dem des unteren Beins. Auf die untere Hand abstützen und das Becken nach oben anheben. Die stützende Hand befindet sich direkt unter dem Schultergelenk. Den freien Arm senkrecht nach oben strecken. Den Rumpf auf Spannung halten, sodass sich das Becken auf einer Höhe zwischen Oberschenkel und Oberkörper befindet.

Seitstütz in der Schlinge mit Hüftbeuge

1. Auf die Seite legen und die Füße in den Fußschlaufen platzieren. Die Beine befinden sich versetzt hintereinander. Der Fuß des oberen Beins steht dabei vor dem des unteren Beins. Auf den Unterarm abstützen und das Becken nach oben anheben. Der Ellbogen befindet sich direkt unter dem Schultergelenk. Den freien Arm senkrecht nach oben strecken. Den Rumpf auf Spannung halten, sodass sich das Becken auf einer Höhe zwischen Oberschenkel und Oberkörper befindet. Das Becken im Wechsel über die Neutralposition weiter nach oben heben.

2. Das Becken wieder bis kurz vor Bodenkontakt absenken. Der Blick bleibt nach vorn gerichtet.

1

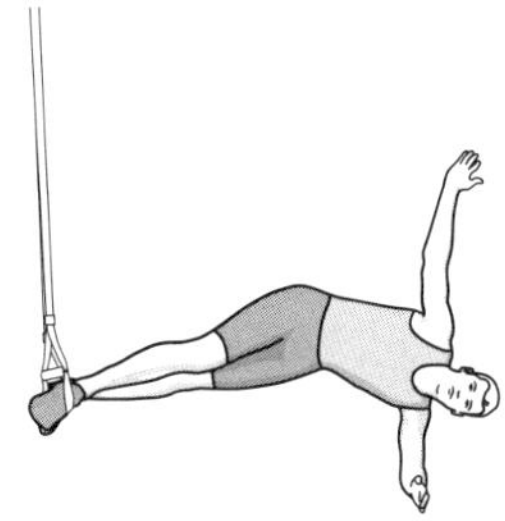

2

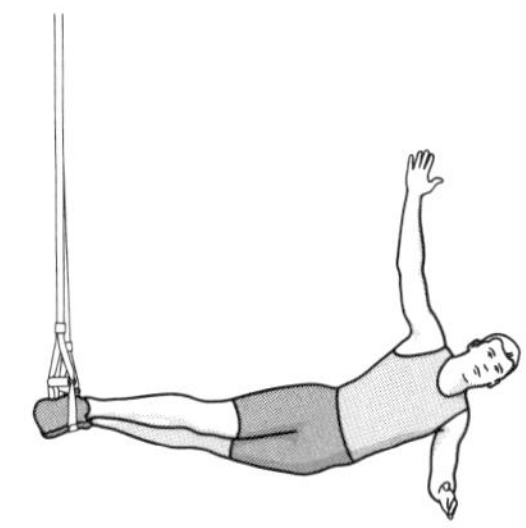

Seitstütz in der Schlinge mit Oberkörperrotation

1. Auf die Seite legen und die Füße in den Fußschlaufen platzieren. Die Beine befinden sich versetzt hintereinander. Der Fuß des oberen Beins steht dabei vor dem des unteren Beins. Auf den Unterarm abstützen und das Becken anheben. Der Ellbogen befindet sich direkt unter dem Schultergelenk. Den freien Arm senkrecht nach oben strecken. Den Rumpf auf Spannung halten, sodass sich das Becken auf einer Höhe zwischen Oberschenkel und Oberkörper befindet. Den Blick nach oben zur Hand richten.

2. Den freien Arm nach vorn absenken und unter dem Brustkorb durchführen. Dabei rotiert der Oberkörper mit und das Becken wird etwas nach oben geschoben. Der Blick folgt dem Arm in der Bewegung.

1

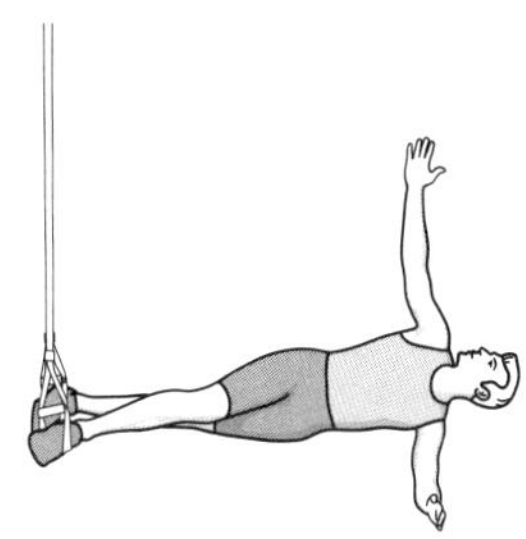

2

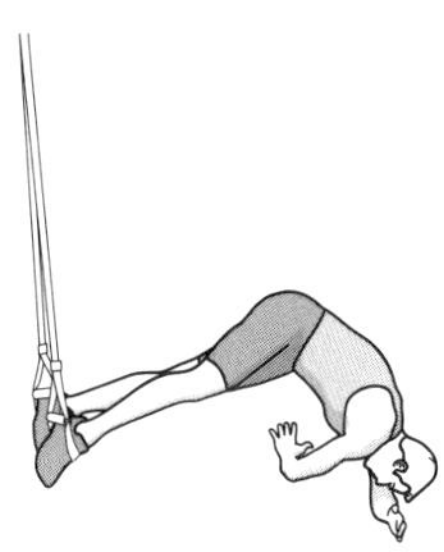

1
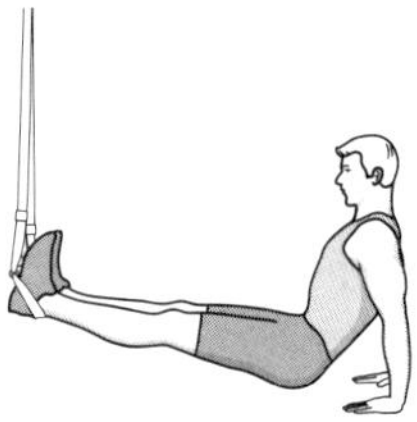
2
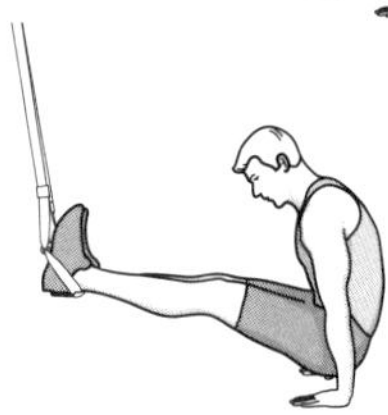

Schwebender dynamischer Langsitz

1. Mit Blickrichtung zu den Schlingen und lang ausgestreckten Beinen auf den Boden setzen. Die Fersen in den Fußschlaufen platzieren, die Beine strecken. Die Hände hinter dem Gesäß aufstützen. Nach oben drücken, bis die Arme gestreckt sind. Das Gesäß hat keinen Bodenkontakt mehr.
2. Das Gesäß nach hinten zwischen die Arme schieben. Dabei rollt sich der Rumpf etwas ein. Die Arme bleiben gestreckt. Mit angehobenem Gesäß wieder in die Ausgangsposition schieben.

1
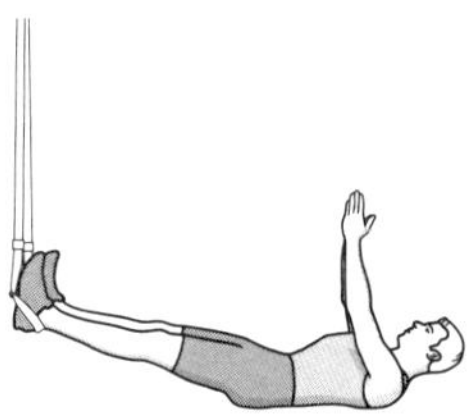
2
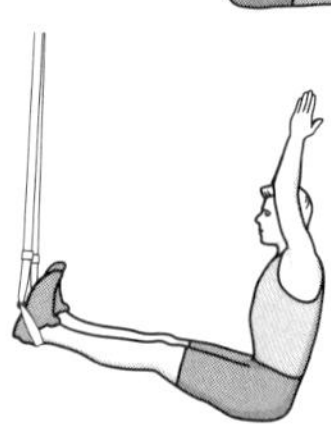

Sit-up in der Schlinge mit gestreckten Armen

1. Im Sitzen die Füße in den Fußschlaufen platzieren und auf den Rücken legen. Die Arme senkrecht nach oben strecken.
2. Durch Aktivierung der Bauch- und Hüftbeugemuskulatur Wirbel für Wirbel nach oben in den Sitz aufrichten. Die Arme bleiben nach oben gestreckt. Danach wieder Wirbel für Wirbel nach unten abrollen, ohne den Oberkörper ganz abzulegen. Während der kompletten Bewegungsausführung einen konstanten Druck mit den Fersen in die Fußschlaufen ausüben.

1
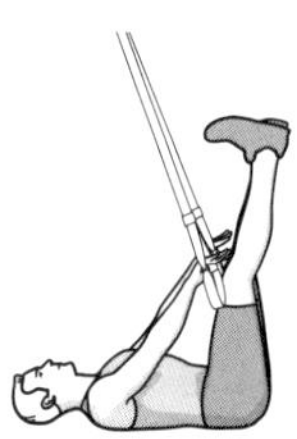
2
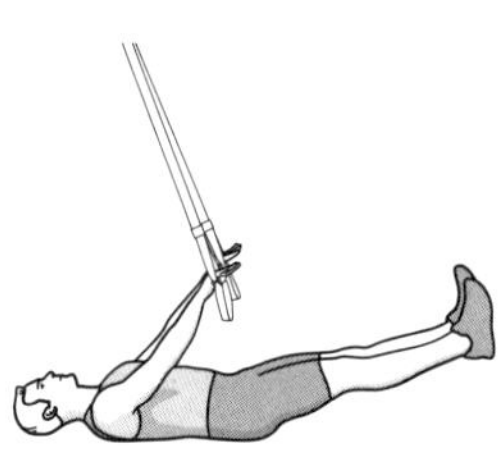

Gestrecktes Beinsenken

1. Mit dem Kopf direkt unter dem Aufhängepunkt auf den Rücken legen. Die Hände auf den Handgriffen flach auflegen und Richtung Knie bringen. Mit gestreckten Armen für die komplette Übungsdauer einen konstanten Druck nach unten aufbauen. Die Beine senkrecht nach oben strecken. Der Kopf liegt auf dem Boden auf.
2. Die Beine langsam bis knapp über dem Boden absenken, ohne sie abzulegen. Ohne Schwung wieder langsam anheben. Der untere Rücken behält während der kompletten Bewegungsausführung den Kontakt zum Boden.

Beckenheben

1. Mit dem Kopf direkt unter dem Aufhängepunkt auf den Rücken legen. Die Hände auf den Handgriffen flach auflegen. Mit gestreckten Armen für die komplette Übungsdauer einen konstanten Druck nach unten aufbauen. Die Beine senkrecht nach oben strecken. Der Kopf liegt auf dem Boden auf.
2. Die Bauchmuskulatur aktivieren und das Becken langsam wenige Zentimeter vom Boden anheben. Danach wieder kontrolliert bis kurz vor Bodenkontakt absenken.

1
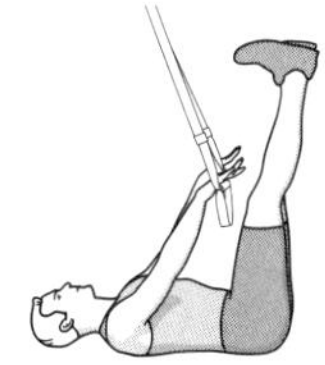

2
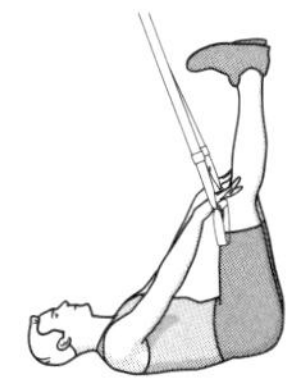

Bergsteiger in Rückenlage

1. Mit dem Kopf direkt unter dem Aufhängepunkt auf den Rücken legen. Die Hände auf den Handgriffen flach auflegen, die Arme schräg nach vorn strecken und für die komplette Übungsdauer einen konstanten Druck nach unten aufbauen. Ein Bein anwinkeln, das andere in der Luft schwebend nach vorn ausstrecken. Der Kopf liegt auf dem Boden auf.
2. Die Position der Beine in einem gleichmäßigen und schwungfreien mittleren bis langsamen Tempo wechseln.

1
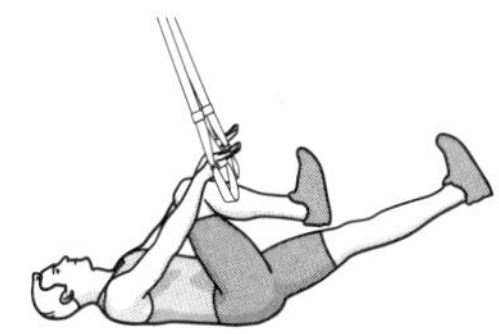

2
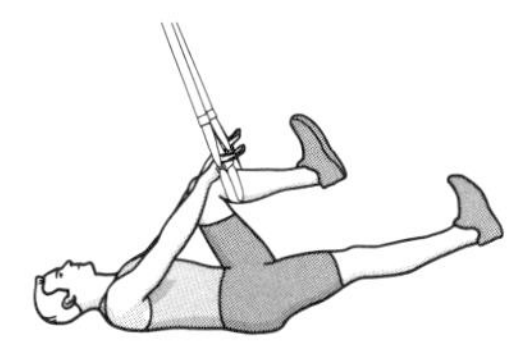

Strecken im Stand

1. Einen hüftbreiten Stand mit dem Rücken zum Aufhängepunkt einnehmen. Die Handgriffe greifen und die Arme nahezu parallel zum Boden nach vorn ausstrecken, die Handflächen zeigen nach unten. Mit aktivierter Rumpfmuskulatur befindet sich der Körper in einer Linie und etwas nach vorn geneigt.
2. Die Arme nach oben über Kopf führen und den gesamten Körper mit aktivierter Rumpfmuskulatur nach vorn absenken. Dabei das Gewicht noch mehr auf den vorderen Bereich der Füße verlagern, die Fersen lösen sich vom Boden. Danach wieder aufrichten, indem die Arme nach vorn unten drücken, bis sie und der gesamte Körper wieder in der Ausgangsposition sind. Der Körper bleibt während der kompletten Bewegungsausführung in einer Linie.

1
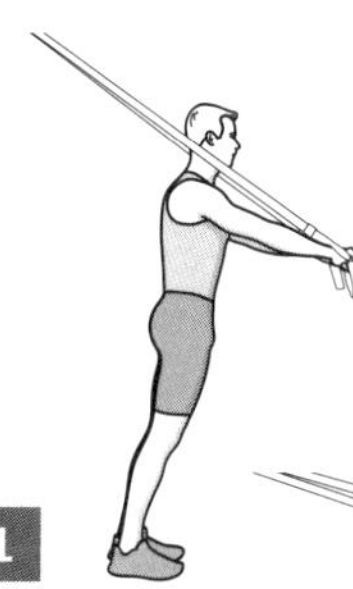

2
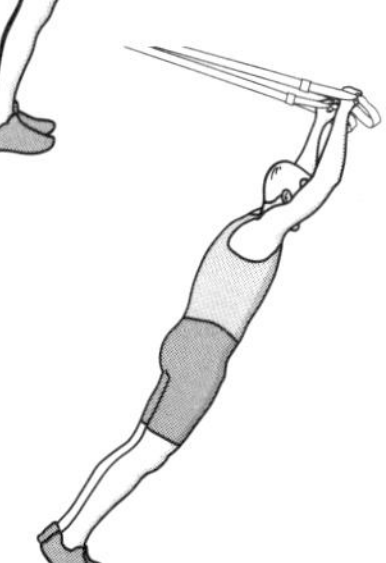

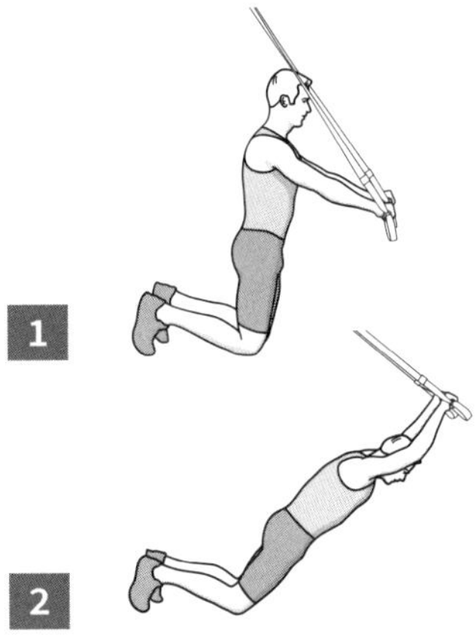

Strecken im Knien

1. Mit dem Rücken zum Aufhängepunkt auf den Boden knien. Die Knie dabei hüftbreit platzieren. Die Handgriffe greifen und die Arme nach vorn strecken. Die Handflächen zeigen dabei nach unten.
2. Die Arme nach oben über Kopf führen und den Oberkörper mit aktivierter Rumpfmuskulatur nach vorn absenken. Durch das Nach-unten-Drücken der gestreckten Arme wieder aufrichten, bis die Ausgangsposition erreicht ist.

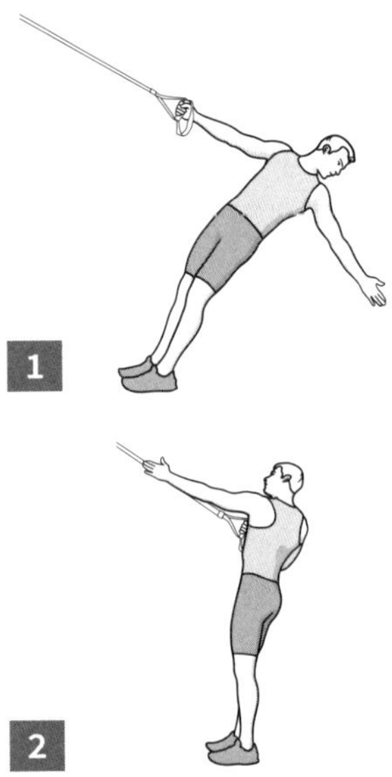

Einseitige Rumpfrotation im Stand

1. Einen hüftbreiten Stand mit Blick zu den Schlingen einnehmen. Den Einhandgriff (siehe Seite XXX) mit einer Hand greifen. So weit nach hinten neigen, bis der Arm in Verlängerung der Schlinge ist. Den freien Arm über die Seite nach hinten strecken, bis beide Arme in einer Linie sind, der Oberkörper rotiert dabei zur Seite. Mit dem Blick dem nach hinten gestreckten Arm folgen.
2. Fest am Griff ziehen, sodass sich der Arm anwinkelt und der Oberkörper Richtung Schlingentrainer gezogen wird. Den hinteren Arm gleichzeitig gestreckt zum Schlingentrainer führen, bis er mit ihm eine Linie bildet. Der Oberkörper dreht sich dabei zurück, sodass er wieder frontal zum Griff ausgerichtet ist. Der Blick folgt auch hier dem freien Arm.

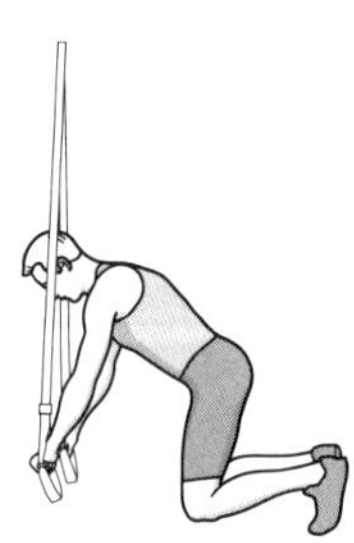

Schwebender Vierfüßlerstand

Auf den Boden knien. Die Handgriffe greifen. Die Handflächen zeigen in Richtung der Oberschenkel. Mit den Füßen so weit zurückwandern, bis die Beine rechtwinklig gebeugt sind. Die Fußspitzen aufstellen. Durch Druck in die Griffe die Knie minimal über dem Boden anheben, sodass nur noch die Fußspitzen Kontakt zum Boden haben. Der Oberkörper bleibt stabil, der Kopf in der Verlängerung der Wirbelsäule.

Übungen für die Beine

Kniebeuge

1. Einen frontalen, schulterbreiten Stand mit Blick zu den Schlingen einnehmen. Die Fußspitzen zeigen nach vorn. Die Handgriffe greifen, sodass die Handflächen zueinander zeigen. Die Ellbogen anwinkeln und die Hände vor dem Brustkorb halten. Der Oberkörper ist aufrecht, der Rücken gestreckt.
2. Die Knie beugen und das Gesäß nach hinten schieben. Die Knie bleiben dabei über dem Mittelfuß. Die Oberschenkel sind in der Endposition waagrecht oder tiefer, der Rücken bleibt gerade. Danach wieder in den Stand aufrichten.

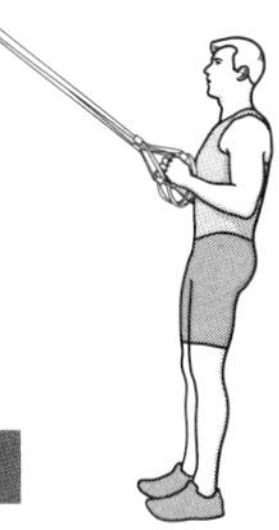

1

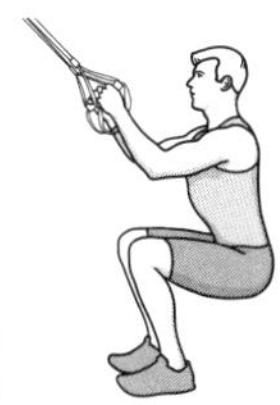

2

Einbeinige Kniebeuge

1. Einen frontalen Stand mit Blick zu den Schlingen einnehmen. Die Handgriffe greifen, sodass die Handflächen zueinander zeigen. Die Ellbogen anwinkeln und die Hände vor dem Brustkorb halten. Der Oberkörper ist aufrecht, der Rücken gestreckt. Ein Bein gestreckt nach vorn anheben. Die Fußspitze des Standbeins zeigt nach vorn.
2. Knie und Hüfte des Standbeins gleichzeitig beugen und das Gesäß so weit wie möglich absenken. Das angehobene Bein dabei nach vorn schieben, ohne es auf dem Boden abzusetzen. Das Knie des Standbeins bleibt dabei über dem Mittelfuß, der Rücken lang. Danach wieder in den Stand aufrichten.

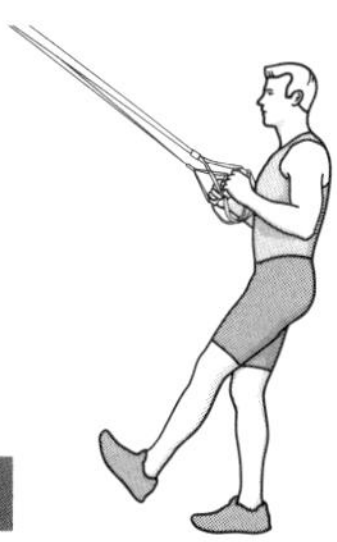

1

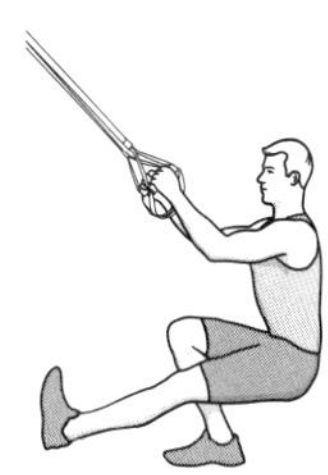

2

Übungen für den Rücken
Übungen für die Brust
Übungen für die Arme
Übungen für den Rumpf
Übungen für die Beine
Stretching mit dem Schlingentrainer

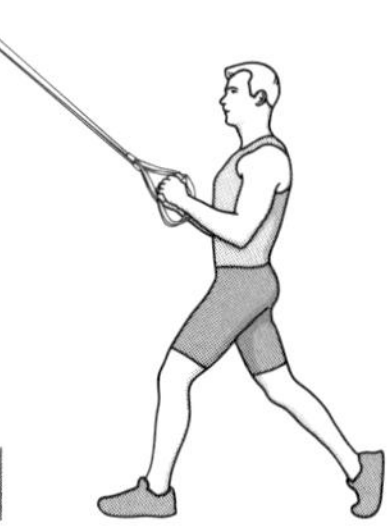
1

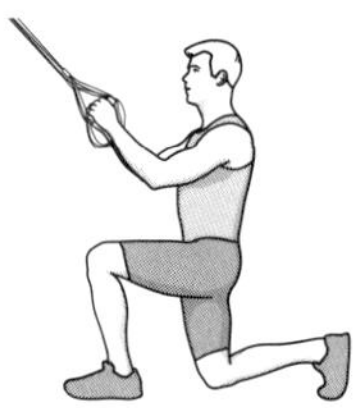
2

Ausfallschritt

1. Einen frontalen Stand mit Blick zu den Schlingen einnehmen. Die Handgriffe greifen, sodass die Handflächen zueinander zeigen. Die Arme so anwinkeln, dass die Unterarme in Verlängerung der Schlingen sind. Mit einem Bein einen großen Schritt nach hinten ausführen und die Fußspitze aufsetzen, die Ferse bleibt in der Luft.
2. Den Oberkörper absenken, dafür beide Knie so weit beugen, bis jeweils ein rechter Winkel entsteht. Das vordere Knie bleibt über dem Mittelfuß, das hintere Knie berührt fast den Boden, der Oberschenkel steht senkrecht. Wieder aufrichten.

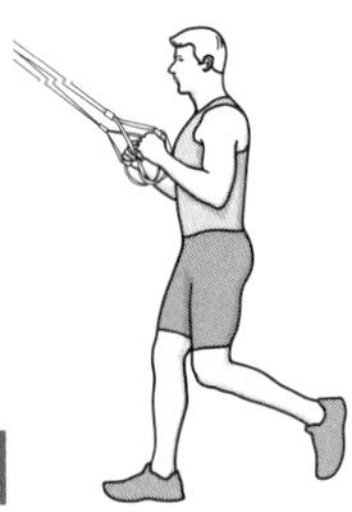
1

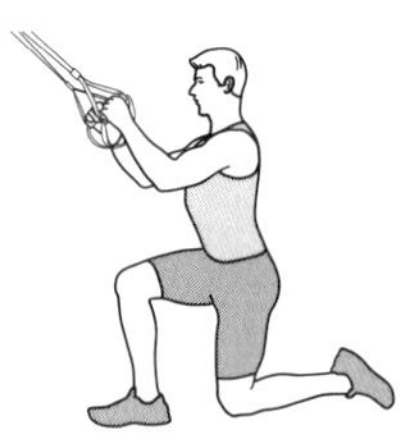
2

Einbeiniger Ausfallschritt

1. Einen frontalen Stand zu den Schlingen einnehmen. Die Handgriffe greifen, sodass die Handflächen zueinander zeigen. Die Arme so anwinkeln, dass die Unterarme in Verlängerung der Schlingen sind. Ein Bein nach hinten angewinkelt anheben.
2. Das Knie des Standbeins so weit wie möglich beugen, darauf achten, dass das Knie des Standbeins über dem Mittelfuß bleibt. Der Oberkörper bleibt aufrecht, das hintere Bein schwebt weiterhin angewinkelt in der Luft. Wieder aufrichten.

Ausfallschritt in der Schlinge

1. Mit dem Rücken zum Schlingentrainer stellen, der Abstand zur Aufhängung sollte eine größere Schrittweite betragen. Die Fußschlaufe in eine Hand nehmen und einen Fuß hinter dem Rücken einhängen. Die Hände vor dem Brustkorb halten.
2. Das Standbein so weit beugen, bis das Knie des freien Beins fast den Boden berührt. Das vordere Knie bleibt über dem Mittelfuß ausgerichtet. Der Oberkörper bleibt aufrecht, der Blick ist nach vorn gerichtet.

1

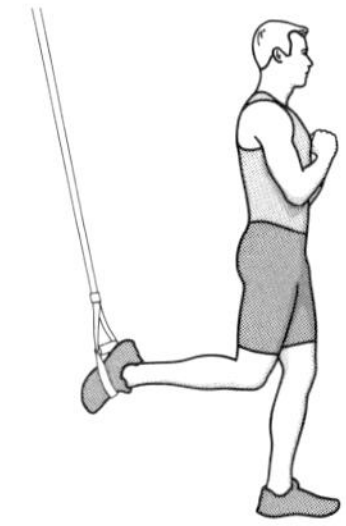

2

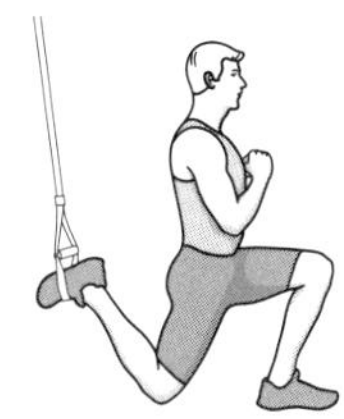

Lateral Lunge

1. Hüftbreit mit Blick zum Schlingentrainer aufstellen. Die Handgriffe greifen, sodass die Handflächen zueinander zeigen. Die Hände befinden sich vor dem Brustkorb. Die Arme sind angewinkelt. Den Blick nach vorn richten.
2. Ein Bein zur Seite strecken. Das Standbein beugen und das Gesäß nach hinten und unten schieben. Das zur Seite aufgesetzte Bein bleibt gestreckt. Das vordere Knie bleibt über dem Mittelfuß ausgerichtet. Der Oberkörper bleibt aufrecht. Wieder zurück in die Ausgangsposition und das andere Bein zur Seite strecken.

1

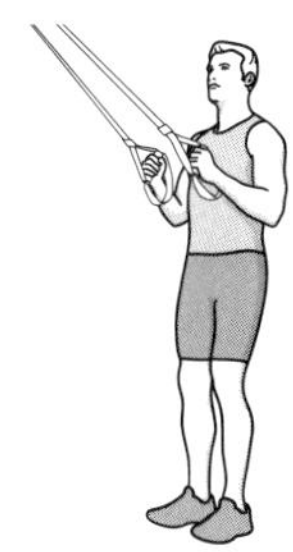

2

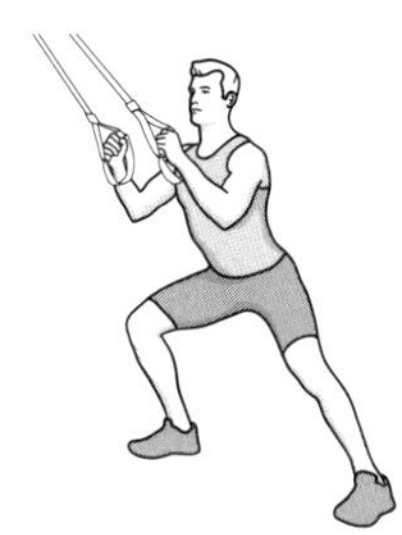

Brücke in der Schlinge

Auf den Boden setzen, die Fersen in die Fußschlaufen einhängen und auf den Rücken legen. Die Füße befinden sich hier direkt unter der Aufhängung des Schlingentrainers. Die Beine strecken und die Arme seitlich neben dem Körper ablegen. Der Kopf ist auf dem Boden. Durch Aktivierung der Gesäßmuskulatur das Becken nach oben anheben und die Position halten. Der Körper befindet sich in einer Linie.

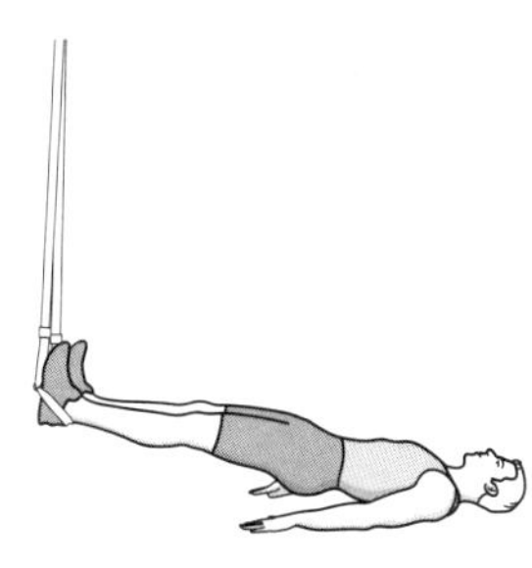

Beinbeuger in der Schlinge mit angehobenem Becken

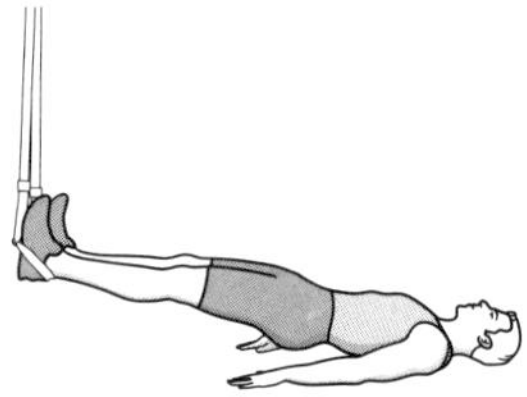
1

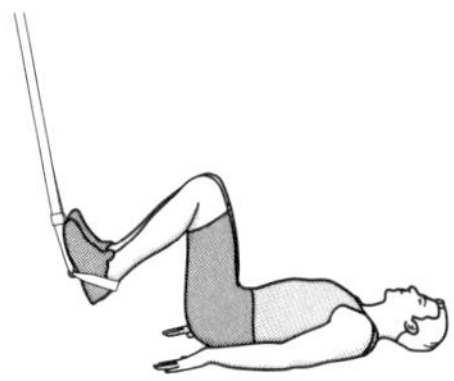
2

1. Auf den Boden setzen, die Fersen in die Fußschlaufen einhängen und auf den Rücken legen. Die Beine strecken und die Arme seitlich neben dem Körper ablegen. Der Kopf ist auf dem Boden. Durch Aktivierung der Gesäßmuskulatur das Becken nach oben anheben.

2. Die Knie in Richtung Brustkorb ziehen und danach die Beine wieder strecken. Das Becken bleibt während der kompletten Bewegungsausführung angehoben.

Beckenlift in der Schlinge

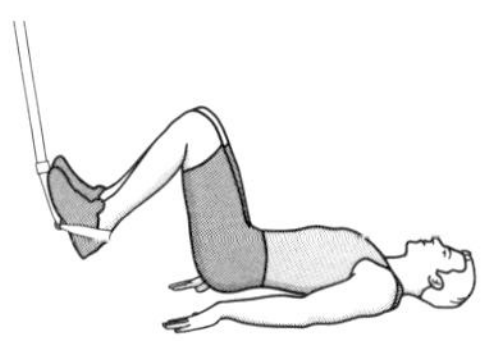
1

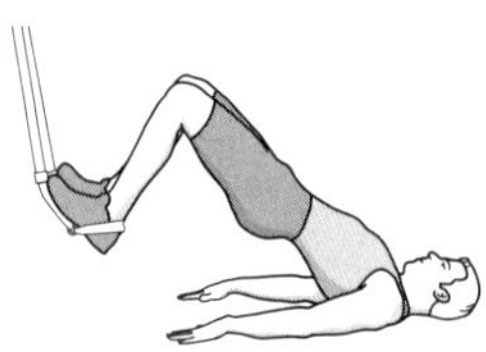
2

1. Auf den Boden setzen, die Fersen in die Fußschlaufen einhängen und auf den Rücken legen. Die Beine anwinkeln und die Arme seitlich neben dem Körper ablegen. Der Kopf ist auf dem Boden. Durch Aktivierung der Gesäßmuskulatur das Becken leicht nach oben anheben.

2. Das Becken so weit nach oben anheben, bis Oberkörper und Oberschenkel eine Linie bilden. Das Becken wieder nach unten absenken, ohne es abzulegen.

Bergsteiger in der Schlinge in Rückenlage

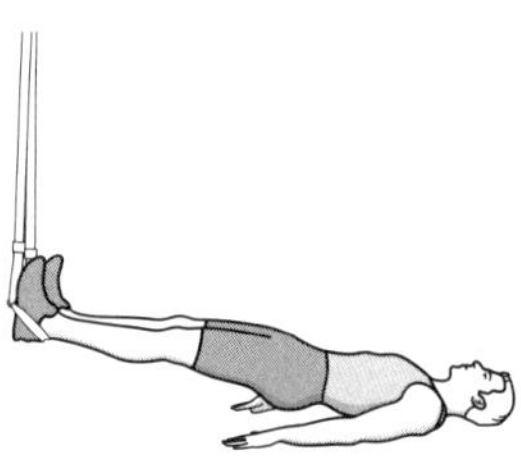
1

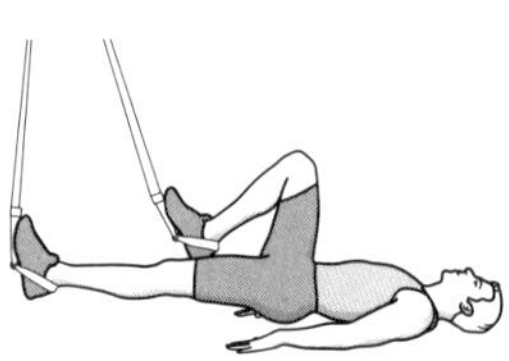
2

1. Auf den Boden setzen, die Fersen in die Fußschlaufen einhängen und auf den Rücken legen. Die Arme seitlich neben dem Körper ablegen. Der Kopf ist auf dem Boden. Durch Aktivierung der Gesäßmuskulatur das Becken nach oben anheben.

2. Ein Bein strecken, das andere anwinkeln und das Knie in Richtung Brustkorb ziehen. Weiter im Wechsel das rechte und das linke Knie in Richtung Brustkorb ziehen, das zweite Bein jeweils nach vorn strecken. Das Becken bleibt während der kompletten Bewegungsausführung angehoben.

Stretching mit dem Schlingentrainer

Tisch

Unter dem Schlingentrainer schulterbreit aufstellen. Die Handgriffe greifen, sodass die Handflächen nach unten zeigen. So weit nach hinten gehen, bis Oberkörper und Arme in einer Linie gestreckt und parallel zum Boden ausgerichtet sind, die Hände bleiben dabei direkt unter der Aufhängung. Das Gesäß nach hinten schieben. Oberkörper und Beine befinden sich nun im rechten Winkel zueinander. Die Schlingen hängen senkrecht herab. Die Beine in dieser Position gestreckt lassen. Der Kopf befindet sich in der Verlängerung zur Wirbelsäule zwischen den Oberarmen. Das Brustbein aus dieser Position in Richtung Boden schieben und eine Dehnung der Oberschenkelrückseite sowie der Brustmuskulatur wahrnehmen. Die Position halten und bei nachlassendem Dehnreiz den Oberkörper immer weiter in Richtung Boden sinken lassen.

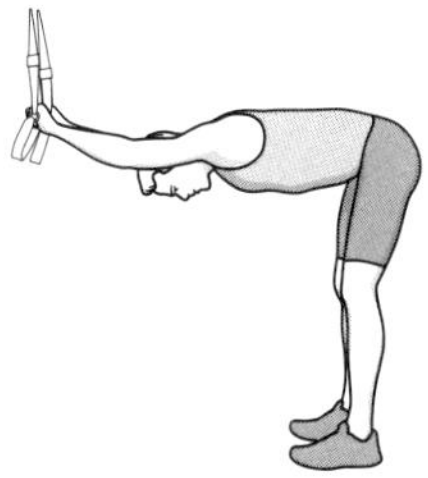

Tisch im versetzten Stand

Aus der Tischposition (siehe vorige Dehnhaltung) einen Fuß mit der Ferse nach vorn aufsetzen, dafür das Knie des hinteren Beins leicht beugen. Das nun vorn aufgesetzte Bein ist gestreckt. Die Fußspitze des vorderen Fußes aktiv nach oben anheben und Richtung Schienbein ziehen. Das Brustbein in Richtung des Bodens schieben und eine Dehnung der Oberschenkelrückseite und Wadenmuskulatur wahrnehmen. Die Position halten und bei nachlassendem Dehnreiz den Oberkörper immer weiter in Richtung Boden sinken lassen.

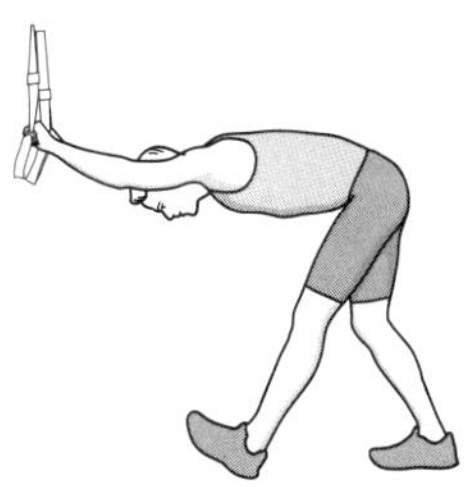

Split

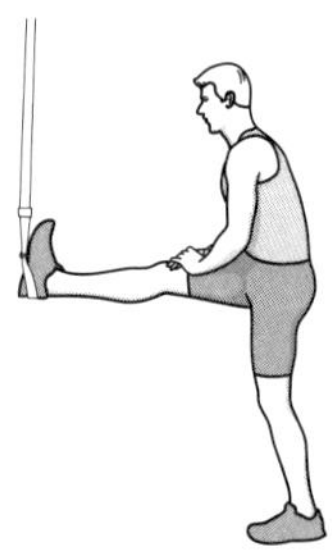

Mit Blick zum Schlingentrainer stellen und eine Ferse in der hüfthoch eingestellten Schlaufe direkt unter dem Aufhängepunkt platzieren. Beide Beine strecken, die Fußspitze des Standbeins zeigt nach vorn. Den Oberkörper nach vorn neigen und die Hände auf dem Oberschenkel des oberen Beins ablegen. Eine Dehnung der Wadenmuskulatur sowie der Oberschenkelrückseite in beiden Beinen wahrnehmen. Auf der Seite des in der Schlaufe eingehängten Beins wird zusätzlich die Gesäßmuskulatur gedehnt. Vielleicht ist auch ein Zug entlang des Rückens bis hin zur Nackenmuskulatur zu spüren. Die Position halten und mit der Zeit mehr und mehr mit dem Oberkörper Richtung Bein sinken.

Sitzende Vorbeuge

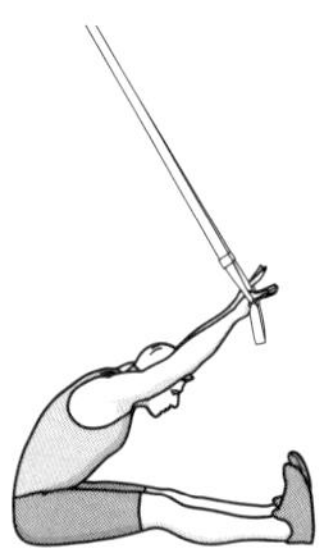

Mit gestreckten Beinen und aufgerichtetem Oberkörper direkt unter den Aufhängepunkt der Schlingen auf den Boden setzen. Die Fußspitzen aktiv Richtung Schienbeine ziehen. Die Handgriffe greifen und den Oberkörper nach vorn in Richtung Fußspitzen neigen. Der Zug sollte hauptsächlich an der Beinrückseite und am Rücken spürbar sein. Die Position halten und mit der Zeit mehr und mehr in die Position hineinsinken.

Päckchen

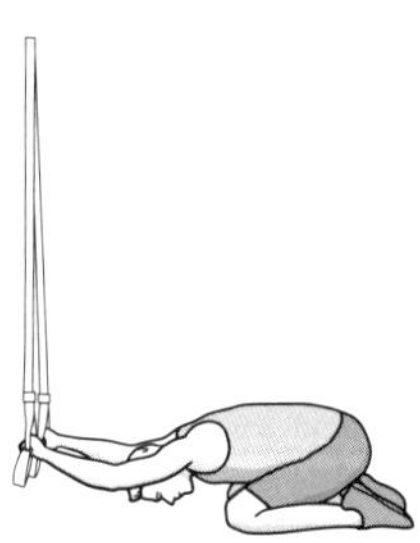

So auf den Boden knien, dass die Hände beim Greifen der Handgriffe mit nach vorn gestreckten Armen direkt unterhalb der Schlingenaufhängung sind. Die Fußrücken beim Knien ablegen. Das Gesäß nach hinten schieben sowie das Brustbein in Richtung Boden sinken lassen. Einen Dehnreiz in der Brust- und Rückenmuskulatur wahrnehmen. Die Position halten.

Taube

Dem Schlingentrainer zugewandt auf den Boden knien. Ein Bein diagonal vor dem Körper anwinkeln. Das andere Bein gerade nach hinten ausstrecken. Der Fußrücken des ausgestreckten Beins liegt auf dem Boden. Die Arme nach vorn strecken, die Handgriffe nehmen und den Oberkörper so weit wie möglich nach vorn absenken. Der Schlingentrainer hängt nun senkrecht von der Decke und die Hände liegen entspannt auf den Handgriffen. Das Brustbein nach unten in Richtung Boden schieben. Das Becken ist in dieser Position parallel zum Boden ausgerichtet. Einen Dehnreiz in der Gesäßmuskulatur des angewinkelten Beins wahrnehmen. Die Position halten. Den Oberkörper mit nachlassendem Dehnreiz noch weiter nach unten sinken lassen.

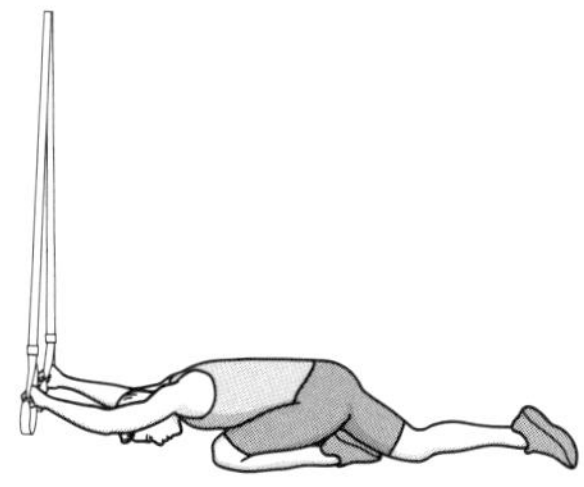

Halbkniestand mit Rückbeuge

In den Halbkniestand – ein Knie auf dem Boden, Fußrücken abgelegt, der Fuß des anderen Beins im rechten Winkel vorn aufgestellt – mit dem Rücken zum Schlingentrainer kommen und mit derjenigen Hand einen der Griffe über Kopf festhalten, auf dessen Seite das Knie auf dem Boden liegt. Die Schlinge sollte hier gespannt sein. Das Becken nach hinten kippen, das Knie des vorderen aufgestellten Beins nach vorn schieben und den Oberkörper nach hinten lehnen. Die Gesäßmuskulatur spannt sich dadurch an. In die Dehnung der Körpervorderseite – Oberschenkelvorderseite und Leiste des am Boden knienden Beins, Bauch- und Brustmuskulatur wahrnehmen, besonders auf der Seite des abgelegten Beins. Die Position halten und mit nachlassendem Dehnreiz mehr und mehr in die Rückbeuge kommen.

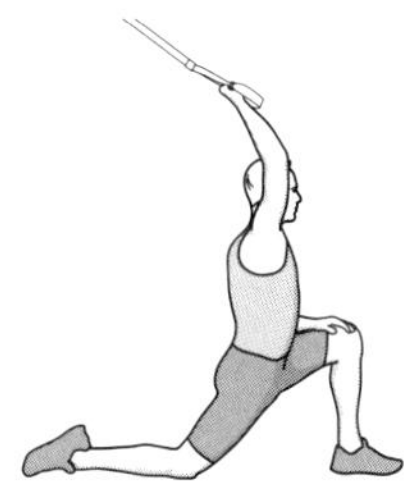

Aufgespannter tiefer Ausfallschritt

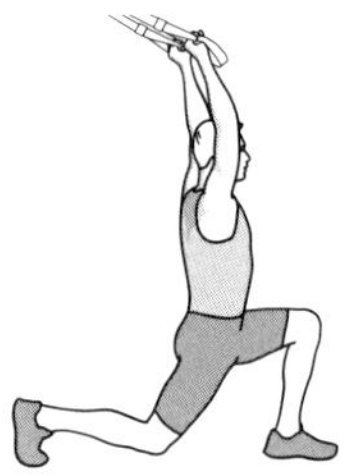

Im Stehen die Handgriffe greifen, die Arme über den Kopf strecken und so weit von der Aufhängung weggehen, bis der Schlingentrainer im Rücken und gespannt ist. In einen großen Ausfallschritt nach vorn kommen. Die Arme halten den Schlingentrainer immer noch über Kopf auf Spannung. Die Knie beugen, bis das Knie des hinteren Beins knapp über dem Boden schwebt, das vordere Bein darf im rechten Winkel gebeugt sein. Der Oberkörper bleibt aufrecht. In dieser Position sollte eine Dehnung der Oberschenkelvorderseite des hinteren Beins zu spüren sein. Die Position halten und mit nachlassendem Dehnreiz das vordere Knie noch etwas weiter nach vorn schieben.

Abgestufter Halbmond

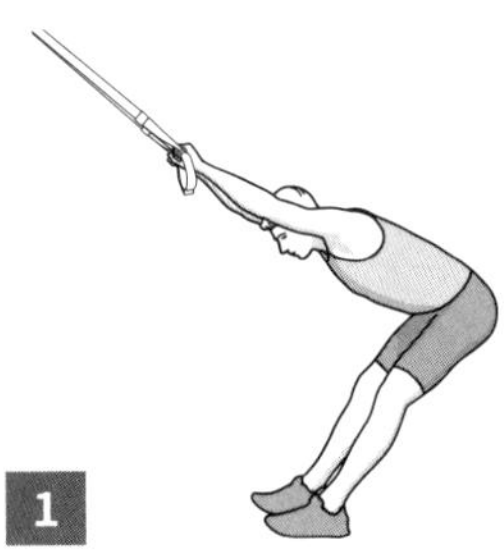

1

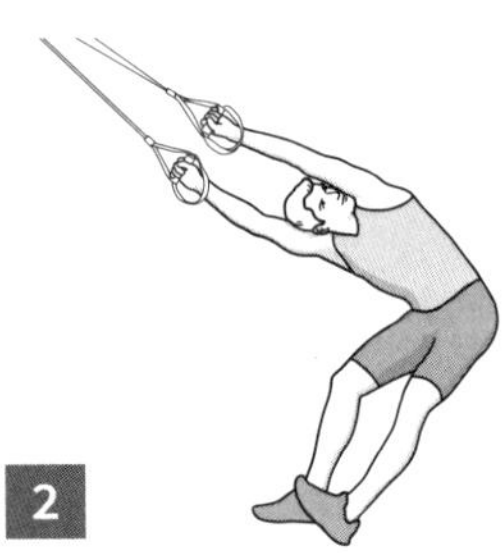

2

1. Einen schulterbreiten Stand mit Blickrichtung zum Schlingentrainer einnehmen. Die Handgriffe greifen und das Becken nach hinten schieben, bis sich ein rechter Winkel zwischen Ober- und Unterkörper ergibt. Arme und Beine sind jeweils gestreckt. Oberkörper und Arme sind in einer Linie mit den Schlingen.
2. Ein Knie beugen und mit dem Oberkörper zur gegenüberliegenden Seite rotieren, sodass sich Rippen und Schulter etwas aufdrehen. Die Fußsohle des gebeugten Beins bleibt am Boden. Den Vorfuß des gestreckten Beins anheben und die Fußspitze aktiv Richtung Schienbein ziehen, sodass hier nur die Ferse in den Boden schiebt. Der Blick geht auf der aufrotierten Seite unter dem Oberarm vorbei nach oben. Auf der Seite des gestreckten Beins eine Dehnung der Wadenmuskulatur, der Oberschenkelrückseite, der Gesäßmuskulatur und der seitlichen Rumpfmuskulatur wahrnehmen. Die Position halten und mit nachlassendem Dehnreiz noch weiter zur Seite rotieren.

Kniender Halbmond

Seitlich zum Schlingentrainer aufstellen und mit der von ihm weiter entfernten Hand den Einhandgriff (siehe Seite 10) greifen. Einen großen Schritt zur Seite weg von der Aufhängung ausführen und mit dem weiter entfernten Bein auf den Boden knien. Das vordere, dem Schlingentrainer zugewandte Bein ist im rechten Winkel aufgestellt, die Beine befinden sich so im Halbkniestand. Mit dem freien inneren, dem Schlingentrainer zugewandten Arm auf dem Oberschenkel des aufgestellten Beins abstützen. Das Körpergewicht nun nach außen weg vom Schlingentrainer verlagern, das Becken kippt kontrolliert zur Seite. Die Position halten und eine Dehnung in der Flanke wahrnehmen, zu der sich der Körper lehnt. Mit nachlassendem Dehnreiz das Becken weiter zur Seite sinken lassen.

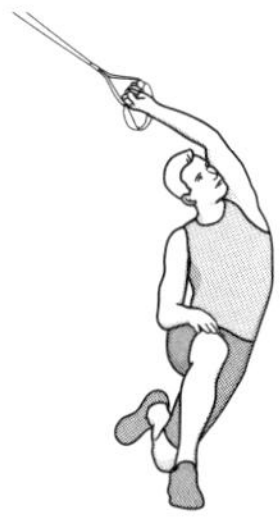

Aufgespannter Ausfallschritt

Mit dem Rücken zum Aufhängepunkt und in Schrittstellung ein Stück weit von ihm entfernt aufstellen. Die Handgriffe greifen und die Arme zur Seite und leicht nach hinten strecken. Die Brustwirbelsäule ist aufgerichtet, die Schultern sind tief und der Blick geht geradeaus. Die Position halten und eine Dehnung der Brustmuskulatur sowie der Oberarminnenseite wahrnehmen. Mit nachlassendem Dehnreiz den Schritt nach vorn weg von der Aufhängung vergrößern und damit den Abstand zum Aufhängepunkt verlängern.

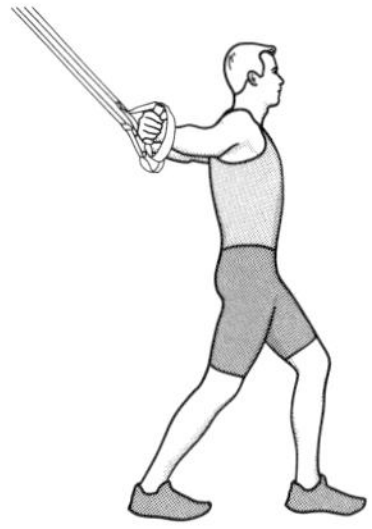

Einbeinige tiefe Hocke

1. Mit Blick zum Aufhängepunkt einen großen Schritt weit entfernt von ihm aufstellen, die Griffe nehmen und mit angewinkelten Armen zur Brust ziehen, sodass die Schlingen unter Spannung stehen. Ein Bein über das andere schlagen. Dabei sollte die Ferse beziehungsweise der äußere Knöchel des Sprunggelenks des übergeschlagenen Beins knapp oberhalb des Knies des Standbeins aufliegen. Das Knie des überschlagenen Beins zeigt nach außen.
2. Das Standbein beugen und den Körper mit dem Gesäß nach hinten unten absenken. Die Position halten und eine Dehnung in der Gesäßmuskulatur des übergeschlagenen Beins wahrnehmen. Das Gesäß mit nachlassendem Dehnreiz weiter absenken.

1

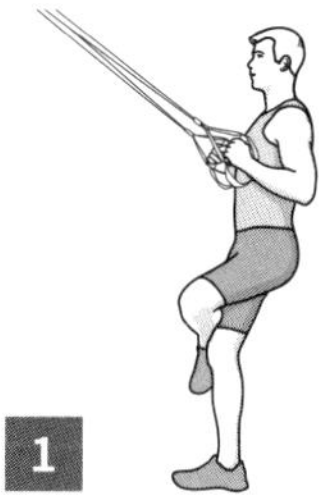

2

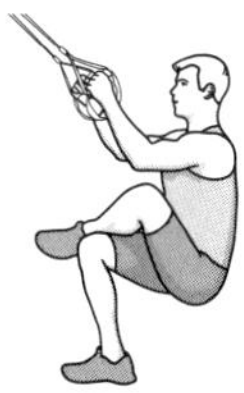

Übungsregister